Basic Anatomy : The Skeletal Muscles of the Human Body

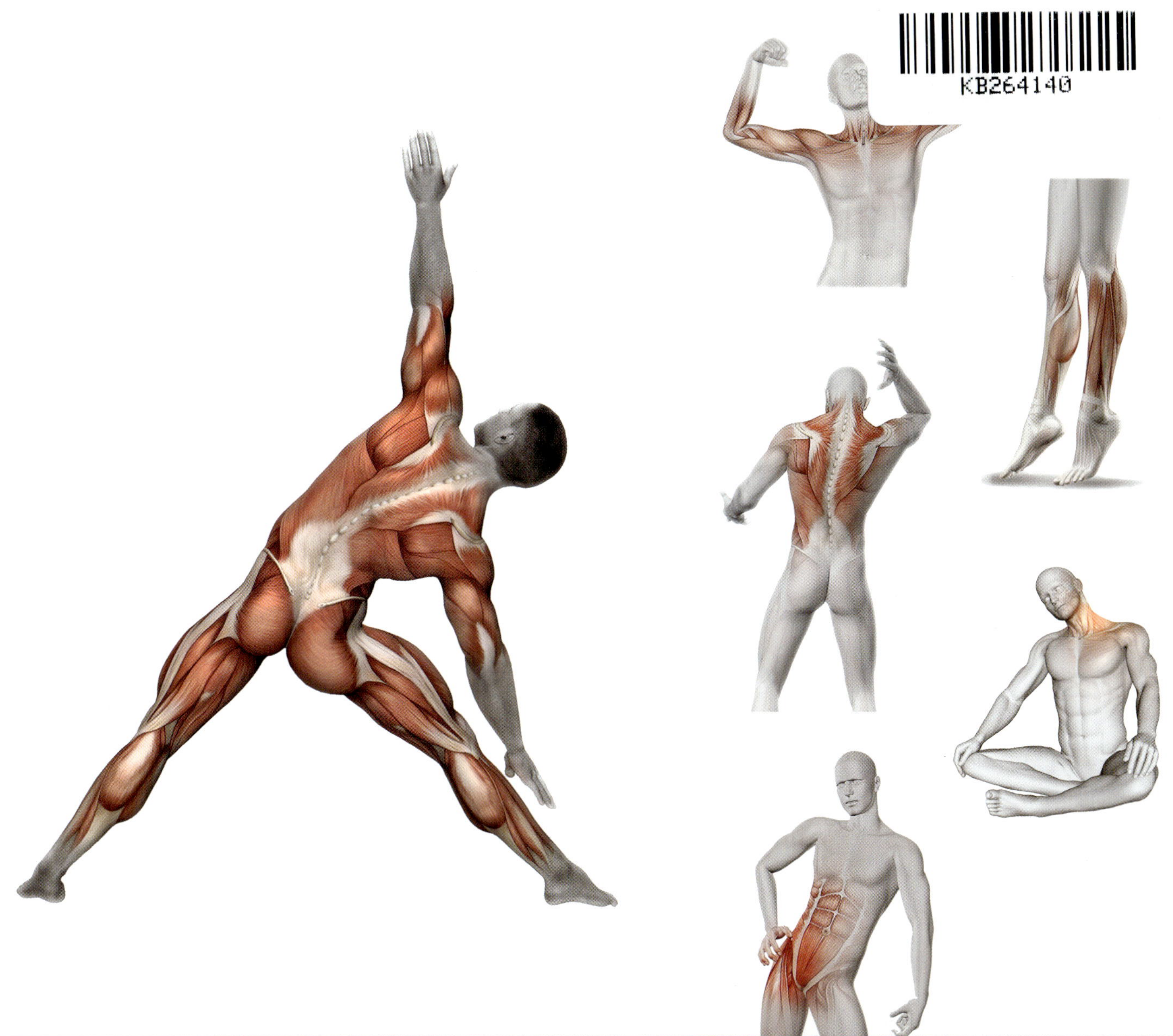

근골격계 기초해부학

백순기 · 이제훈 · 윤나영

| 대경북스 |

저자소개

백순기
중원대학교 교수
한국운동재활학회 부회장

이제훈
한국체육대학교 교수
한국응용해부연구소 소장

윤나영
한국체육대학교 연구원
이대서울병원 이화의료아카데미 연구원

근골격계 기초해부학

1판 1쇄 인쇄 2024년 9월 2일
1판 1쇄 발행 2024년 9월 6일

발행인 김영대
편집디자인 임나영
펴낸 곳 대경북스
등록번호 제 1-1003호
주소 서울시 강동구 천중로42길 45(길동 379-15) 2F
전화 (02)485-1988, 485-2586~87
팩스 (02)485-1488
홈페이지 http://www.dkbooks.co.kr
e-mail dkbooks@chol.com

ISBN 979-11-7168-060-3   93510

머리말

　이 책은 몸의 구조와 기능의 이해와 이를 기반으로 임상적인 접근을 시작하는데 초점을 두고 만들었습니다. 초보자들이 공부하기 어려움이 없도록 그림 위주의 책으로 제작하였으며, 부연 설명도 함께 들으면서 공부하면 더욱 좋을 것 같습니다.

　뼈대근육계통에서 체형을 분석하고 치료하는 분야에서 기초관점에서 많이 참고가 될만한 책입니다. 몸을 지탱하고 움직임에 축이되는 것은 뼈이고, 뼈의 움직임이 일어나게 하는 작용은 근육의 작용이 있기 때문입니다. 또한 근육을 움직이게 하는 것은 신경, 근육을 포함한 몸의 모든 조직이 살 수 있게끔 하는 것은 혈액공급이 가능하기에 조직의 생명이 유지되는 것이고, 혈액공급은 정맥과 동맥이 역할을 합니다. 통증은 이 모든 것들에 대한 비정상 상태가 있을 때 생길수 있습니다. 통증을 이해해야 치료를 이해할수 있다고 생각하며, 그 이해의 바탕이 이 책으로 시작되길 바랍니다.

　책의 제작에 힘써주신 분들게 고마움을 전합니다.

2024년 8월

저 자 씀

차　례

차 례

Chapter 2

다리

차 례

Chapter 3

목

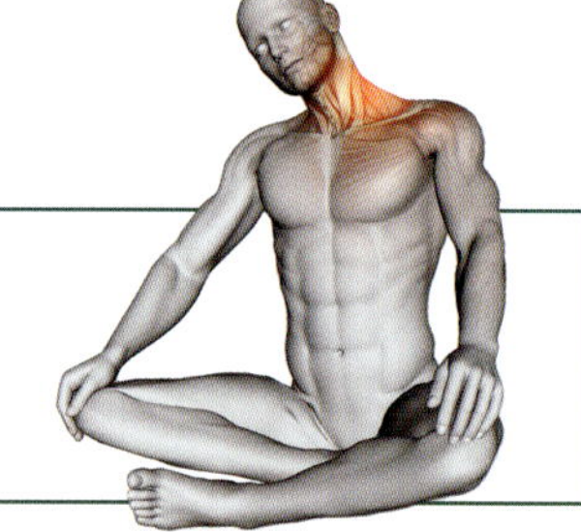

Chapter 4

등

Chapter 5

배

Chapter 6

얼굴

Chapter 7

신경계통

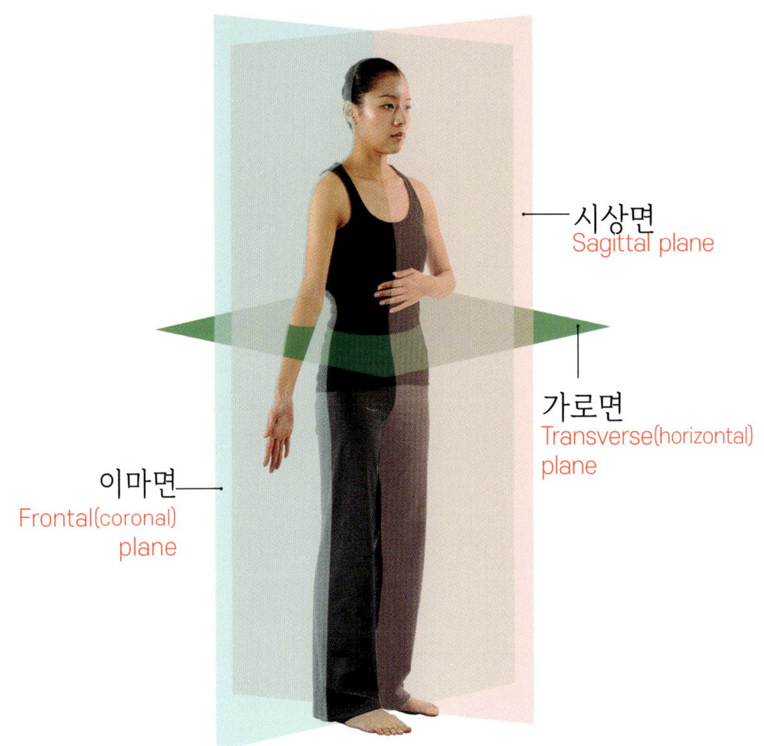

1. 면

- **정중면**(median plane) : 몸을 좌우 대칭으로 나누는 수직면.
- **시상면**(sagittal plane) : 몸을 정중면에 평행하게 수직으로 나누는 면.
- **관상면**(coronal plane, 전두면 frontal plane) : 정중면에 직각인 수직면.
- **수평면**(horizontal plane, 가로면 transverse plane) : 정중면과 관상면에 직각인 면으로서 몸을 위 아래로 나눌 수 있다.

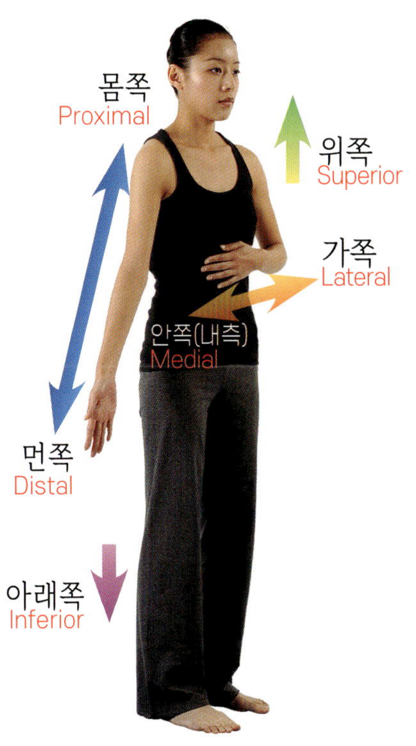

2. 위치

- **안쪽**(medial)**-가쪽**(lateral) : 정중면에 가까운 부위를 안쪽. 먼 부위를 가쪽이라고 한다.
- **속**(internal)**-바깥**(external) : 몸이나 기관의 중심에 가까운 곳을 속, 먼 곳을 바깥이라고 하며, 경우에 따라서는 깊은(deep) 또는 얕은(superficial)과 동의어로도 사용된다.
- **앞**(anterior)**-뒤**(posterior) : 몸의 배쪽을 앞, 등쪽을 뒤라 한다.
- **배쪽**(ventral)**-등쪽**(dorsal) : 앞 및 뒤와 동의어로도 사용되나, 손과 발의 경우에는 손의 바닥쪽(palmar)과 발의 바닥쪽(plantar)이 배쪽에 해당되며, 손등과 발등쪽이 등쪽이다.

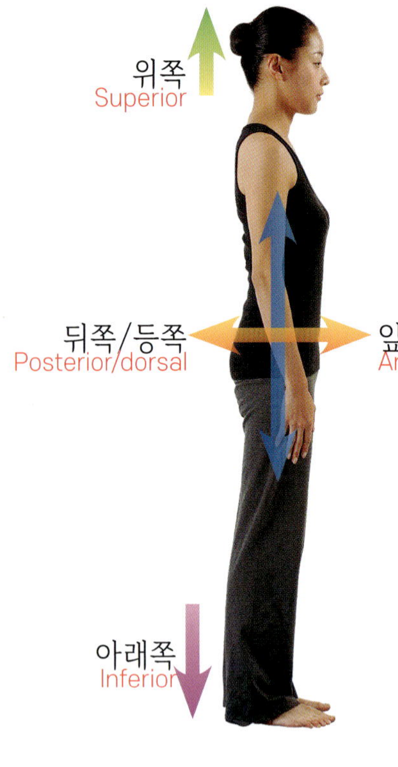

- 위(superior)-아래(inferior) : 머리의 꼭대기(vertex)에 가까운 부위를 위, 발바닥에 가까운 곳을 아래라고 한다.
- 머리쪽(cranial)-꼬리쪽(caudal) : 해부학적 자세에서 머리쪽과 꼬리쪽을 말하며, 위와 아래의 동의어로도 사용된다.
- 몸쪽(proximal)-먼쪽(distal) : 몸통에 가까운 쪽을 몸쪽, 몸쪽에서 멀리 떨어진 쪽을 먼쪽이라 한다.

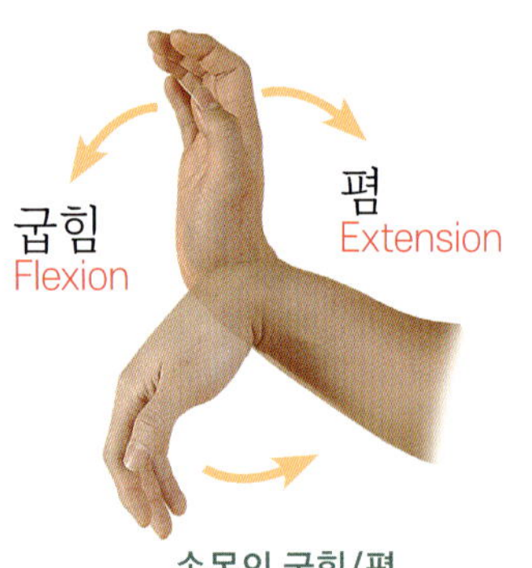

3. 움직임

- 굽힘(flexion)-펌(extension) : 관절에서 각(angle)을 작게 하는 운동을 굽힘 운동, 반대경우로 각을 크게 하는 운동을 펌 운동이라 한다.
- 벌림(abduction)-모음(adduction) : 몸의 정중선에서 멀어지는 움직임이 벌림, 반대가 모음이다.
- 돌림(rotation) : 중심축을 중심으로 돌림이 일어나는 운동이며, 안쪽 방향으로 도는 운동을 안쪽돌림(medial rotation), 그 반대로 가쪽 방향으로 도는 운동을 가쪽돌림(lateral rotation)이라 한다.
- 휘돌림(circumduction) : 굽힘, 벌림, 펌, 모음 및 돌림 운동이 연속적으로 일어나는 운동으로 원뿔을 그리는 형태이다.

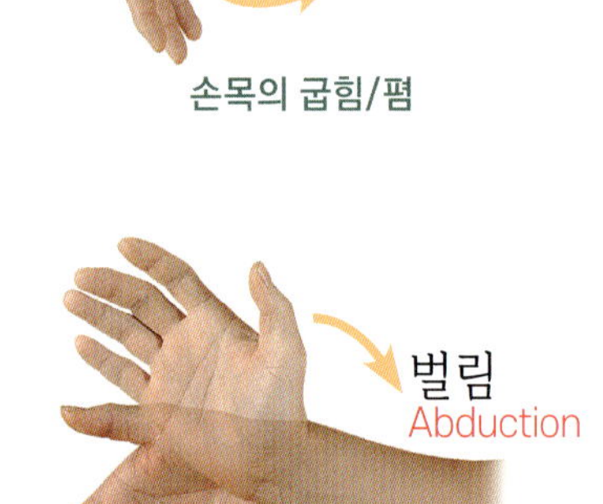

- 엎침(pronation)-뒤침(supination) : 주로 아래팔(forearm)에서 일어나는 운동으로, 안쪽돌림 운동을 엎침, 그 반대 움직임을 뒤침이라 한다.
- 안쪽번짐(inversion)-가쪽번짐(eversion) : 발의 운동에 관한 용어로서, 발바닥이 몸의 정중면 쪽으로 향하는 움직임을 안쪽번짐, 발바닥이 정중면에서 멀어지는 움직임이 가쪽번짐이다.
- 내밈(protraction)-들임(retraction) : 턱관절(temporomandibular joint)과 팔이음뼈(shoulder girdle)의 움직임으로 내밈은 앞쪽으로, 들임은 뒤쪽을 향하여 움직이는 운동이다.

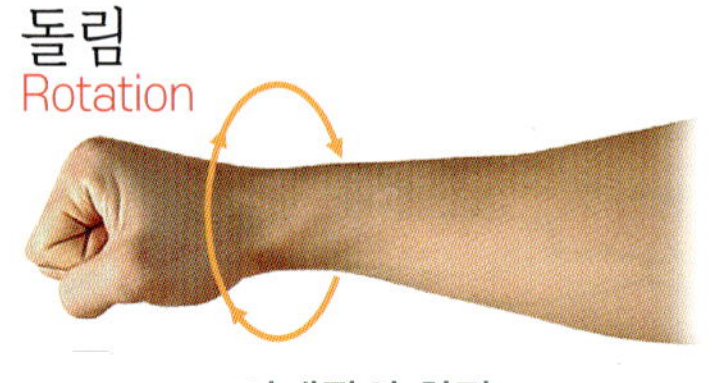

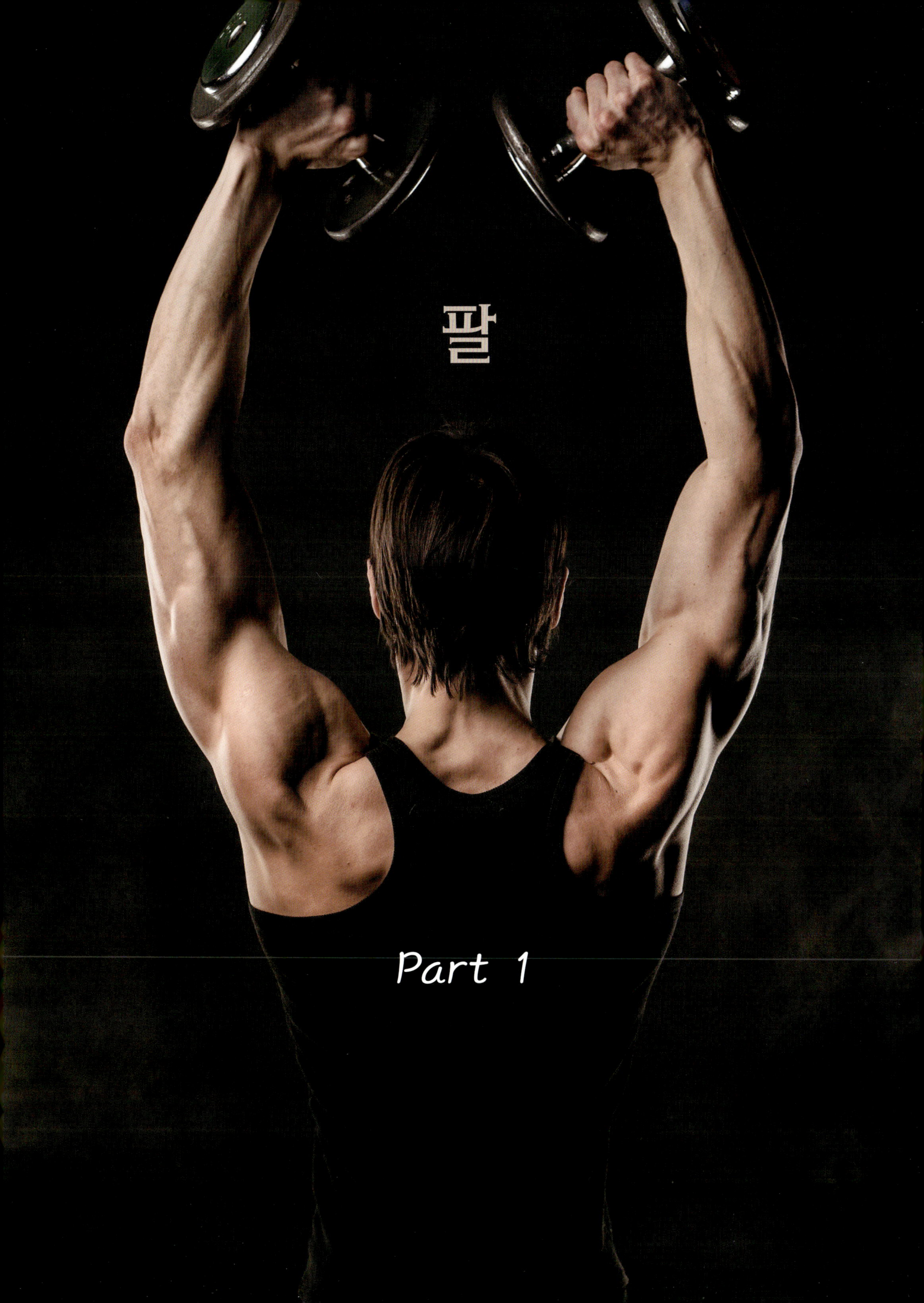
팔
Part 1

팔의 분절과 뼈

앞 면
팔이음부위 Shoulder girdle
빗장뼈 Clavicle
봉우리빗장관절 Acromioclavicular joint
어깨관절 Shoulder joint
어깨뼈 Scapula
위팔 Arm
위팔뼈 Humerus
팔꿉관절 Elbow joint
몸쪽노자관절 Roximal radioulnar joint
자뼈 Ulna
아래팔 Forearm
노뼈 Radius
손목관절 Wrist joint
먼쪽노자관절 Distal radioulnar joint
손목뼈중간관절 Midcarpal joint
손목손허리관절 Carpometacarpal joint
손 Hand
손허리손가락관절 Metacarpophalangeal joint
손가락뼈사이관절 Interphalangeal joint

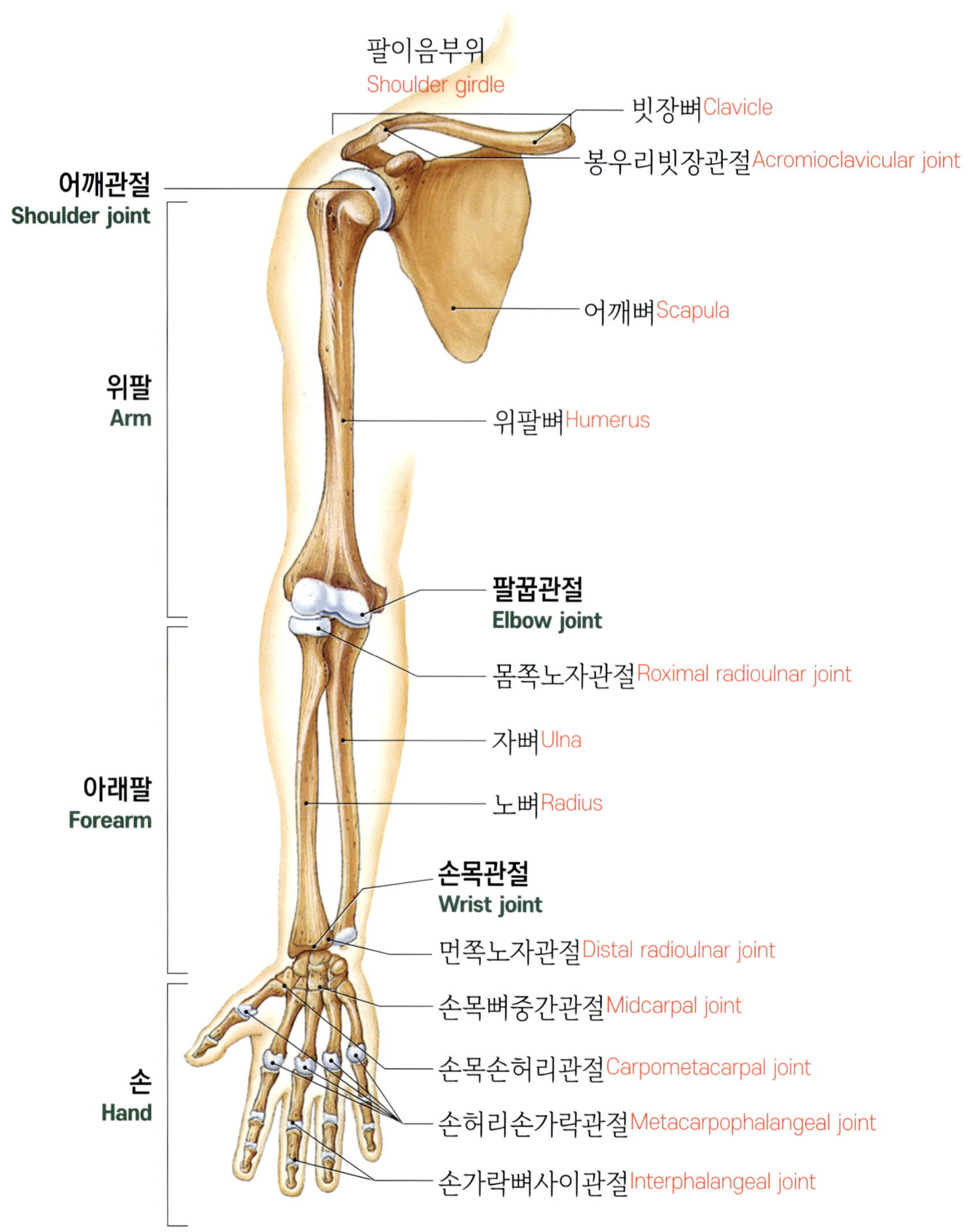

팔이음부위 앞칸 근육

넓은목근Plastysma
목빗근Sternocleidomastoid
어깨세모근Deltoid
큰가슴근Pectoralis major
등세모근Trapezius
어깨세모근Deltoid
작은가슴근Pectoralis minor
어깨밑근Subscapularis
부리위팔근Coracobrachialis
큰원근Teres major
앞톱니근Serratus anterior

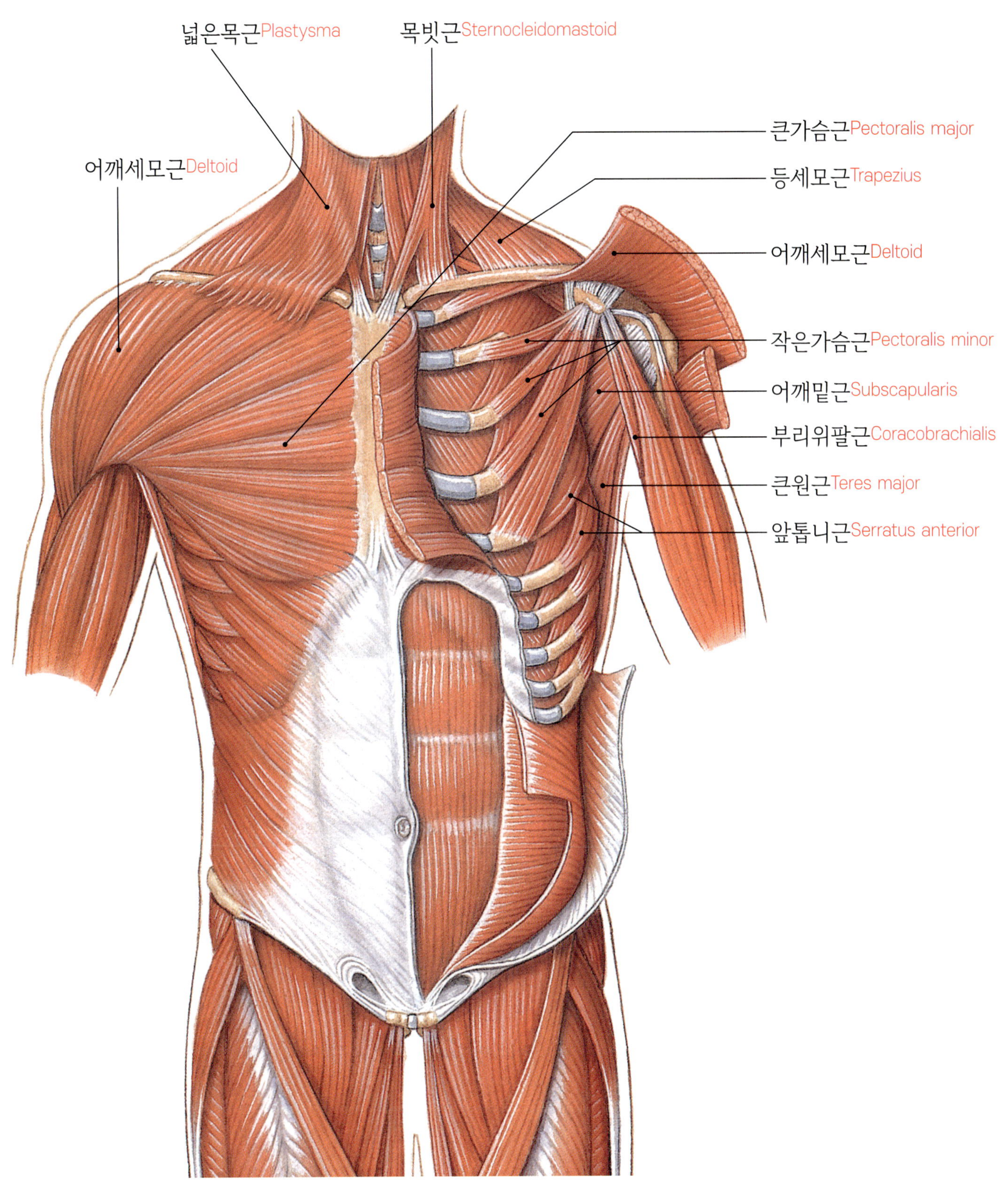

어깨의 움직임

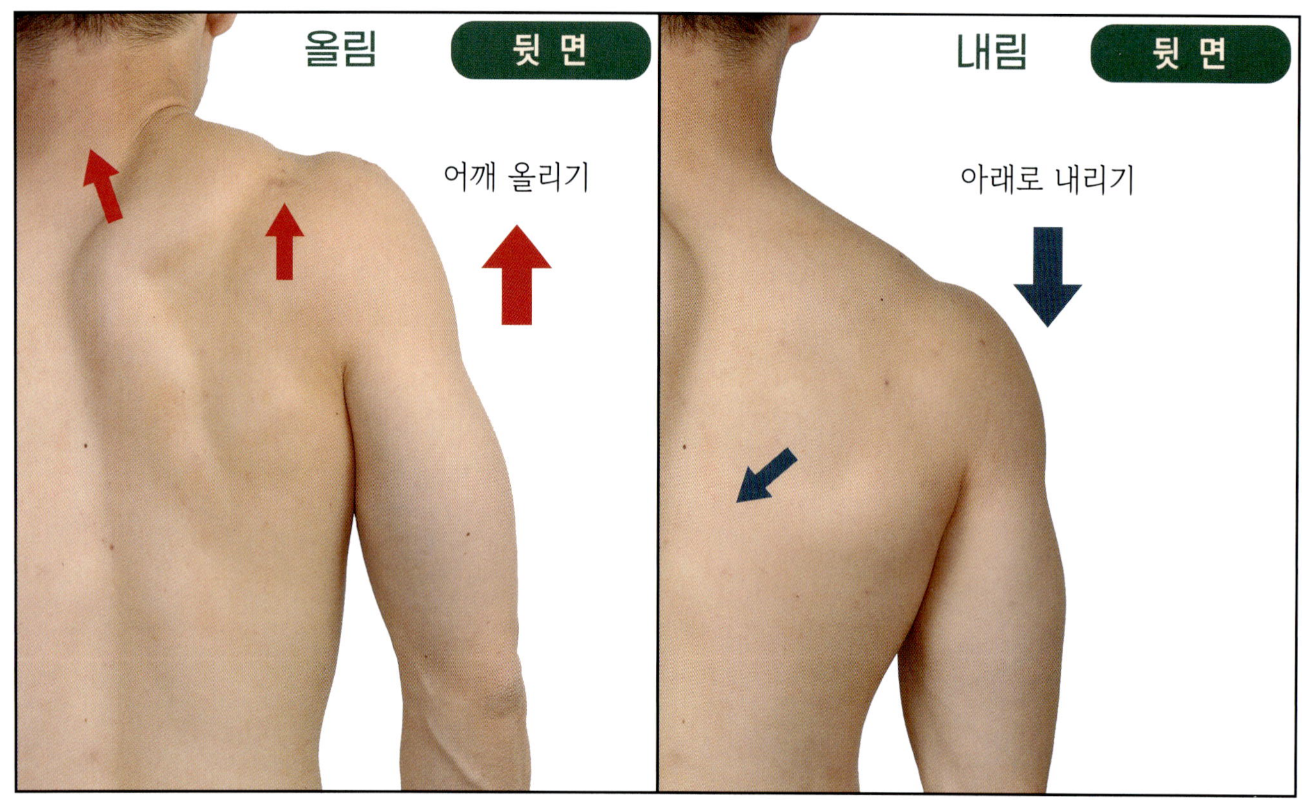

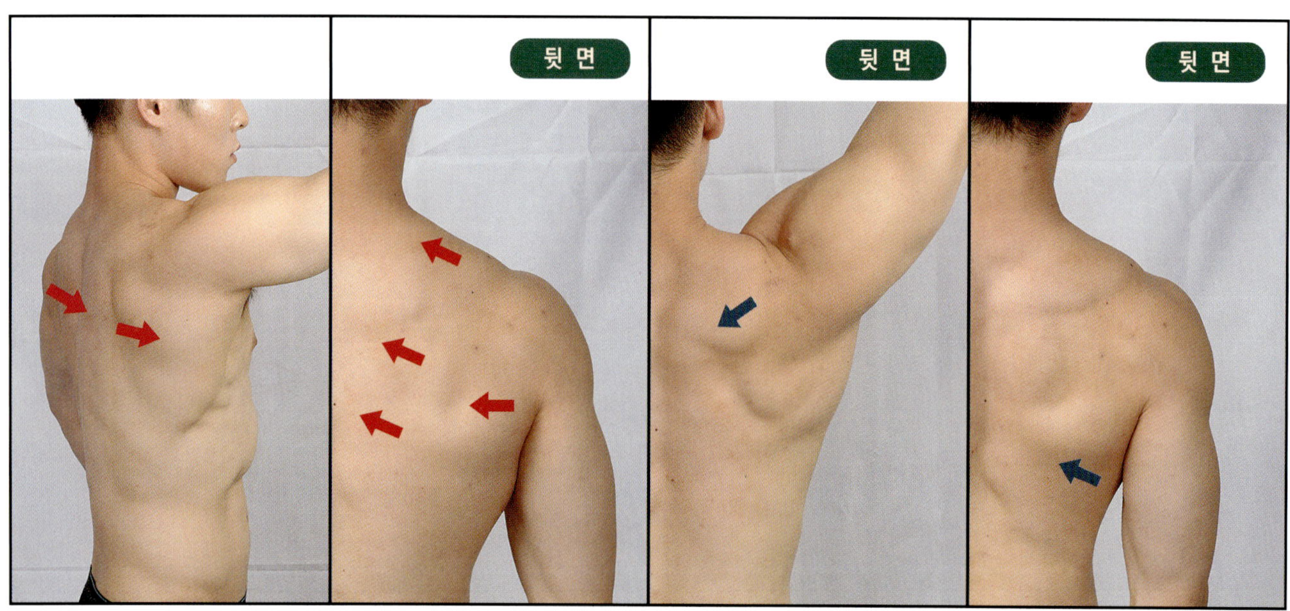

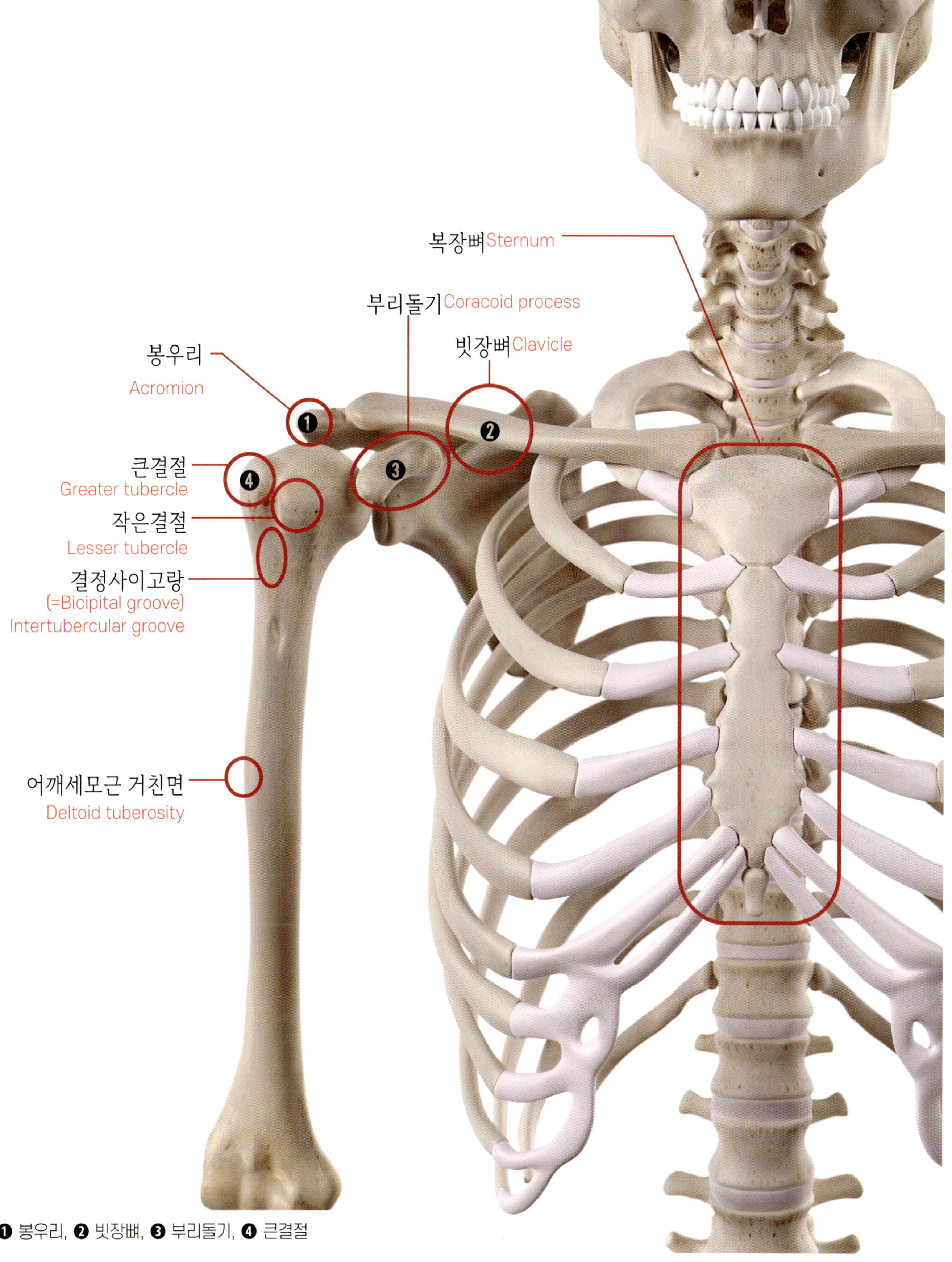

❶ 봉우리, ❷ 빗장뼈, ❸ 부리돌기, ❹ 큰결절

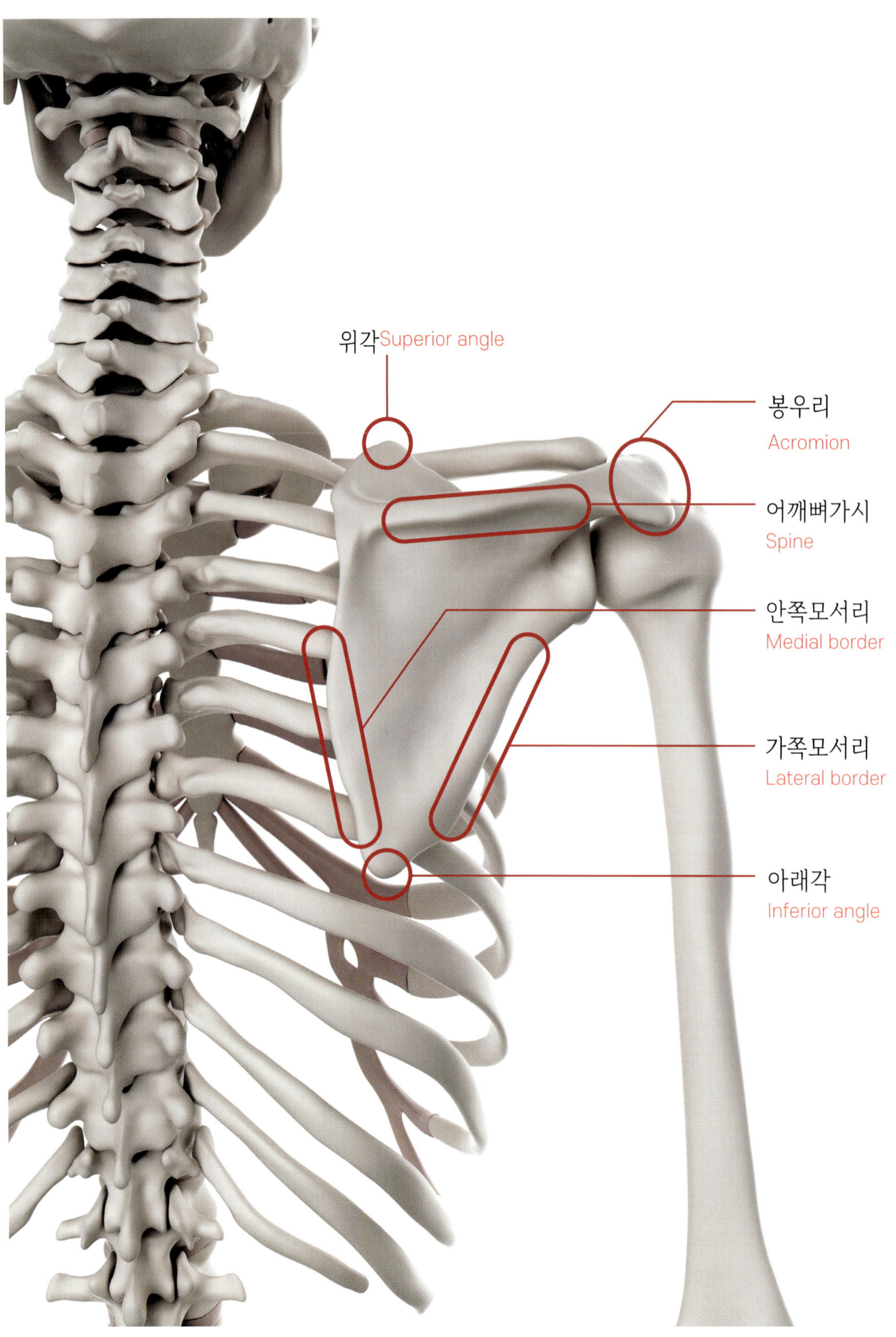
위각 Superior angle
봉우리
Acromion
어깨뼈가시
Spine
안쪽모서리
Medial border
가쪽모서리
Lateral border
아래각
Inferior angle

등세모근 (승모근, Trapezius)

* (어원) 'Trapezius' : 작은테이블

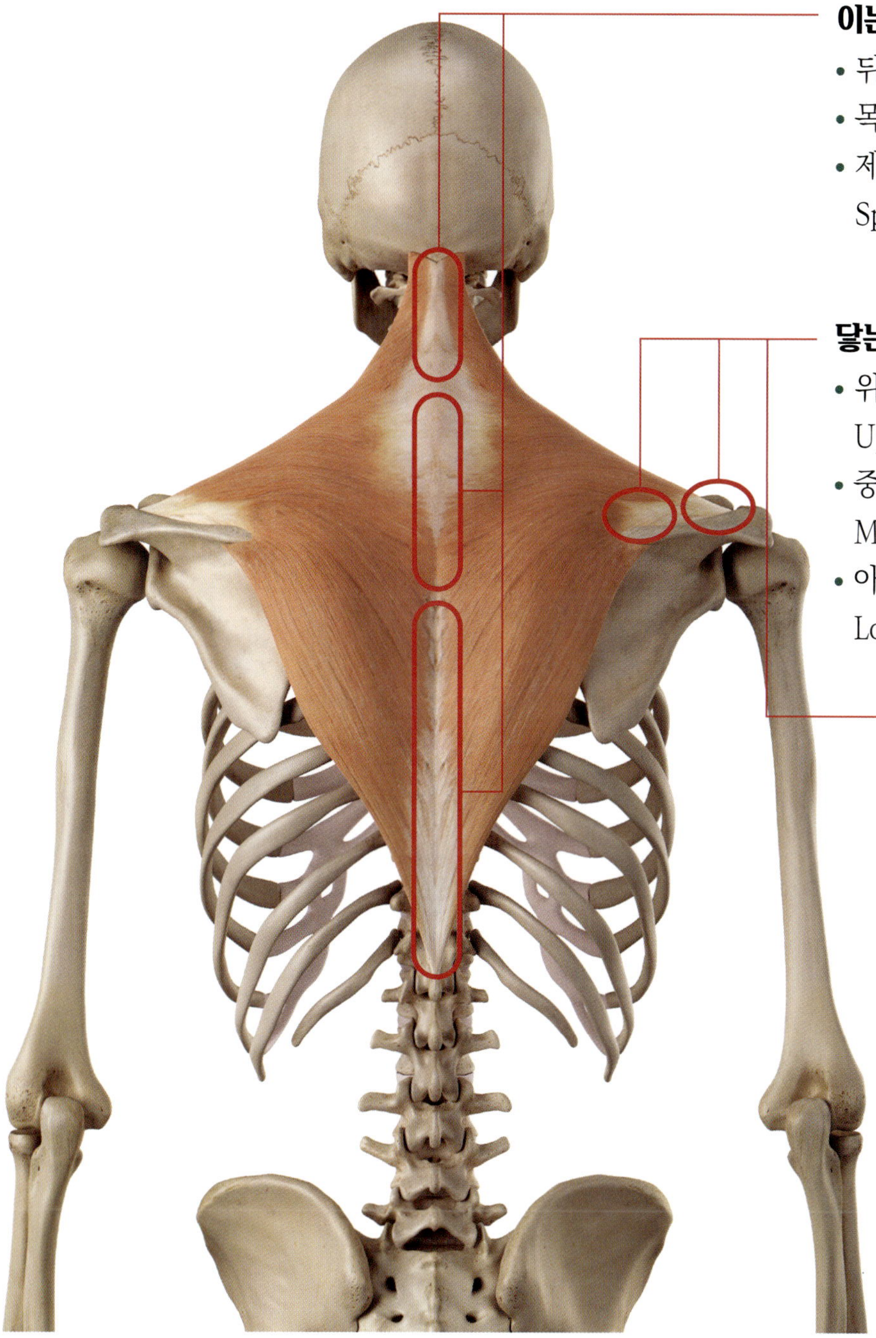

이는곳 origin

- 뒤통수뼈_{후두골} Occipit
- 목덜미인대_{항인대} Ligamentum nuchae
- 제7목뼈_{경추}와 1-12등뼈_{흉추} 가시돌기_{극돌기}
  Spinous process of C7-T12

닿는곳 insertion

- 위-빗장뼈가쪽_{쇄골외측}, 어깨봉우리_{견봉}
  Upper lateral clavicle, acromion
- 중간-어깨뼈가시_{견갑극}
  Middle spine of scapula
- 아래-어깨뼈가시뿌리_{견갑극근}
  Lower root of spine of scapula

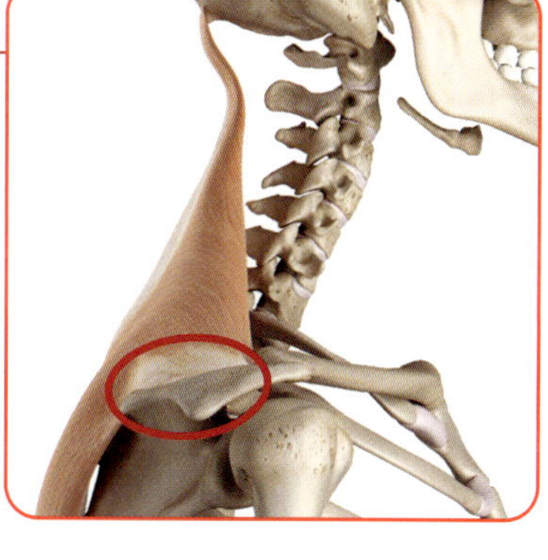

지배신경 innervation

- 더부신경_{부신경} (제11뇌신경)
  Accessory nerve (cranial nerve XI)
- 제3, 4목신경의 가지
  Branches of C3, 4

작용 action

- 어깨뼈 올림, 내림, 돌림

이는곳이 넓어서 위, 중간, 아래부분으로 나뉜다. 팔의 큰 움직임시에 이 근육의 역할이 중요하다. 일반적으로 위 부분보다 아래부분이 약화되는 경향이 많아서 운동시 등세모근아래부분의 강화 운동이 필요한 경우가 많다. 이러한 부분이 어깨와 팔의 움직임에 비정상에서 영향을 미친다.

넓은등근 (광배근, Latissimus dorsi)

* (어원) 'Latissimus' : 넓은, 'Dorsi' : 등

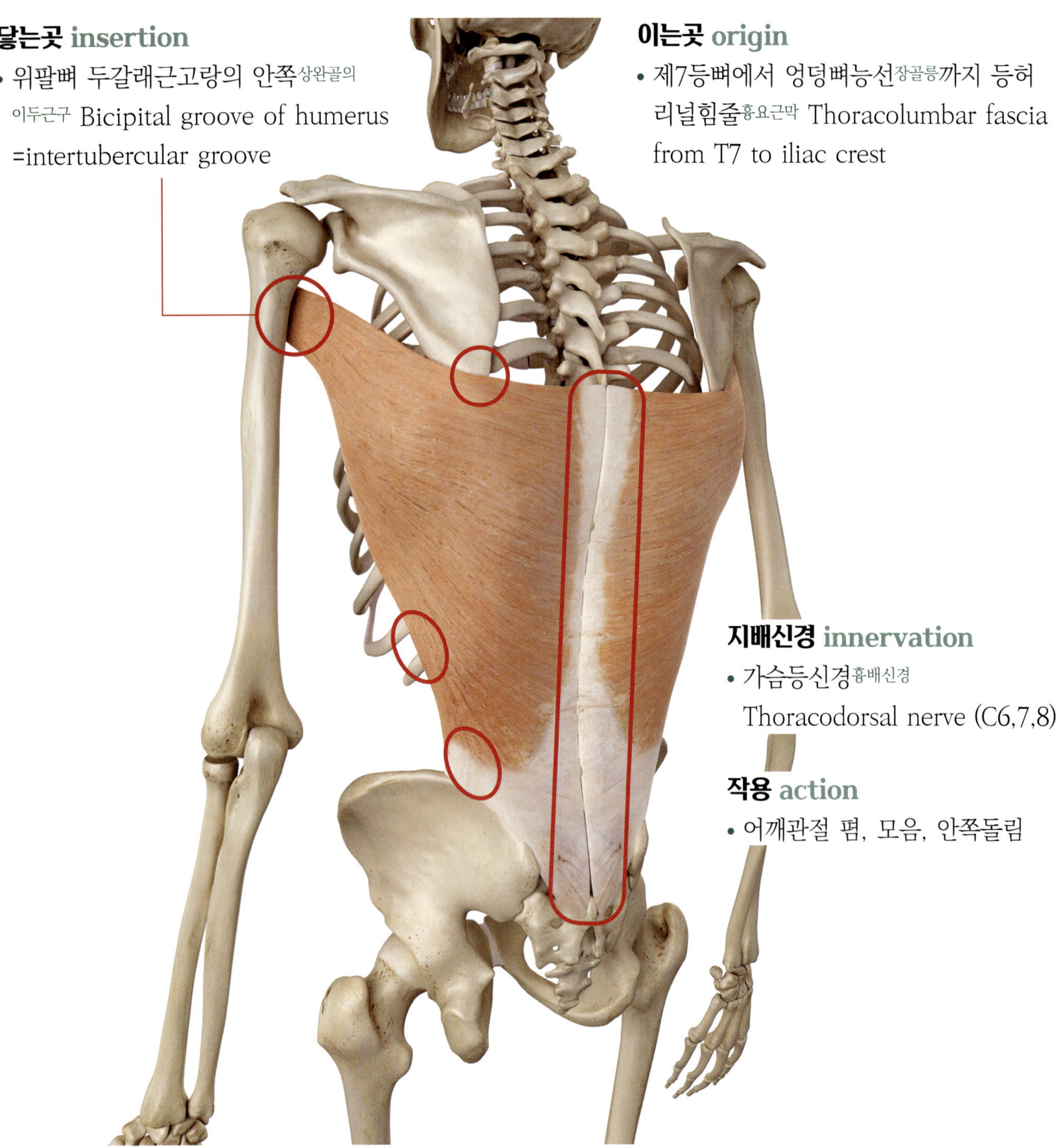

닿는곳 insertion

- 위팔뼈 두갈래근고랑의 안쪽상완골의 이두근구 Bicipital groove of humerus =intertubercular groove

이는곳 origin

- 제7등뼈에서 엉덩뼈능선장골릉까지 등허리널힘줄흉요근막 Thoracolumbar fascia from T7 to iliac crest

지배신경 innervation

- 가슴등신경흉배신경 Thoracodorsal nerve (C6,7,8)

작용 action

- 어깨관절 폄, 모음, 안쪽돌림

넓은등근의 단축은 머리위로 팔을 올리는작용에 제한을 준다. 반대로 이 근육의 약화는 등뼈굽이의 각도를 증가하게 되어 통증의 원인이 되기도 한다. 수영선수들에게 발달한 근육이며, 팔을 아래로 당길 때 큰원근, 어깨세모근과 함께 작용한다.

큰원근 (대원근, Teres major)

* (어원) 'Teres' : 둥근, 'Major' : 큰

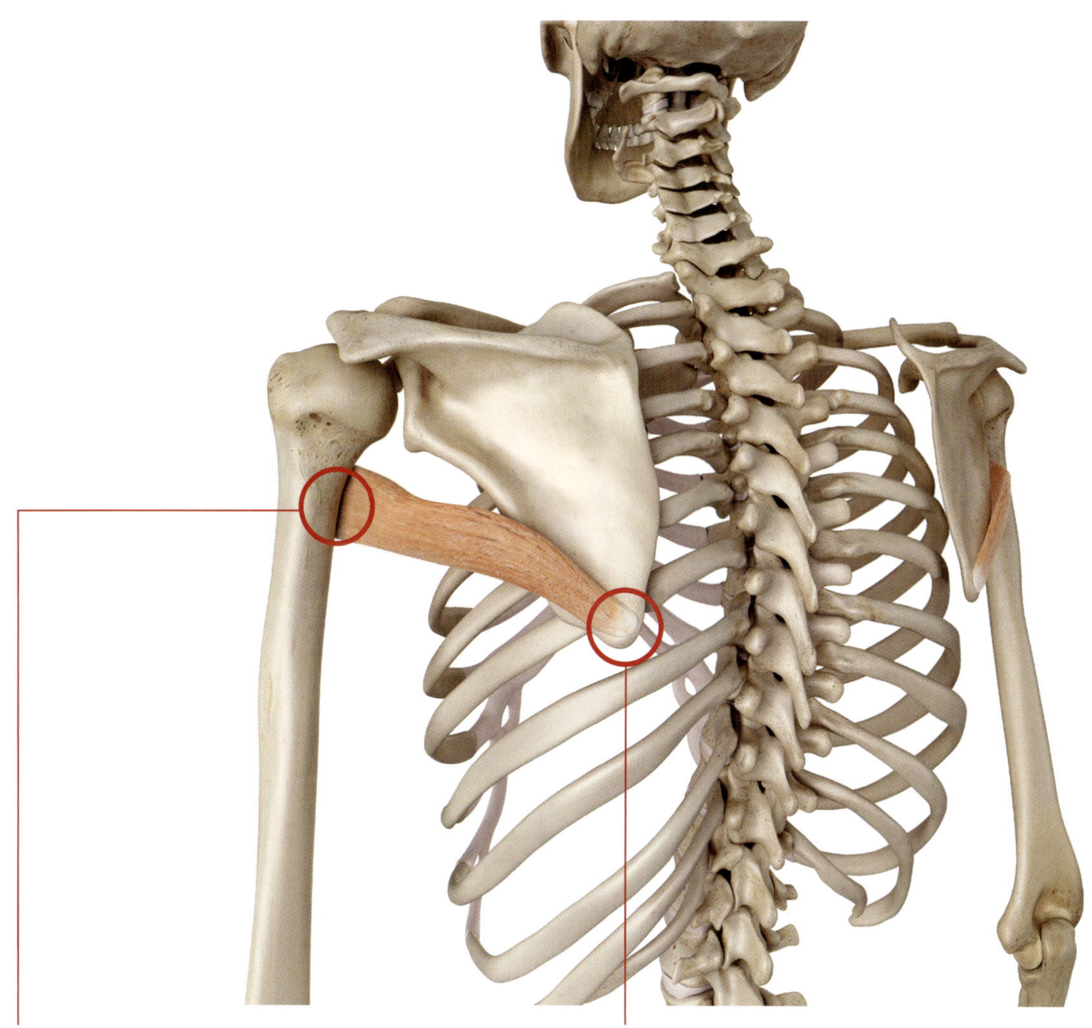

닿는곳 insertion

- 위팔뼈 두갈래근고랑의 안쪽^{상완골의 이두근구}
  Medial lip of bicipital groove of humerus

이는곳 origin

- 어깨뼈 아래각^{견갑골 하각}
  Inferior angle of scapula

지배신경 innervation

- 어깨밑신경^{견갑하신경}
  Subscapular nerve (C5,6)

작용 action

- 어깨관절모음, 안쪽돌림, 넓은등근과 함께 위팔 폄

어깨를 안쪽돌림에 넓은등근, 큰원근과 함께 작용하는 근육이며, 이 근육의 주변에 신경혈관이 통과하는 어깨의 삼각공간과 사각공간이 있다. 따라서 이근육의 비정상은 통과하는 신경혈관의 순환에 문제를 야기할 수 있다.

어깨올림근 (견갑거근, Levator scapula)

* (어원) 'Levator' : 들어올리는 도구, 'Scapula' : 어깨

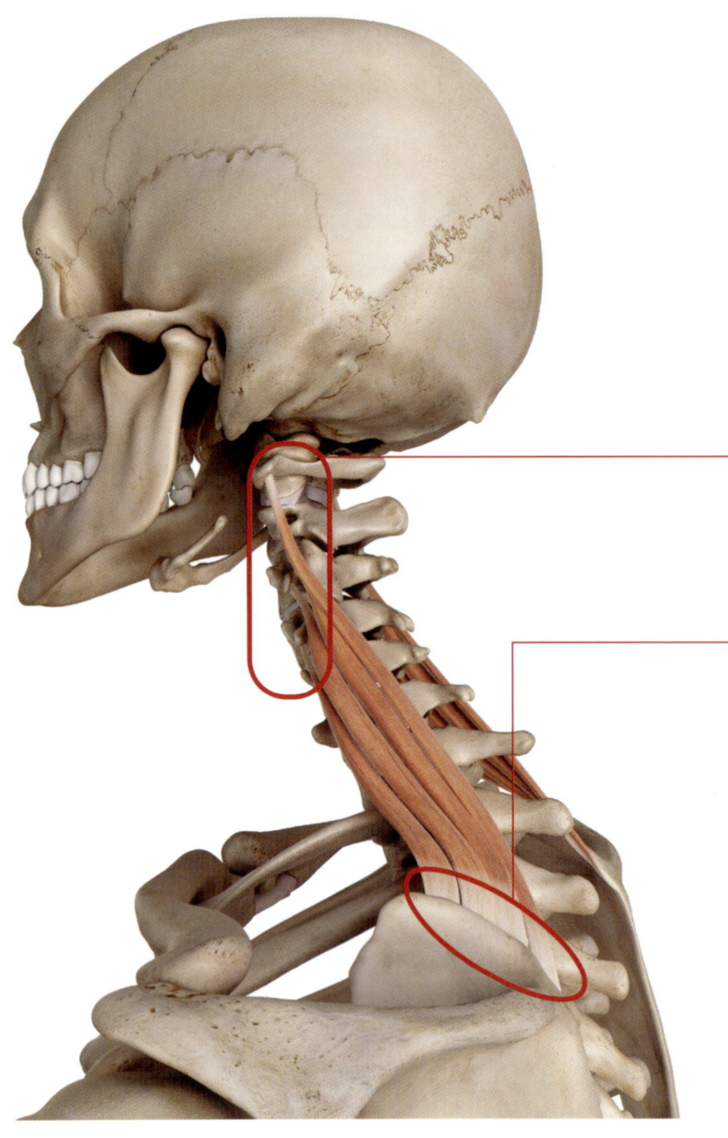

이는곳 origin
- 제1-4 목뼈 가로돌기경추 횡돌기
  Transverse processes C1-4

닿는곳 insertion
- 어깨뼈 위각견갑골 상각
  Superior angle of scapula

지배신경 innervation
- 어깨뒤쪽신경견갑배신경 Dorsal scapular nerve (C5)
- 제3,4 목신경가지 Branches of C3,4

작용 action
- 어깨뼈 올림, 어깨뼈 고정시 목을 폄

주로 단축되어있는 근육이며, 이 근육의 회복을 위하여 어깨뼈 위각을 만지면 된다. 주로 팔을 움직일 때 마름근, 등세모근, 원근들과 함께 작용하며, 하나의 근육이상시 다른근육들도 함께 비정상적일수 있다.

마름근: 큰마름근^(대능형근), 작은마름근^(소능형근)
(Rhomboid major and minor)

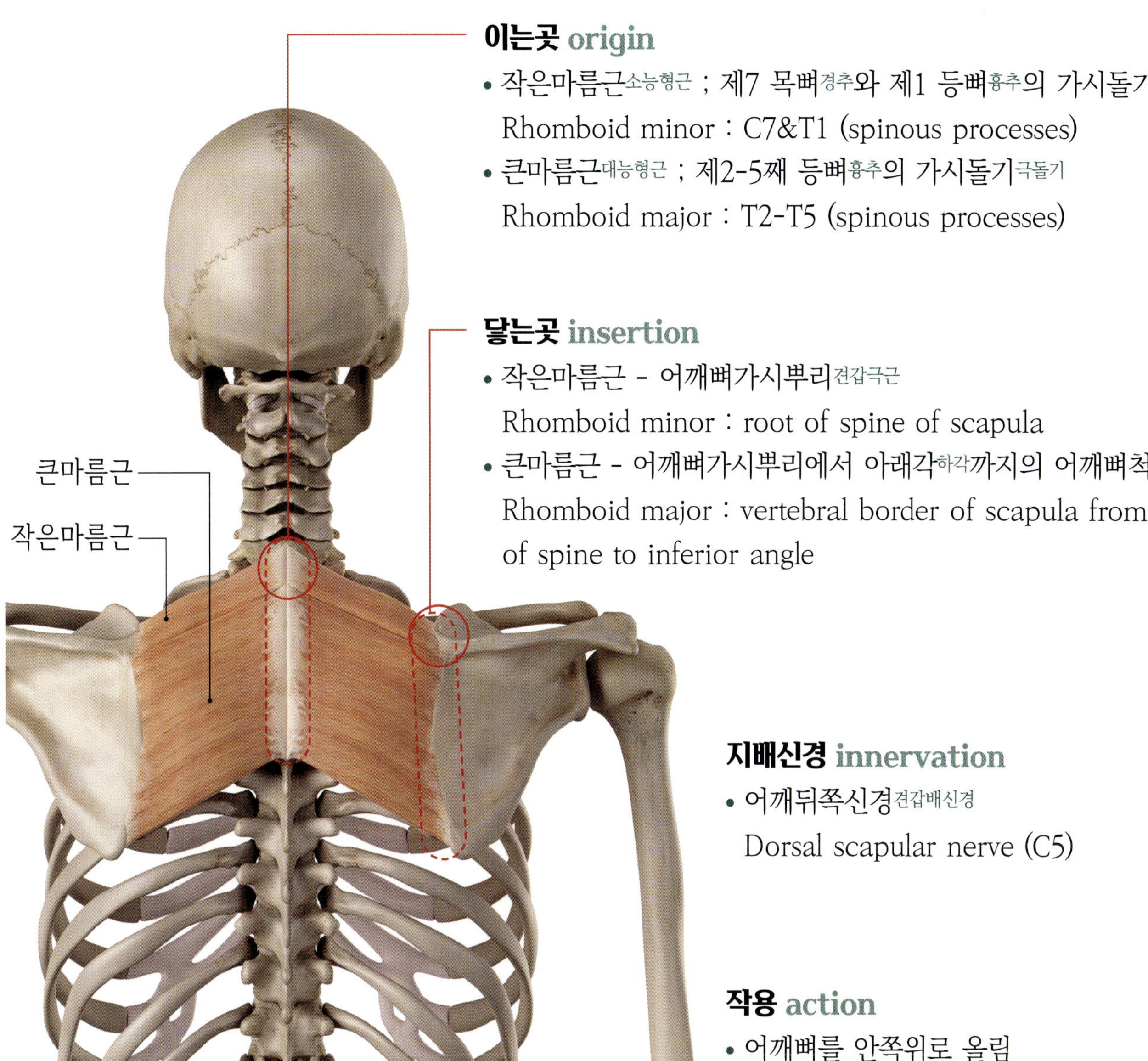

이는곳 origin

- 작은마름근소능형근 ; 제7 목뼈경추와 제1 등뼈흉추의 가시돌기극돌기
  Rhomboid minor : C7&T1 (spinous processes)
- 큰마름근대능형근 ; 제2-5째 등뼈흉추의 가시돌기극돌기
  Rhomboid major : T2-T5 (spinous processes)

닿는곳 insertion

- 작은마름근 – 어깨뼈가시뿌리견갑극근
  Rhomboid minor : root of spine of scapula
- 큰마름근 – 어깨뼈가시뿌리에서 아래각하각까지의 어깨뼈척추연
  Rhomboid major : vertebral border of scapula from root
  of spine to inferior angle

지배신경 innervation

- 어깨뒤쪽신경견갑배신경
  Dorsal scapular nerve (C5)

작용 action

- 어깨뼈를 안쪽위로 올림
- 어깨뼈를 모음

체중부하 운동 등에서 어깨의 안정화에 역할을 한다. 마름근 역시 보통의 경우 약화되어있는 근육중의 하나로서 강화운동은 좋은자세에 도움이 된다. 이 근육의 약화는 등굽이에 영향을 주며, 앞톱니근의 당김으로 인해서 굽은 등자세가 되어 팔의 움직임과 목의 정렬에 영향을 미친다.

어깨세모근 (삼각근, Deltoid)

*(어원) 'Delt' : 삼각, 'Oid' : 유사물

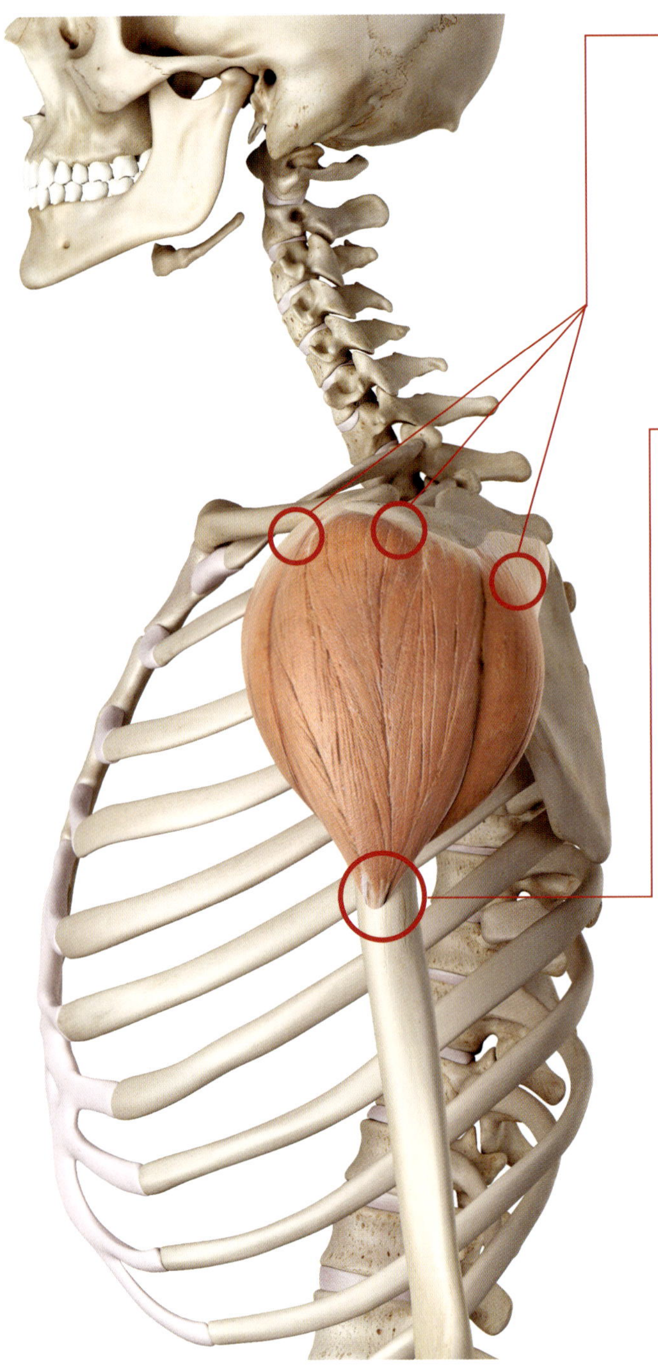

이는곳 origin

- 앞부분 : 빗장뼈 가쪽쇄골 외측 1/3
  Anterior : lateral third of clavicle
- 가운데부분 : 어깨돌기 가쪽견봉 외측
  Middle : lateral acromion
- 뒷부분 : 어깨뼈가시견갑극
  Posterior : spine of scapula

닿는곳 insertion

- 위팔뼈상완골의 어깨세모근거친면삼각근조면
  Deltoid tuberosity of humerus

지배신경 innervation

- 겨드랑신경액와신경 (회선신경)
  Axillary nerve (circumflex) (C5,6)

작용 action

- 앞부분 : 어깨관절 굽힘견관절 굴곡, 수평모음수평내전, 안쪽돌림내회전
- 가운데부분 : 어깨관절 벌림견관절 외전
- 뒷부분 : 어깨관절 폄견관절 신전, 수평벌림수평외전, 가쪽돌림외회전

앞, 중간, 뒤부분으로 나뉘며, 어깨관절 움직임에 처음 작용하는 근육이다. 어깨관절 벌림시에 가시위근과 함께 작용하며, 굽힘시에 위팔두갈래근과, 폄시에 위팔세갈래근과 함께 작용하며, 주로 돌림근띠와 함께 조화를 이루며 작용한다. 어깨를 많이 사용하는 사람들에게 이근육의 회복을 위하여 위팔뼈의 세모근거친면을 만지는 것은 도움이 된다.

가시위근 (극상근, Supraspinatus)
* (어원) 'Supra' : 위, 'Spina' : 가시

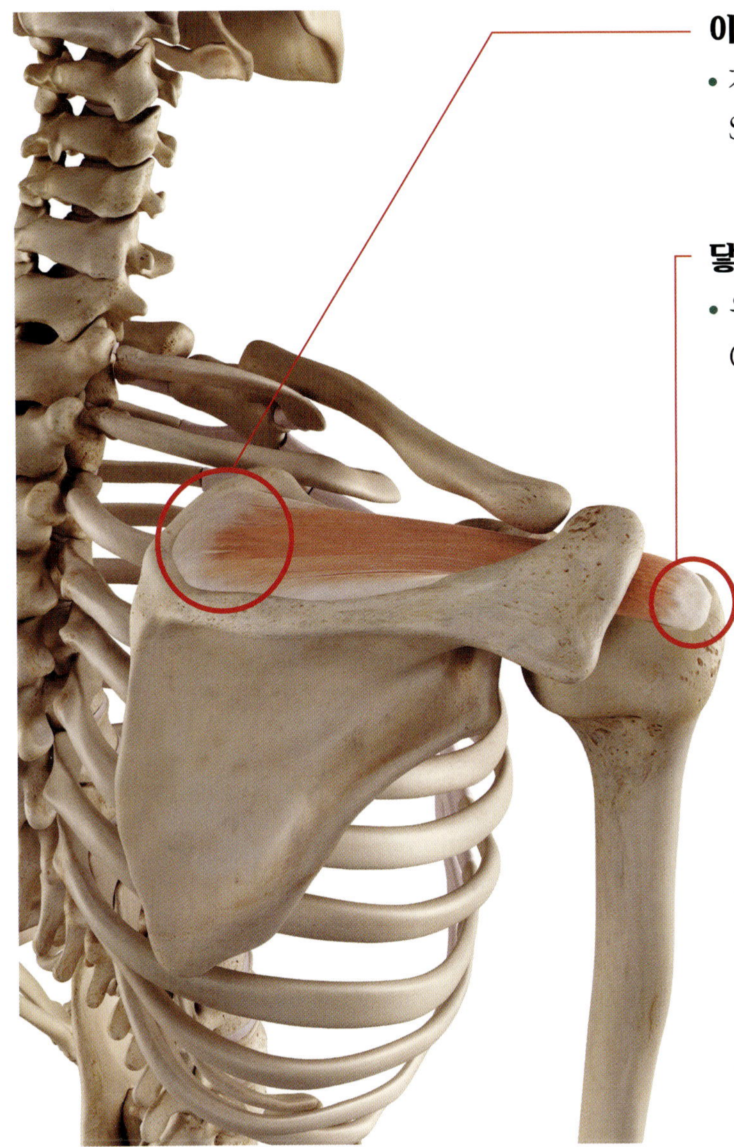

이는곳 origin
- 가시위오목^{극상와}
  Supraspinatus fossa of scapula

닿는곳 insertion
- 위팔뼈 큰결절^{상완골 대결절}
  Greater tubercle of humerus (superior facet)

지배신경 innervation
- 어깨위신경^{견갑상신경}
  Suprascapular nerve (C5,6)

작용 action
- 어깨관절 벌림, 위팔뼈머리를 위안쪽으로 당김

돌림근띠 4개 근육중 하나로 어깨관절에서 위팔뼈의 안정성에 관여한다. 이 근육들의 불균형은 봉우리와 같은 어깨주변 구조물과의 충돌을 발생시키며, 주변 윤활주머니, 힘줄, 신경혈관 등과 비정상 상황을 발생시킬 수 있다. 가시위근의 손상은 돌림근띠 중에서 가장 많으며, 수기치료시 어깨뼈 가시의 위부분을 따라 힘주어 만지면서 회복에 도움을 줄 수 있다. 어깨위신경이 어깨위패임을 통과하여 가시위근을 지배신경하고 어깨관절 관절가지를 분지하기 때문에 임상에서 주사치료에 이용하고 또한 어깨통증의 구조적 원리를 이해하는데 도움이 된다.

가시아래근 (극하근, Infraspinatus)

* (어원) 'Infra' : 아래, 'Spina' : 가시

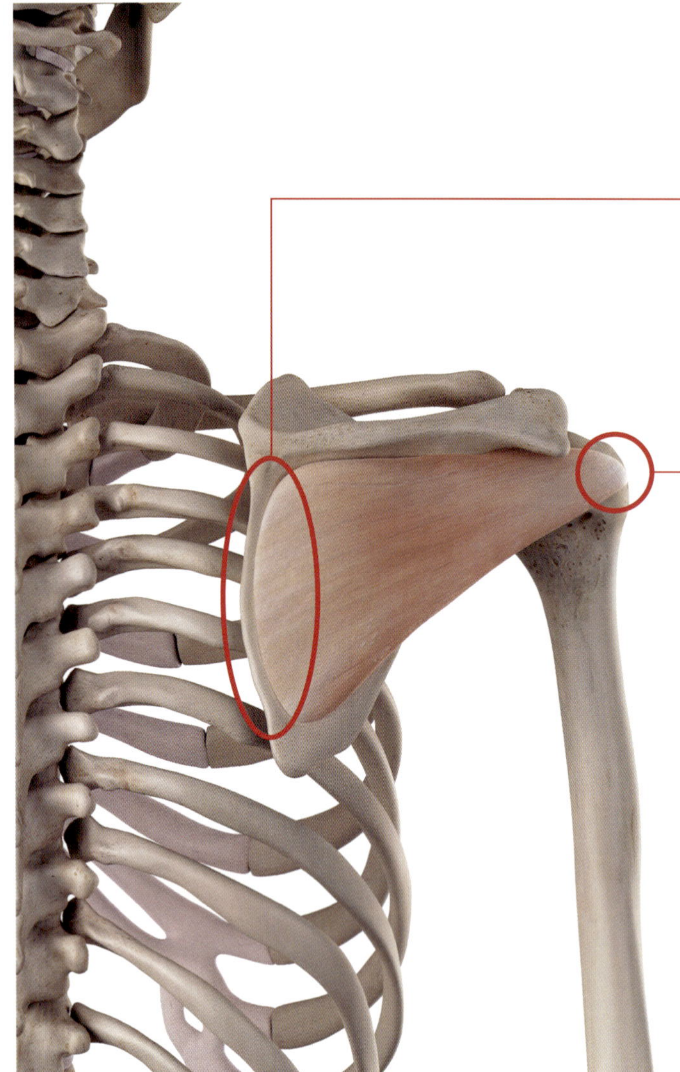

이는곳 origin

- 가시아래오목극하와
  Infraspinatus fossa fossa of scapula

닿는곳 insertion

- 위팔뼈 큰결절상완골 대결절
  Greater tubercle of humerus

지배신경 innervation

- 어깨위신경견갑상신경
  Suprascapular nerve (C5,6)

작용 action

- 어깨관절 가쪽돌림, 위팔뼈머리를 접시오목에
  고정시킴

돌림근띠 4개 근육중 하나로 위팔뼈머리를 뒤에서 작은원근과 함께 안정 및 가쪽돌림시키는 근육으로 위팔뼈를 부리돌기 쪽으로 향하는 것을 막아준다. 어깨뼈 가쪽모서리를 촉지하면서 주변 근육을 풀어주는 것은 회복에 도움이 된다. 가시위근과 가시아래근은 어깨위신경에 의하여 지배받으며, 이 신경이 어깨뼈주변으로 주행하는 경로는 임상에서 어깨통증시 신경차단술을 시행하는 중요한 원리이다.

작은원근 (소원근, Teres minor)
* (어원) 'Teres' : 둥근, 'Minor' : 작은

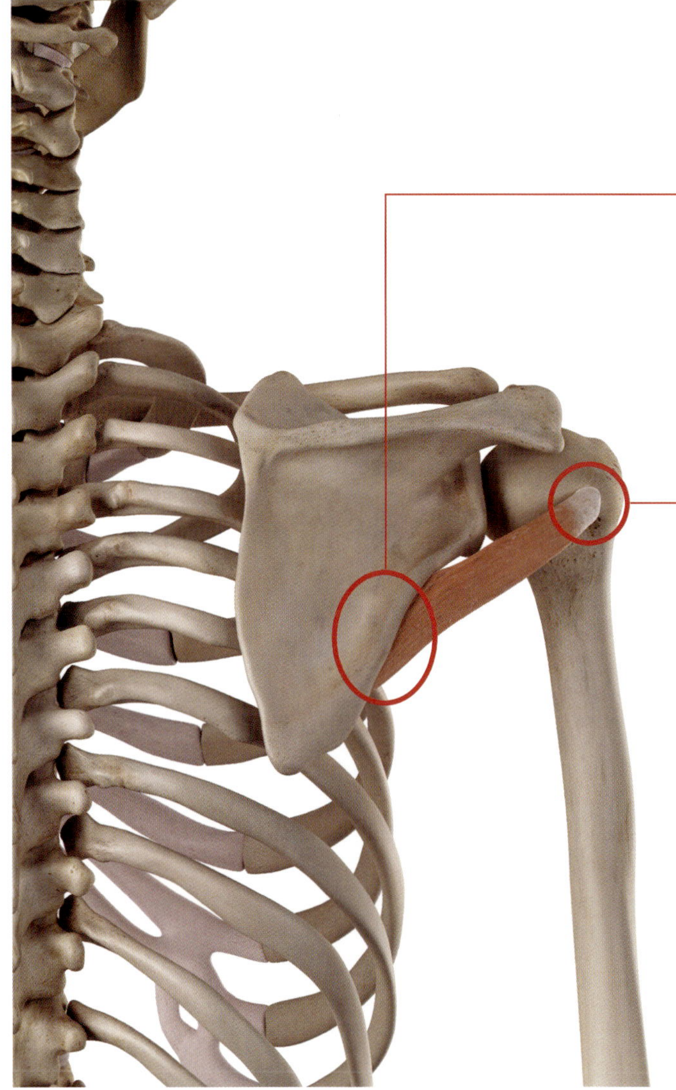

이는곳 origin
- 어깨뼈 가쪽모서리 중간_{견갑골 외측면 중간}
  Upper axillary border of scapula

닿는곳 insertion
- 위팔뼈 큰결절_{상완골 대결절}
  Greater tubercle of humerus

지배신경 innervation
- 겨드랑신경_{액와신경}
  Axillary nerve

작용 action
- 어깨관절 가쪽돌림, 위팔뼈머리를 접시오목에
  고정시킴

돌림근띠 4개의 근육중 하나로서 어깨관절 안정화에 관여하는 근육이다. 가시아래근과 함께 어깨관절 가쪽돌림에 작용하는 근육이며, 두 근육은 지배신경가 다르다. 어깨주변 삼각공간, 사각공간의 경계가 되는 근육으로 이곳을 통과하는 신경혈관 구조물의 순환에 중요한 역할을 한다. 어깨통증환자를 촉진하였을 때 통증을 많이 느끼는 근육 중 하나이다.

어깨밑근 **(견갑하근, Subscapularis)**

* (어원) 'Sub' : 밑, 'Scapula' : 어깨뼈

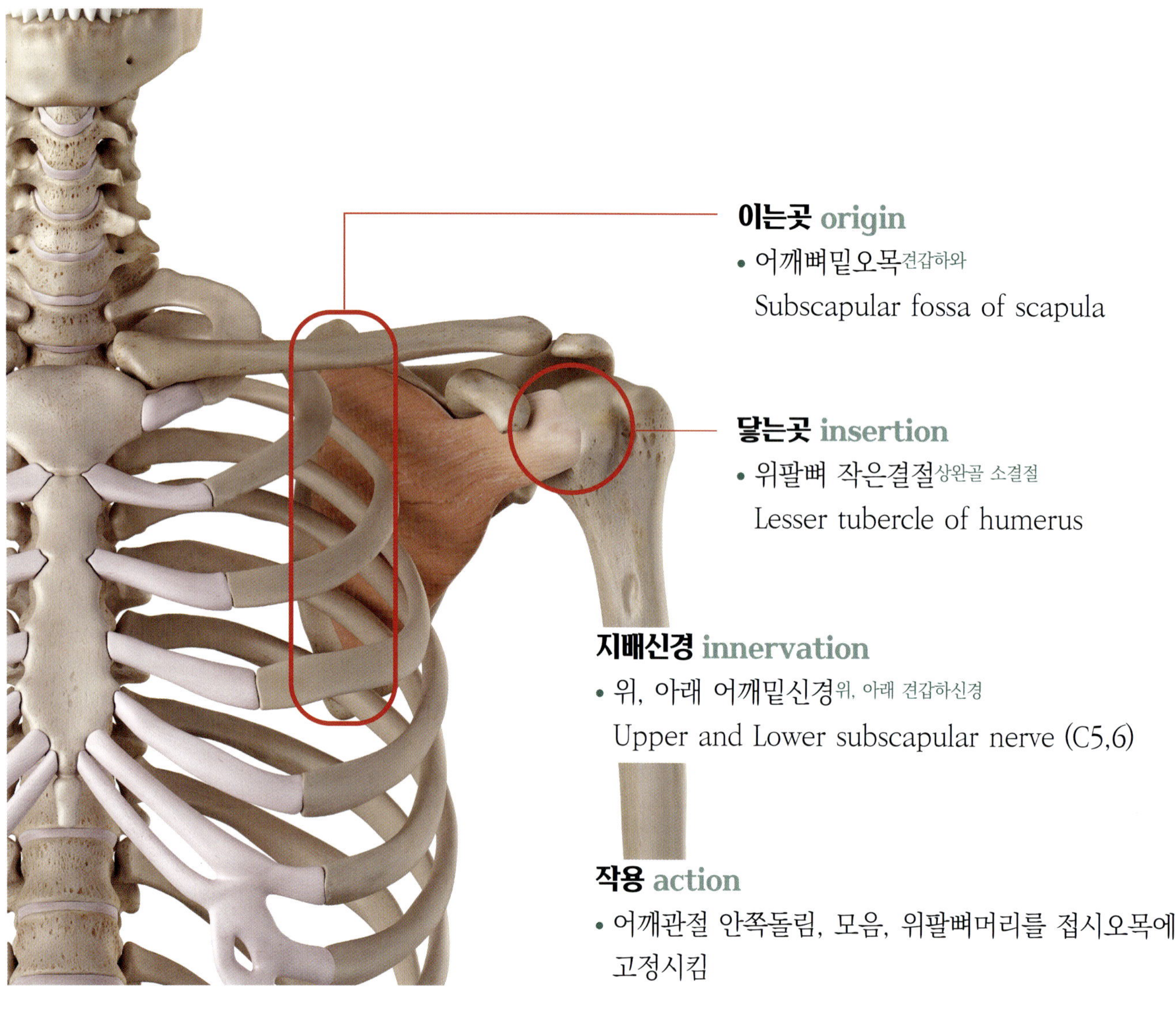

돌림근띠 4개의 근육 중 하나로 어깨관절의 강력한 안쪽돌림근육이다. 어깨의 움직임시 돌림근띠 근육들을 포함하여 움직임에 역할을 하는 모든 근육들을 대상으로 평가하여야 하기에 특정 부위와 연관지어 생각할수 없으나, 어깨밑근의 촉지는 팔신경얼기의 위치 때문에 어려움은 있지만 팔을 벌림 상태에서 어깨뼈밑오목의 아래부분을 표적하여 누르는 것이 방법중 하나이다.

큰가슴근 (대흉근, Pectoralis major)
*(어원) 'Pectoral' : 가슴, 'Major' : 큰

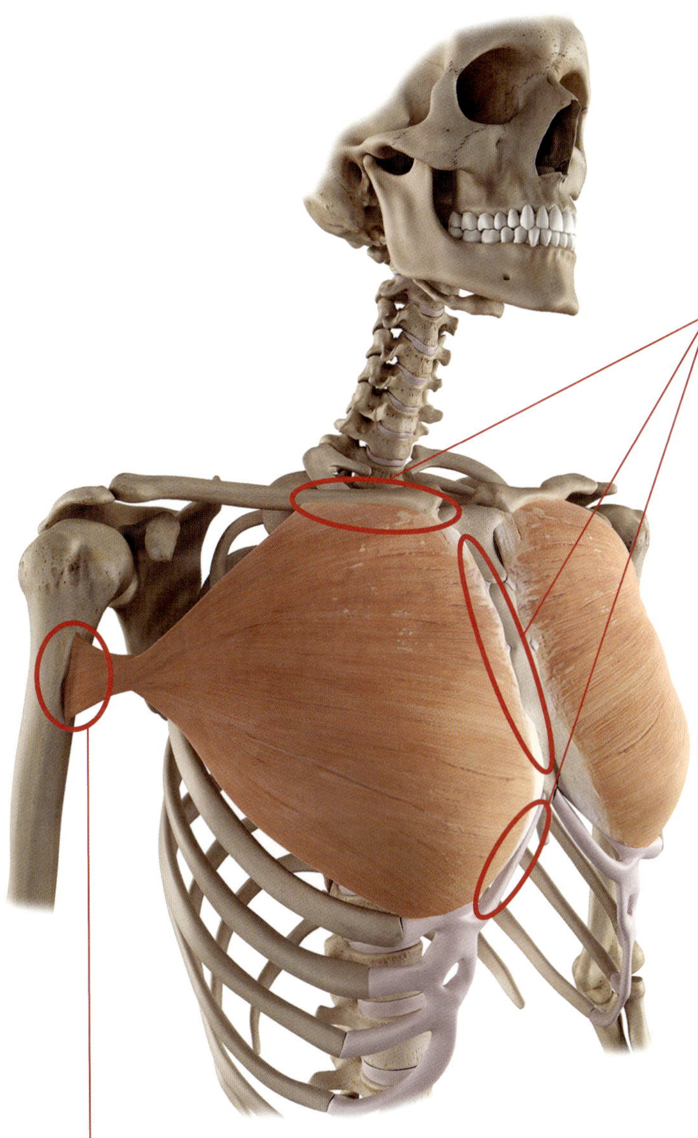

이는곳 origin
- 빗장부분 : 빗장뼈쇄골
  Clavicular part : medial half of clavicle
- 복장갈비부분 : 복장뼈 가쪽면흉골 외측면
  Sternocostal part : sternum lateral
- 배부분 : 배바깥빗근 널힘줄외복사근 건막
  Abdomial part : external obilgue aponeurosis

지배신경 innervation
- 안쪽과 가쪽 가슴근신경내,외흉신경
  Lateral pectoral nerve (C5,6,7)
  Medial pectoral nerve (C8, T1)

닿는곳 insertion
- 위팔뼈 결절사이고랑상완골 결절간구
  Intertubercular groove of humerus

작용 action
- 어깨관절 모음, 안쪽돌림

팔을 사용하는데 있어 몸의 앞쪽에서 관여하는 강한 근육 중 하나이다. 이는곳의 면적이 넓어서 부위에 따라 빗장갈래, 복장갈비갈래와 배갈래의 세부분으로 나누어 얘기한다. 둥근어깨 증상이 있는 사람들에게 주로 회복의 대상이 되는 근육으로 빗장뼈와 복장뼈 주변을 만지면서 푸는 방법이 있다.

작은가슴근 (소흉근, Pectoralis minor)

* (어원) 'Pectoral' : 가슴, 'Minor' : 작은

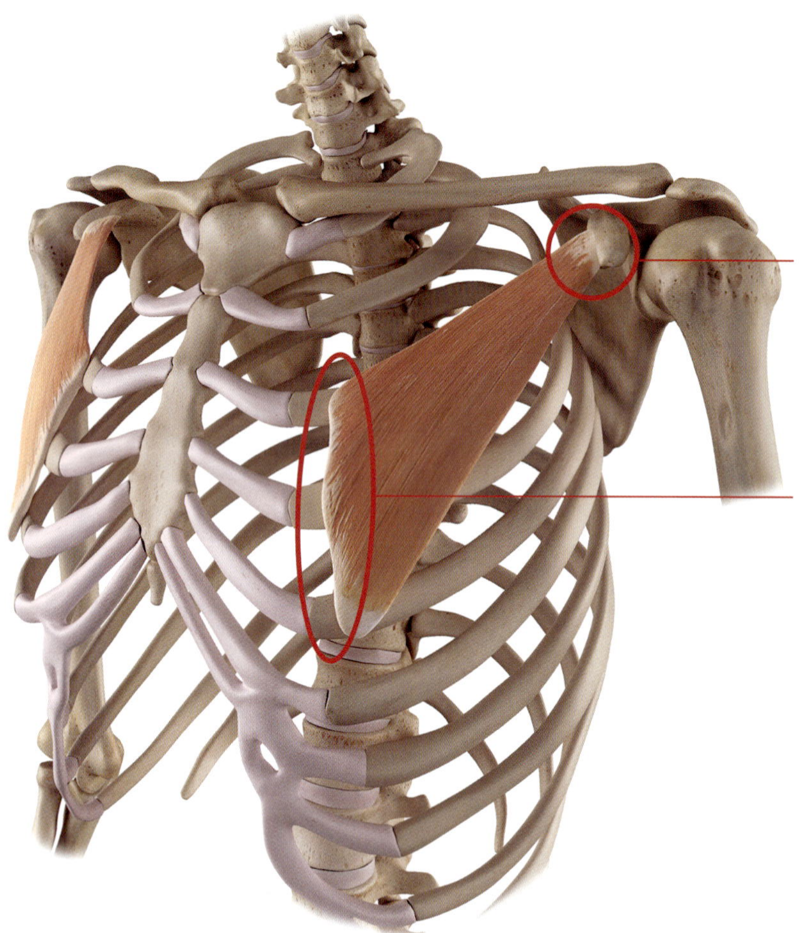

닿는곳 insertion

- 어깨뼈 부리돌기 견갑골 오훼돌기
  Coracoid process of scapula

이는곳 origin

- 제3-5 갈비뼈앞쪽면 늑골전면
  Anterior 3-5 ribs

지배신경 innervation

- 안쪽가슴근신경 내흉신경
  Medial pectoral nerve (C8, T1)

작용 action

- 어깨관절 앞아래쪽으로 당김

작은가슴근은 부리돌기에 강하게 붙는 근육으로 팔쪽으로의 순환을 위하여 이부분을 풀어주는 것은 도움이 되며, 가슴문증후군 및 둥근어깨체형이 있는 사람에게 풀어줘야 할 근육이며, 회복시 호흡에도 도움을 주는 근육이다.

빗장밑근 (쇄골하근, Subclavius)

* (어원) 'Sub' : 밑, 'Clavius' : 열쇠

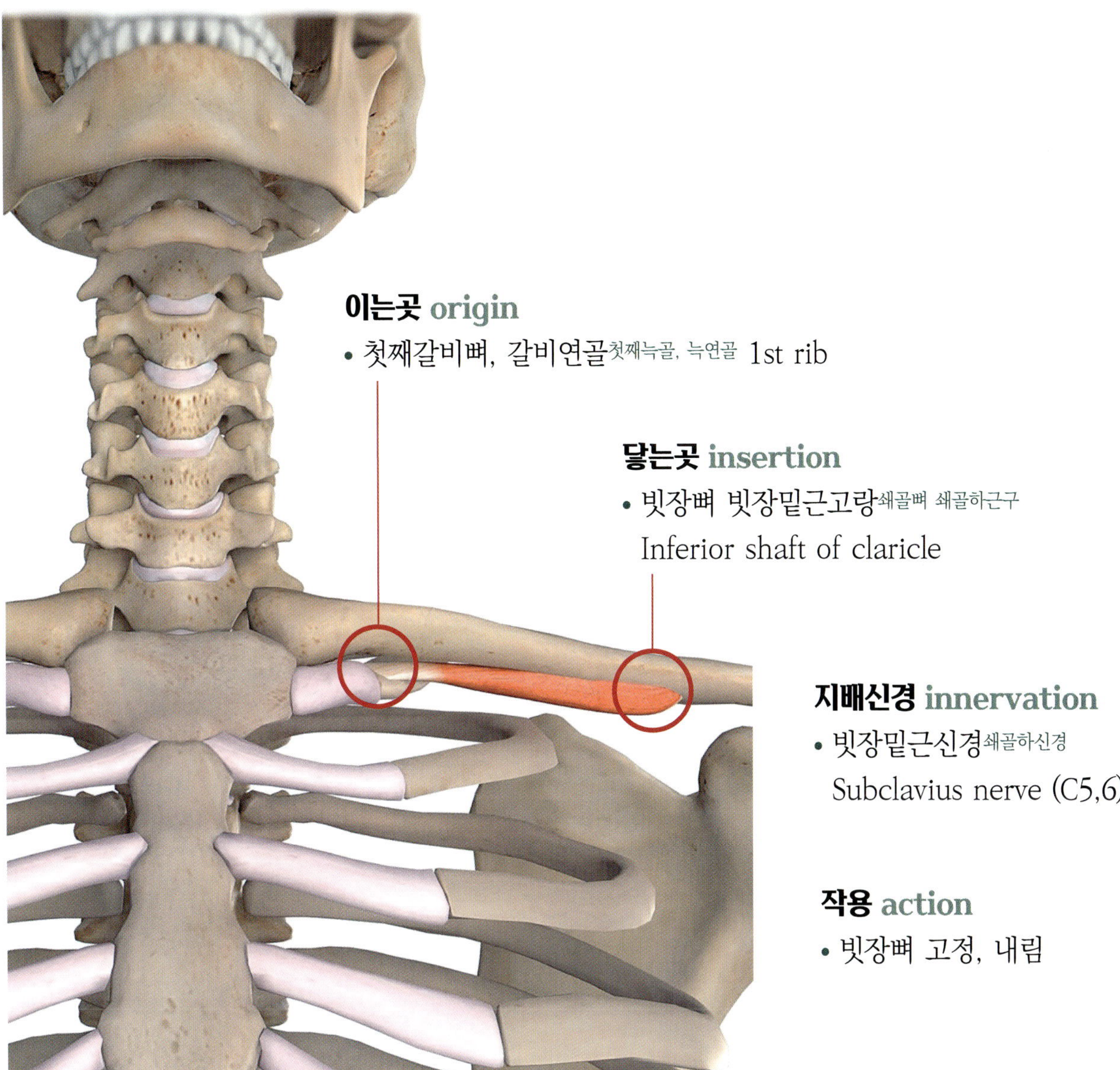

빗장밑근은 빗장뼈밑에서 안정화시키는 근육이며, 특히 빗장뼈 부러짐시 손상위험이 있는 신경혈관을 보호하는 근육이다.

앞톱니근 (전거근, Serratus anterior)

* (어원) 'Serra' : 톱날, 'Anterior' : 앞쪽

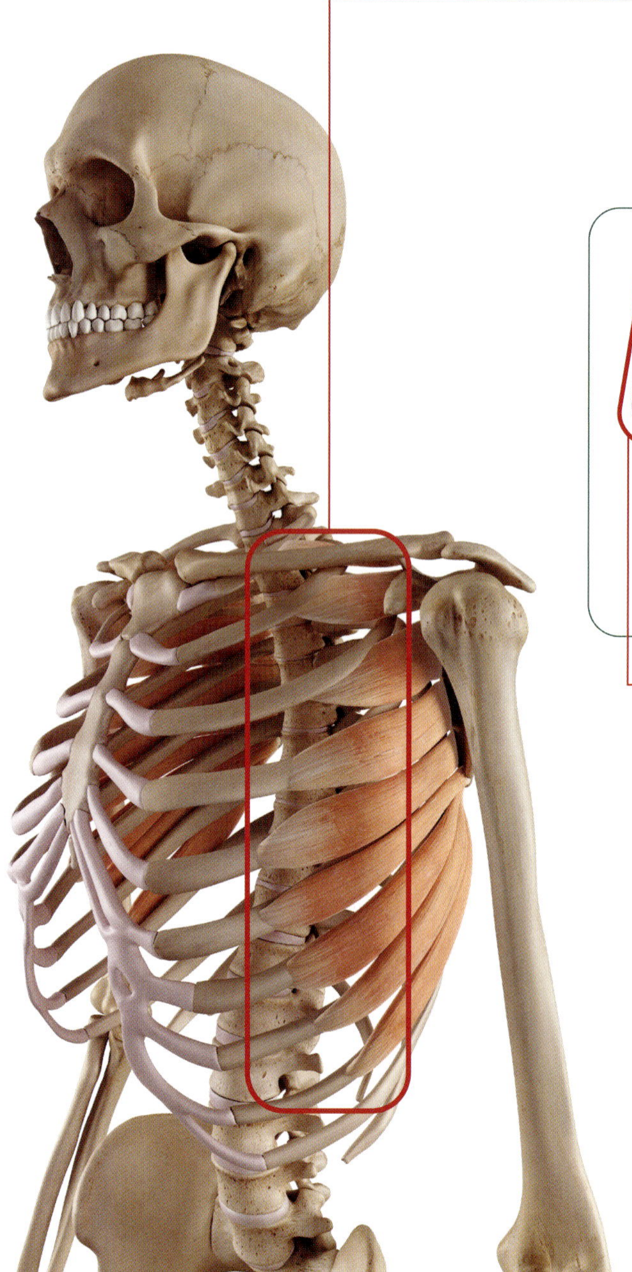

이는곳 origin

- 첫째-여덟째 갈비뼈 가쪽부분_{1-8째 늑골 외측}
  Outer surface of upper 8 ribs
  (by finger like slips)

닿는곳 insertion

- 어깨뼈 안쪽모서리 앞면_{견갑골 내측면 앞면}
  Vertebral border of scapular

지배신경 innervation

- 긴가슴신경_{장흉신경}
  Long thoracic nerve (C5,6,7)

작용 action

- 어깨관절 앞으로 당김, 돌림

마름근과 반대작용을 하는 근육으로 주로 어깨의 안정화에 관여한다. 이 근육이 약화된 경우를 날개어깨뼈라 하며, 이는 팔로서 미는 행위가 불가능하며, 물론 팔 움직임에도 많은 가동적 제한이 있다. 마름근과 함께 어깨뼈 안쪽모서리에 붙는 근육이다.

* (어원) ʻCoracoʼ : 부리돌기, ʻBrachialisʼ : 위팔

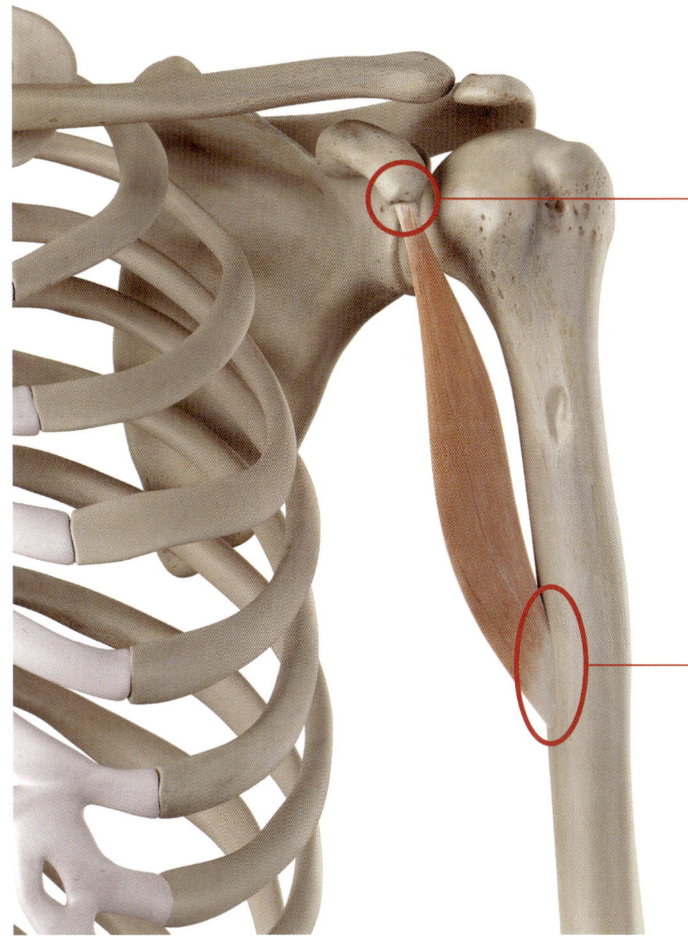

이는곳 origin

- 어깨뼈 부리돌기_{견갑골 오훼돌기}
  Coracoid process of scapular

닿는곳 insertion

- 위팔뼈몸통 중간 안쪽면_{상완골 중간 안쪽면}
  Medial border of humeral shaft

지배신경 innervation

- 근육피부신경_{근피신경}
  Musculocutaneous nerve (C5,6,7)

작용 action

- 어깨관절 굽힘, 모음

위팔두갈래근, 위팔근과 함께 위팔앞칸을 구성하는 근육으로 근육피부신경의 지배를 받는다. 넓은등근, 큰원근, 큰가슴근과 위팔세갈래근의 긴갈래와 함께 어깨관절 모음에 작용한다. 머리 빗질하는 동작을 주로 하게 하며, 근육피부신경이 이 근육을 관통하기 때문에 이 근육의 단축은 팔의 피부감각이상과 근육의 약화에 영향을 준다.

* (어원) 'Biceps' : 두개의 머리, 'Brachii' : 위팔

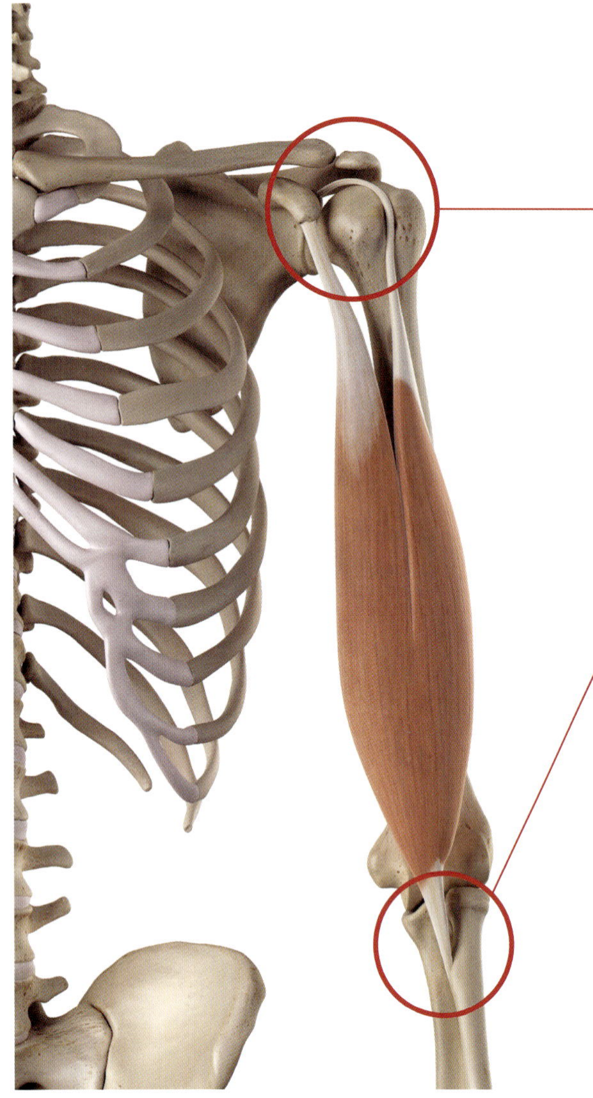

이는곳 origin

- 긴갈래 : 어깨뼈 접시위오목
  Long head : supraglenoid tubercle of scapula
- 짧은갈래 : 부리돌기_{오훼돌기}
  Short head : coracoid process of scapula

닿는곳 insertion

- 노뼈거친면_{요골조면}, 아래팔근막_{전완근막}
  Radial tuberosity, antebrachial fascia

지배신경 innervation

- 근육피부신경_{근피신경}
  Musculocutaneous nerve (C5,6,7)

작용 action

- 팔꿉관절 굽힘
- 긴갈래 : 아래팔 벌림
- 짧은갈래 : 위팔 모음

어깨 움직임 제한시 위팔두갈래근의 긴갈래의 단축이 원인인 경우가 많으며, 회복을 위하여 결절사이고랑을 가로로 튕겨주듯이 만져주는 것은 회복에 도움이 된다. 한국인의 약 7%에서 세개의 갈래를 가지는 경우가 있어, 셋째 갈래(third head)라 한다.

위팔근 (상완근, Brachialis)

* (어원) 'Brachialis' : 위팔

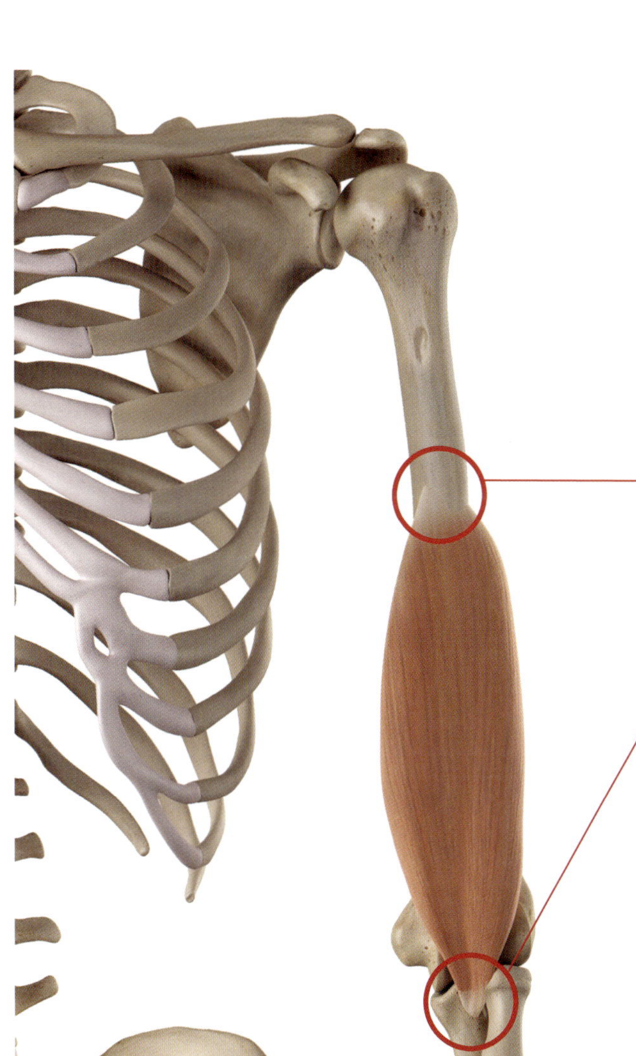

이는곳 origin

- 위팔뼈 아래쪽 절반 앞면 (상완골 하방 절반 전면)
  Lower half of anterior shaft of humerus

닿는곳 insertion

- 자뼈거친면척골조면
  Ulna tuberosity

지배신경 innervation

- 근육피부신경근피신경
  Musculocutaneous nerve (C5,6,7)

작용 action

- 팔꿈관절 굽힘

위팔두갈래근과 위팔노근과 함께 위팔앞칸을 구성하는 근육으로 근육피부신경의 지배를 받으며, 팔꿈관절 굽힘에 작용하는 근육이다. 특이 위팔근은 아래팔의 자세에 관계없이 팔꿈관절 굽힘에 관여하며 특히 아래팔 엎침시에 위팔두갈래근과 위팔노근이 역학적 이득을 상실하기 때문에 팔꿈관절의 굽힘역할에 특히 중요하다.

위팔세갈래근 (상완삼두근, Triceps brachii)

*(어원) 'Triceps' : 세개의 머리, 'Brachii' : 위팔

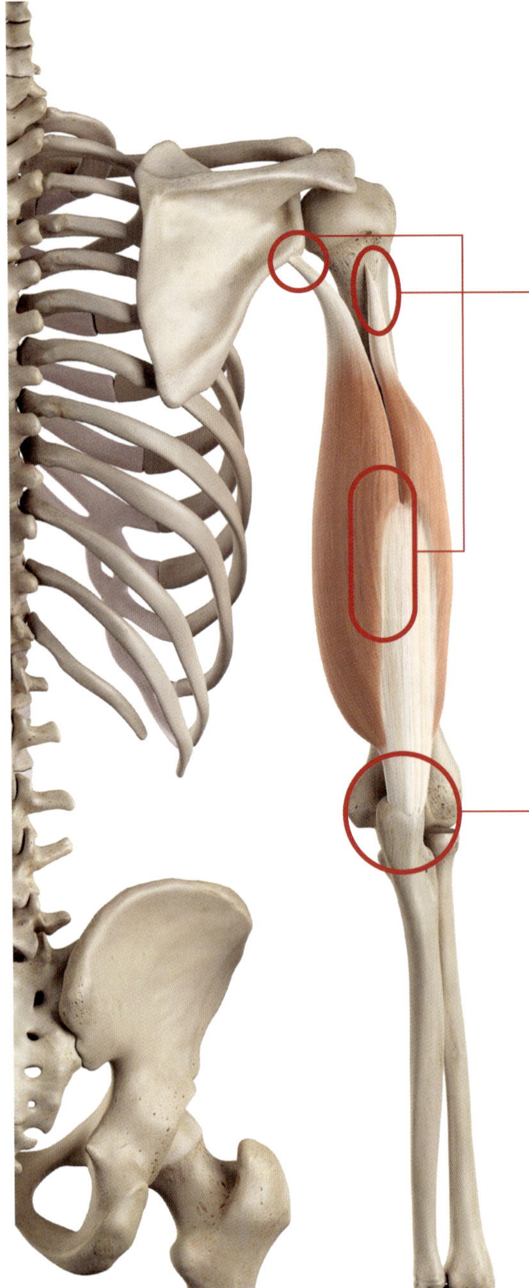

이는곳 origin

- 긴갈래 : 어깨뼈 접시아래결절
  Long head : infraglenoid tubercle of scapula
- 가쪽갈래 : 위팔뼈몸통 뒤면 위_{상완골 후면 위}
  Lateral head : posterior humerus above spiral groove
- 안쪽갈래 : 위팔뼈몸통 뒤면 아래_{상완골 후면 아래}
  Medial head : posterior humerus below spiral groove

닿는곳 insertion

- 팔꿈치머리_{주두}
  Olecranon

지배신경 innervation

- 노신경_{요골신경}
  Radial nerve (C7,8)

작용 action

- 팔꿉관절 폄, 긴갈래 - 위팔 모음

위팔뒤칸의 근육으로 노신경의 지배를 받으며, 갈래사이로 'triangular interval space' 공간에 노신경이 주행이 확인된다. 팔꿉관절 폄에도 주작용을 한다.

팔꿈치근 (주근, Anconeus)

* (어원) 'Anconeus' : 팔꿈

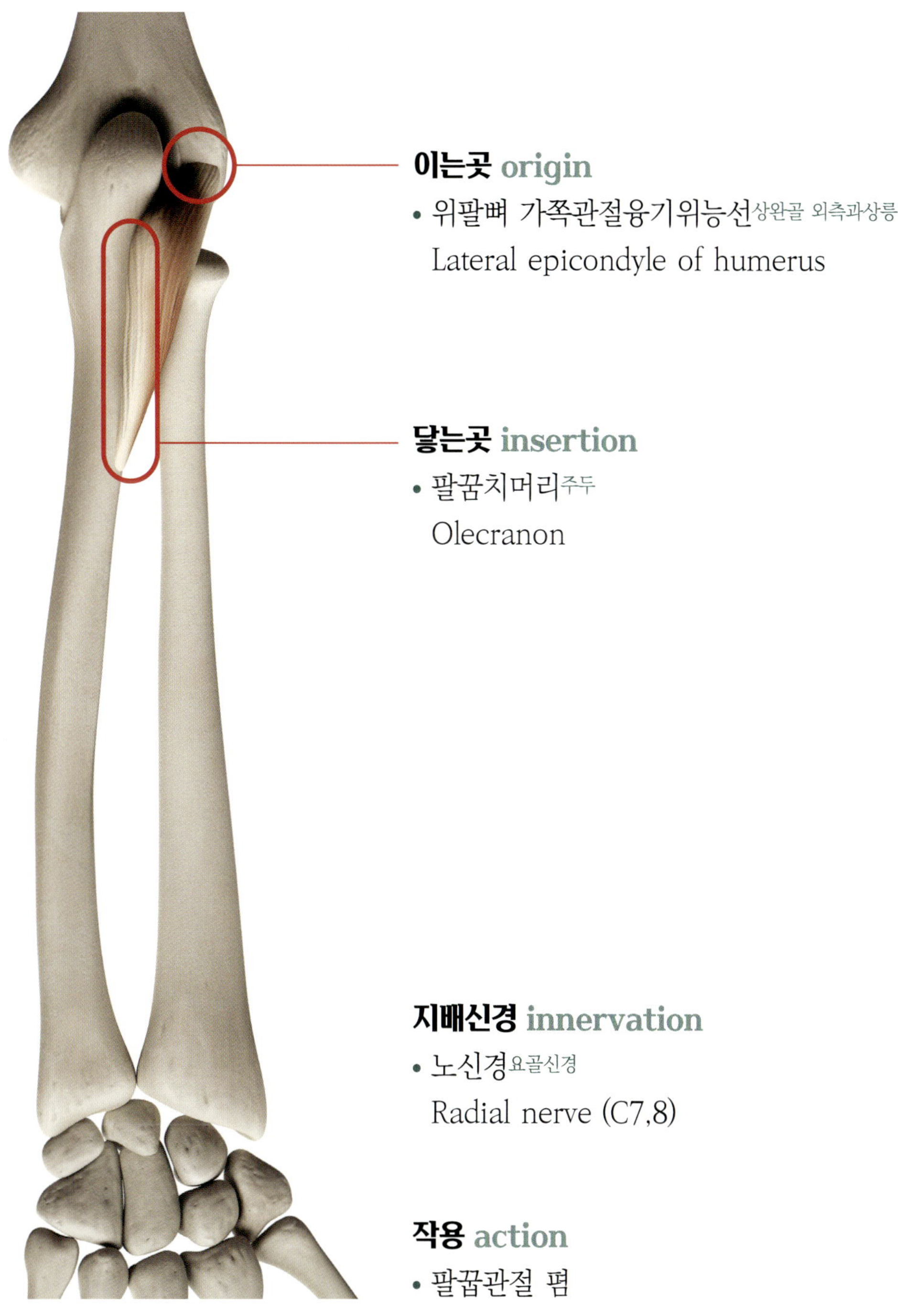

이는곳 origin
- 위팔뼈 가쪽관절융기위능선^{상완골 외측과상릉}
  Lateral epicondyle of humerus

닿는곳 insertion
- 팔꿈치머리^{주두}
  Olecranon

지배신경 innervation
- 노신경^{요골신경}
  Radial nerve (C7,8)

작용 action
- 팔꿈관절 폄

위팔뒤칸의 근육으로 노신경의 지배를 받으며, 갈래사이로 triangular interval space 공간에 노신경이 주행이 확인된다. 팔꿈관절 폄에도 주작용을 한다.

위팔 & 아래팔의 근육

앞 면

위팔뼈 Humerus
부리위팔근 Coracobrachialis
위팔두갈래근의 긴갈래
Biceps brachii, long head
위팔두갈래근짧은갈래
Biceps brachii, short head
위팔세갈래근
Triceps brachii
위팔근
Brachialis
원엎침근 Pronator teres
위팔노근
Brachioradialis
노쪽손목굽힘근 Flexor carpi radialis
긴손바닥근 Palmaris longus
얕은손가락굽힘근
Flexor digitorum superficialis
자쪽손목굽힘근 Flexor carpi ulnaris
네모엎침근 Pronator quadratus

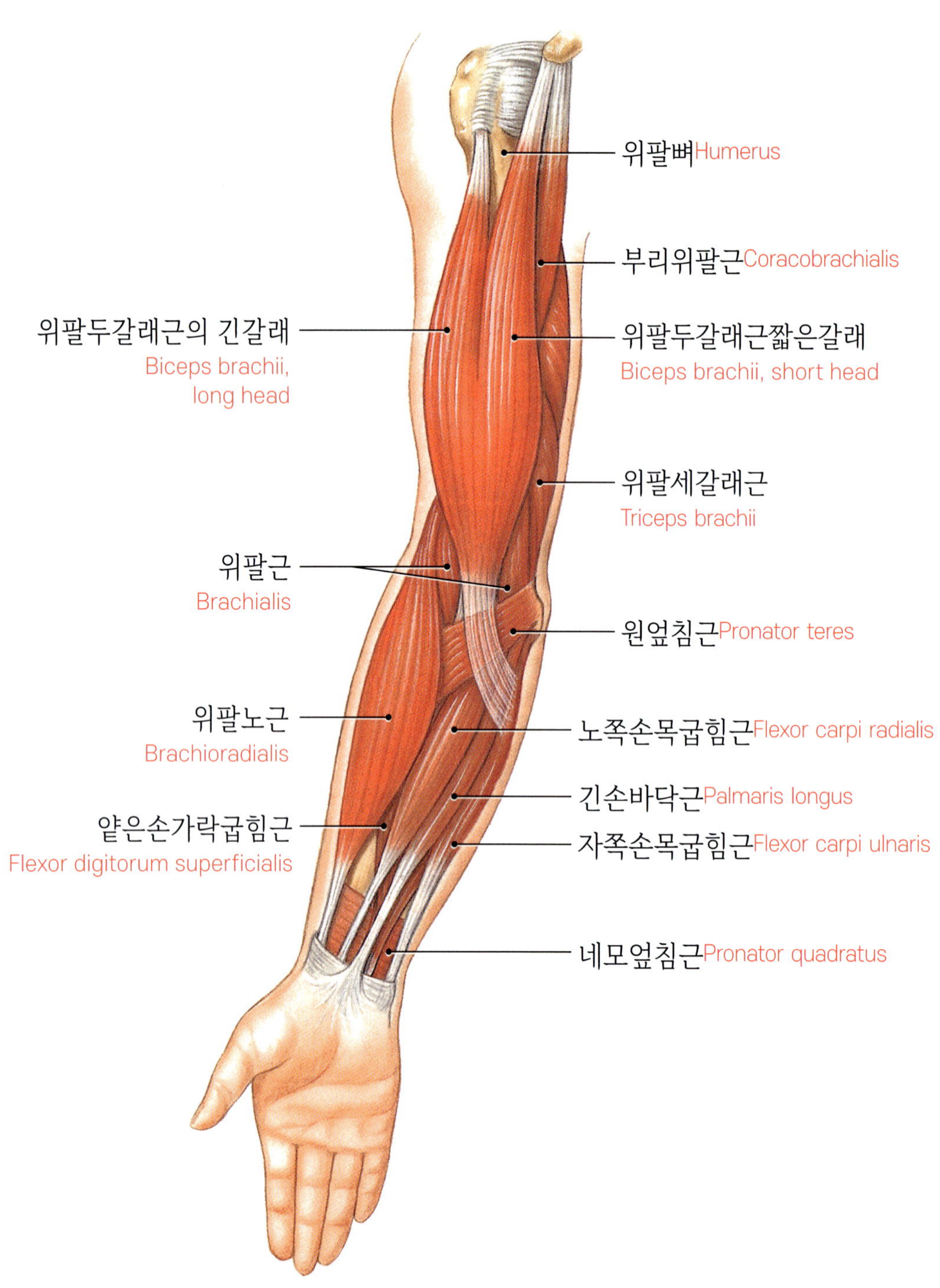

뒷 면

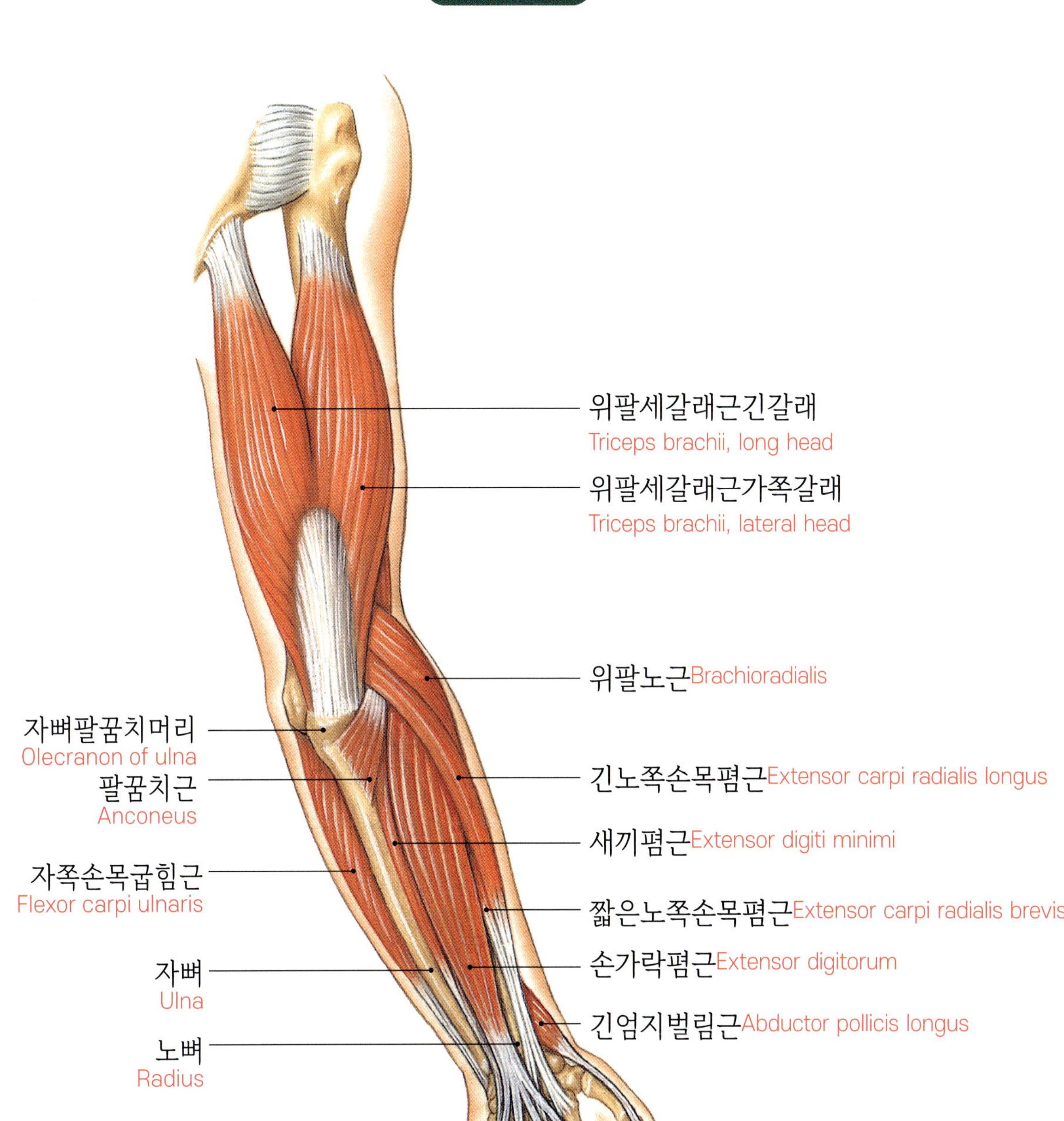
위팔세갈래근긴갈래
Triceps brachii, long head
위팔세갈래근가쪽갈래
Triceps brachii, lateral head
위팔노근Brachioradialis
긴노쪽손목폄근Extensor carpi radialis longus
새끼폄근Extensor digiti minimi
짧은노쪽손목폄근Extensor carpi radialis brevis
손가락폄근Extensor digitorum
긴엄지벌림근Abductor pollicis longus
자뼈팔꿈치머리
Olecranon of ulna
팔꿈치근
Anconeus
자쪽손목굽힘근
Flexor carpi ulnaris
자뼈
Ulna
노뼈
Radius

손의 근육

손바닥쪽

윤활집
Synovial sheaths
깊은손가락굽힘근힘줄
Tendon of flexor digitorum profundus
얕은손가락굽힘근힘줄
Tendon of flexor digitorum superficialis
등쪽뼈사이근First dorsal interosseous
벌레근
Lumbricales
긴엄지굽힘근힘줄
Tendon of flexor pollicis longus
손가락굽힘근
Tendons of flexor digitorum
벌레근
Lumbricalis
새끼맞섬근
Opponens digiti minimi
엄지모음근Adductor pollicis
새끼굽힘근
Flexor digiti minimi
짧은엄지굽힘근Flexor pollicis brevis
새끼벌림근
Abductor digiti minimi
엄지맞섬근Opponens pollicis
짧은손바닥근
Palmaris brevis
짧은엄지벌림근
Abductor pollicis brevis
굽힘근지지띠
Flexor retinaculum
긴손바닥근힘줄
Tendon of palmaris longus
노쪽손목굽힘근힘줄
Tendon of flexor carpi radialis
자쪽손목굽힘근힘줄
Tendon of flexor carpi ulnaris

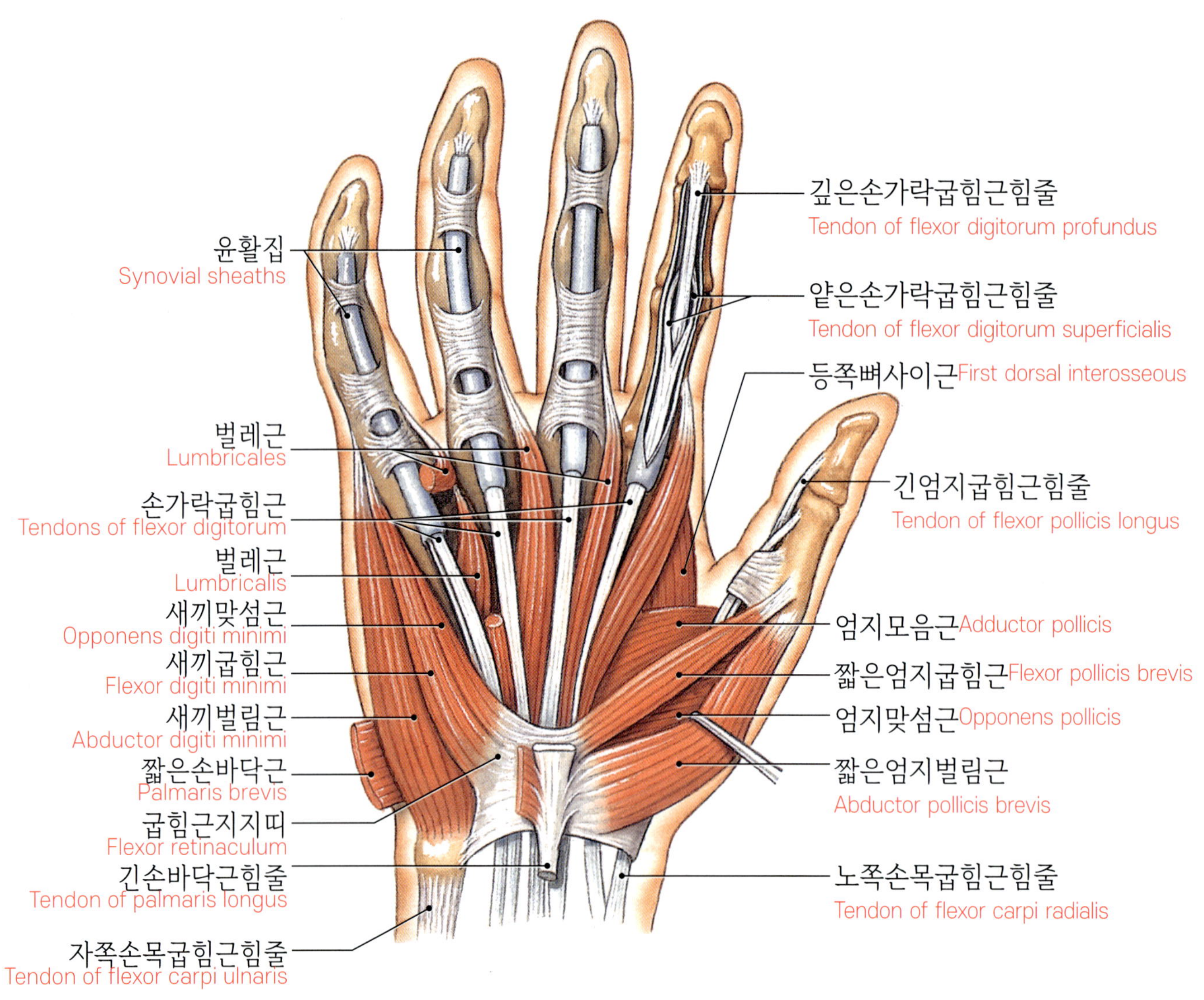

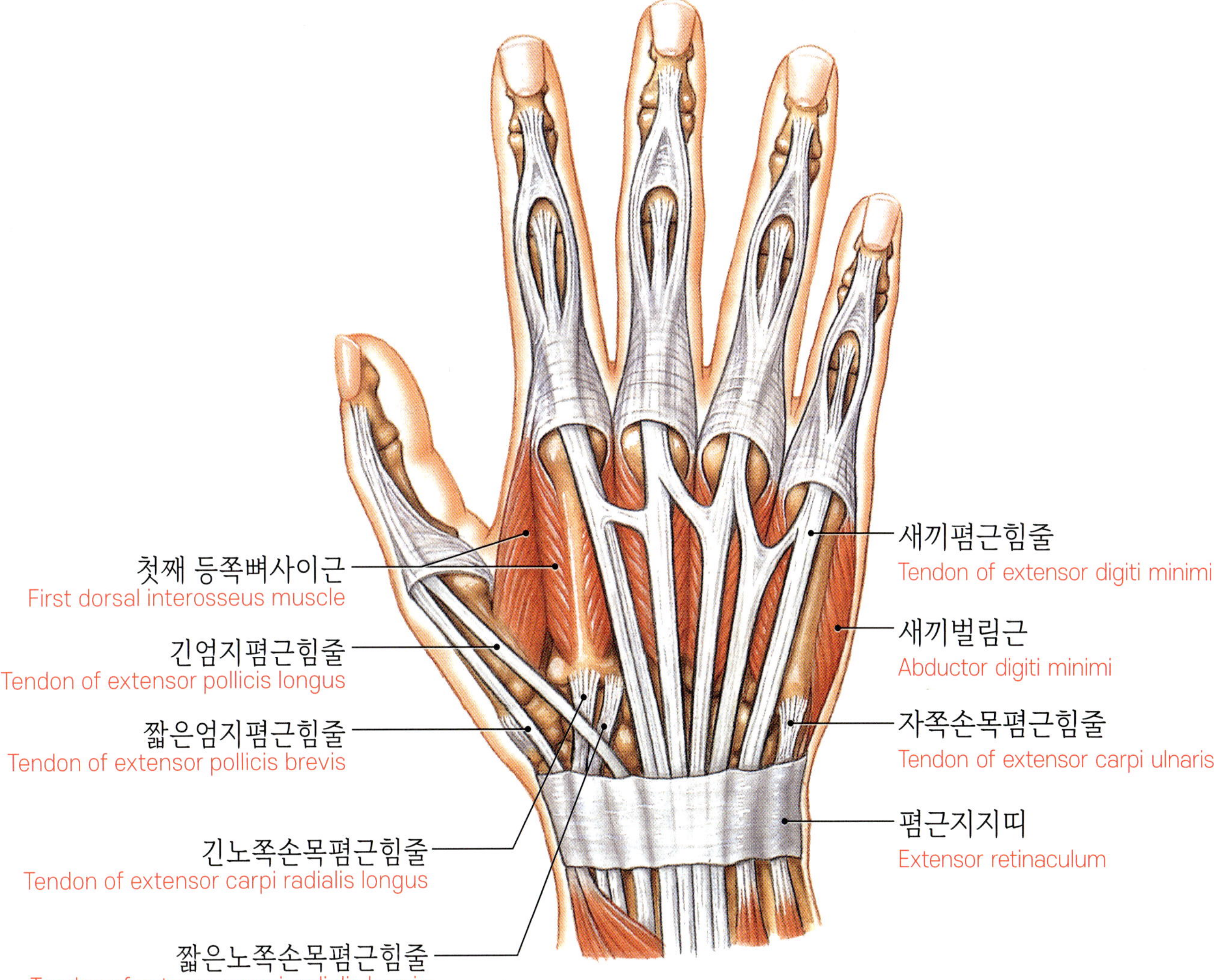

손등쪽

첫째 등쪽뼈사이근
First dorsal interosseus muscle

긴엄지폄근힘줄
Tendon of extensor pollicis longus

짧은엄지폄근힘줄
Tendon of extensor pollicis brevis

긴노쪽손목폄근힘줄
Tendon of extensor carpi radialis longus

짧은노쪽손목폄근힘줄
Tendon of extensor carpi radialis brevis

새끼폄근힘줄
Tendon of extensor digiti minimi

새끼벌림근
Abductor digiti minimi

자쪽손목폄근힘줄
Tendon of extensor carpi ulnaris

폄근지지띠
Extensor retinaculum

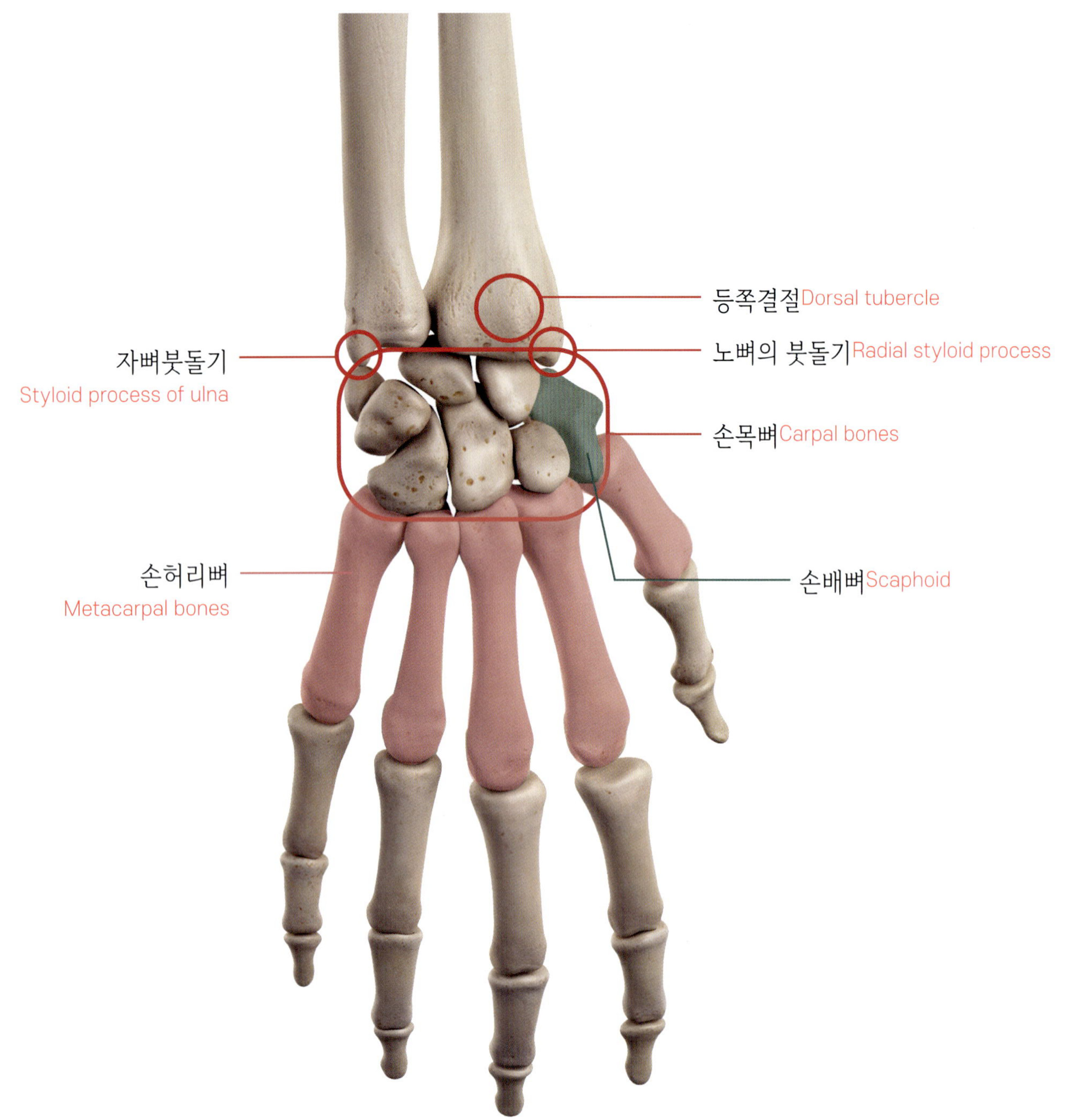
등쪽결절 Dorsal tubercle
자뼈붓돌기 Styloid process of ulna
노뼈의 붓돌기 Radial styloid process
손목뼈 Carpal bones
손허리뼈 Metacarpal bones
손배뼈 Scaphoid

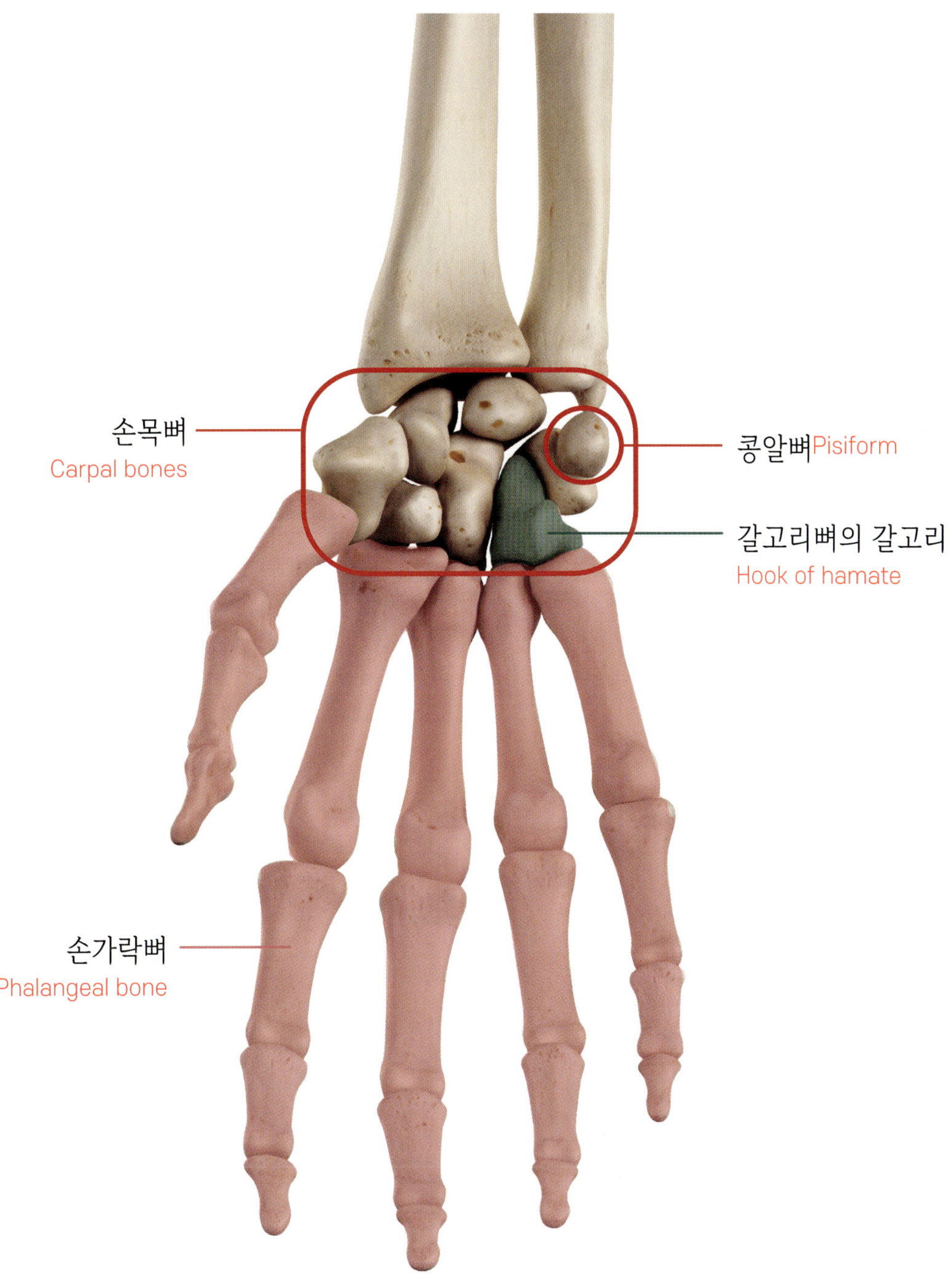
손목뼈
Carpal bones
콩알뼈Pisiform
갈고리뼈의 갈고리
Hook of hamate
손가락뼈
Phalangeal bone

위팔노근 (상완요골근, Brachioradialis)

* (어원) 'Brachium' : 위팔, 'Radius' : 노뼈

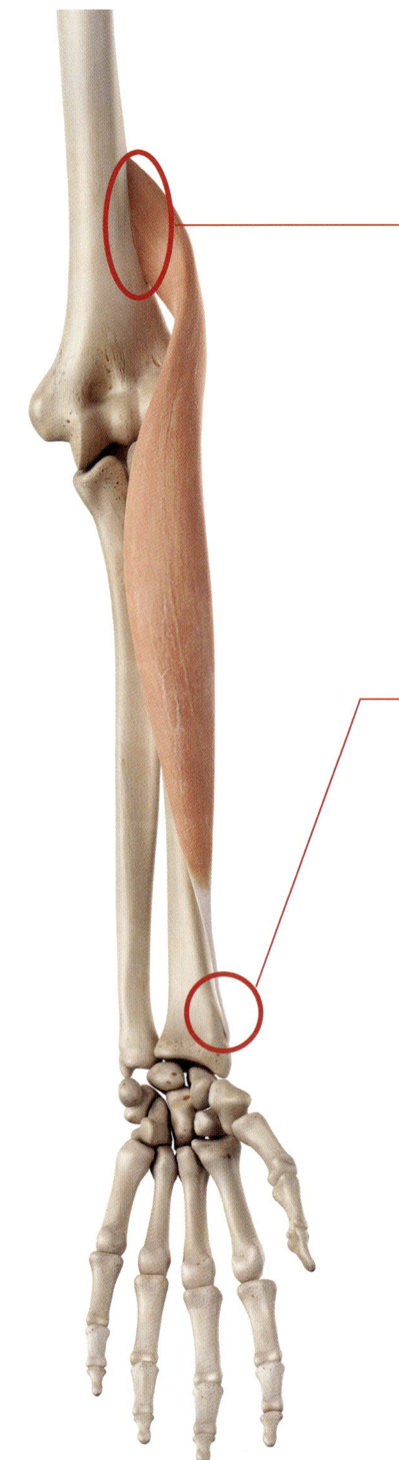

이는곳 origin

- 위팔뼈 가쪽관절융기위능선 상완골 외측과상릉
  Lateral supracondylar ridge of humerus

닿는곳 insertion

- 노뼈붓돌기 요골 경상돌기
  Styloid process of radius

지배신경 innervation

- 노신경 요골신경
  Radial nerve (C5,6)

작용 action

- 팔꿉관절 굽힘, 뒤침

아래팔 중립자세일 때 팔꿉관절 굽힘에 주작용근육이다. 팔꿉관절 굽힘에 관여하지만 지배신경은 아래팔뒤칸 근육을 지배하는 노신경이다.

긴노쪽손목폄근 (장요측수근신근, Extensor carpi radialis longus)

* (어원) 'Extensor' : 펴다, 'Carpi' : 손목, 'Radius' : 노뼈, 'Longus' : 길다

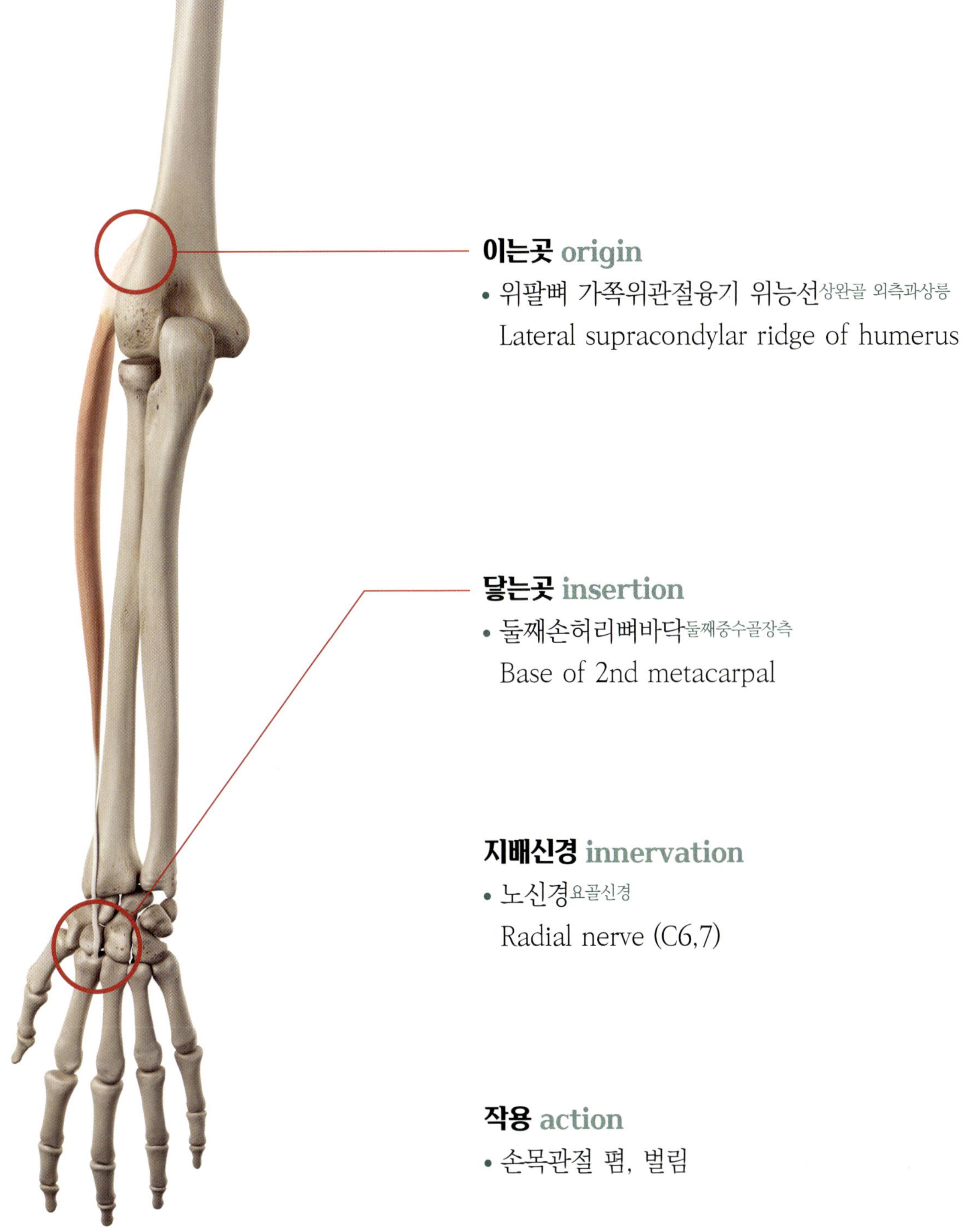

이는곳 origin

• 위팔뼈 가쪽위관절융기 위능선_{상완골 외측과상릉}
Lateral supracondylar ridge of humerus

닿는곳 insertion

• 둘째손허리뼈바닥_{둘째중수골장측}
Base of 2nd metacarpal

지배신경 innervation

• 노신경_{요골신경}
Radial nerve (C6,7)

작용 action

• 손목관절 폄, 벌림

짧은노쪽손목폄근 (단요측수근신근, Extensor carpi radialis brevis)

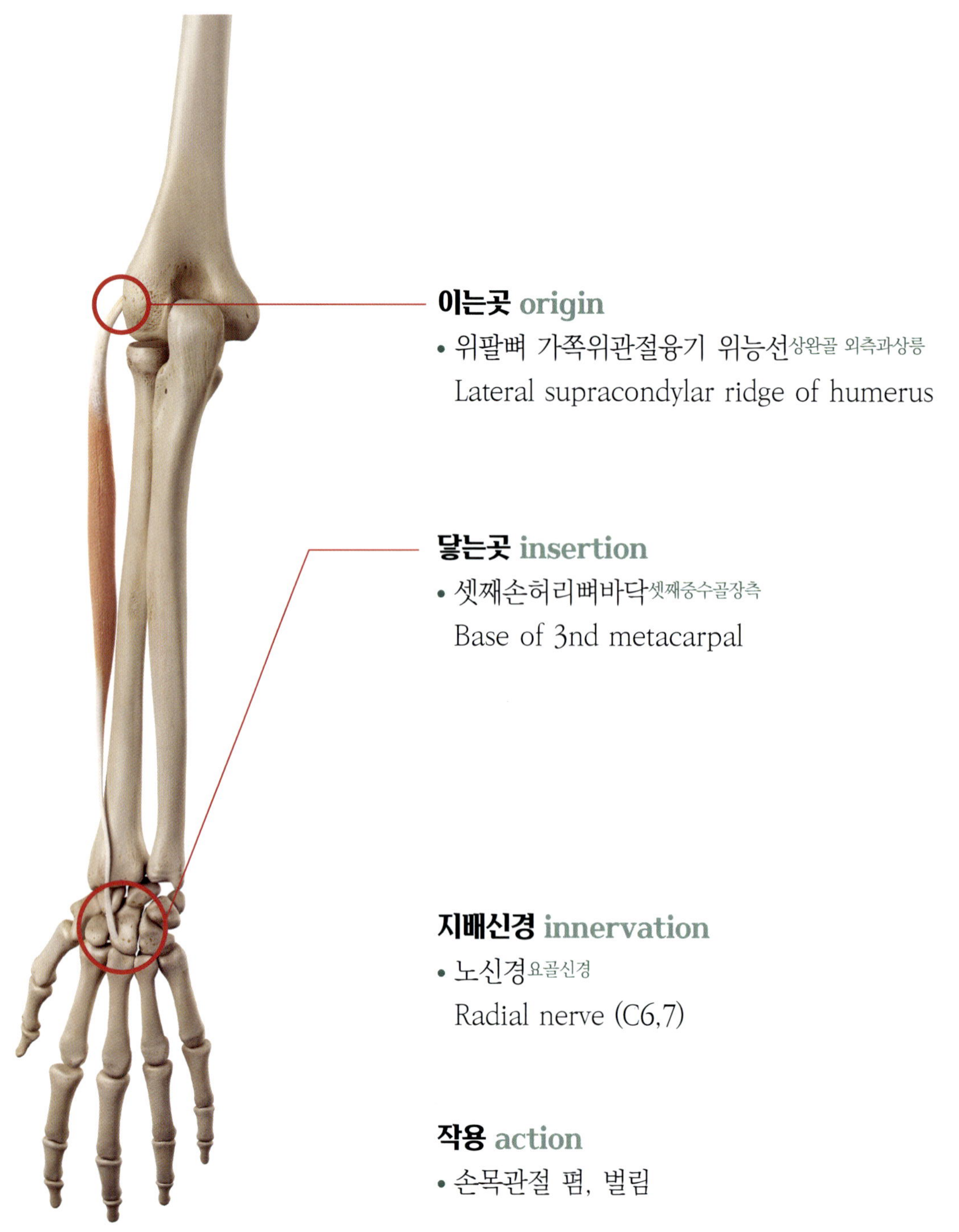

아래팔뒤칸근육으로 손목폄에 작용하는 근육들이고, 노신경의 지배를 받는다. 이근육의 과사용은 가쪽위관절융기염을 초래할 수 있으며 흔히 테니스엘보우라고 한다. 노쪽손목굽힘근과 함께 작용하여 노쪽편위(radial deviation)에 작용한다.

자쪽손목폄근 (척측수근신근, Extensor carpi ulnaris)

* (어원) 'Extensor' : 펴다, 'Carpi' : 손목, 'Ulna' : 자뼈

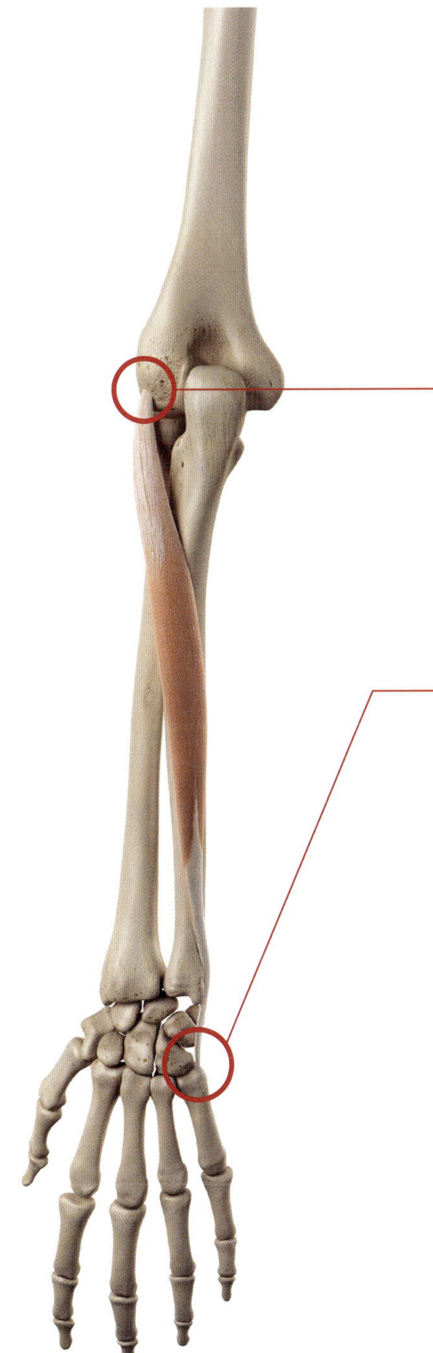

이는곳 origin

- 위팔뼈 가쪽위관절융기 위능선_{상완골 외측과상릉}
  Lateral supracondylar ridge of humerus

닿는곳 insertion

- 다섯째손허리뼈바닥_{다섯째중수골장측}
  Base of 5nd metacarpal (C6,7)

지배신경 innervation

- 노신경_{요골신경}
  Radial nerve (C6,7)

작용 action

- 손목관절 폄, 모음

아래팔폄근중에서 가장 안쪽에 위치한 근육으로, 긴노쪽손목폄근 및 짧은노쪽손목폄근과 함께 손목폄에 관여한다.
또한 자쪽손목굽힘근과 함께 자쪽편위(ulnar deviation)에 관여하는 근육이다.

손가락폄근 (지신근, Extensor digitorum)

*(어원) 'Extensor' : 펴다, 'Digit' : 손가락이나 발가락

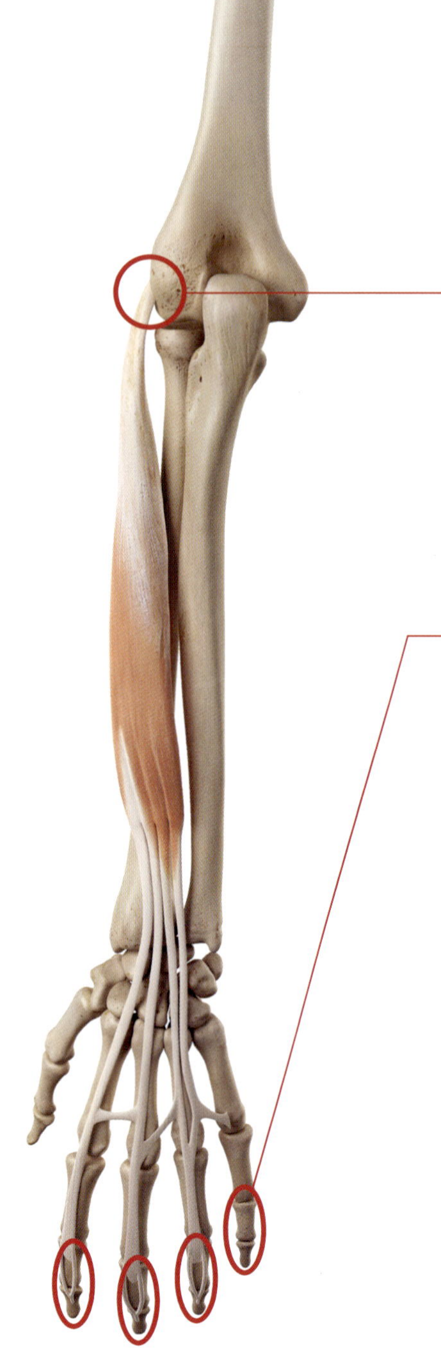

이는곳 origin

- 위팔뼈 가쪽위관절융기 위능선_{상완골 외측과상릉}
  Lateral supracondylar ridge of humerus

닿는곳 insertion

- 2-5째손가락 중간마디뼈바닥_{2-5 중절골장측}
  Base of meddle phalanges of 4 fingers

지배신경 innervation

- 노신경_{요골신경}
  Radial nerve (C6,7)

작용 action

- 손목관절, 둘째-다섯째손가락폄

주로 4개의 손가락 폄에 관여하는 근육으로 굽힘근은 두개이지만 폄근은 하나기 때문에 주먹을 쥐는 것보다 폄하는 힘이 상대적으로 약하다. 근육평가시 손가락폄근은 집게폄근과 새끼폄근과의 함께 평가하는 것이 좋다.

새끼폄근 (소지신근, Extensor digiti minimi)

* (어원) 'Extensor' : 펴다, 'Digiti' : 손가락, 'Minimi' : 가장 작은

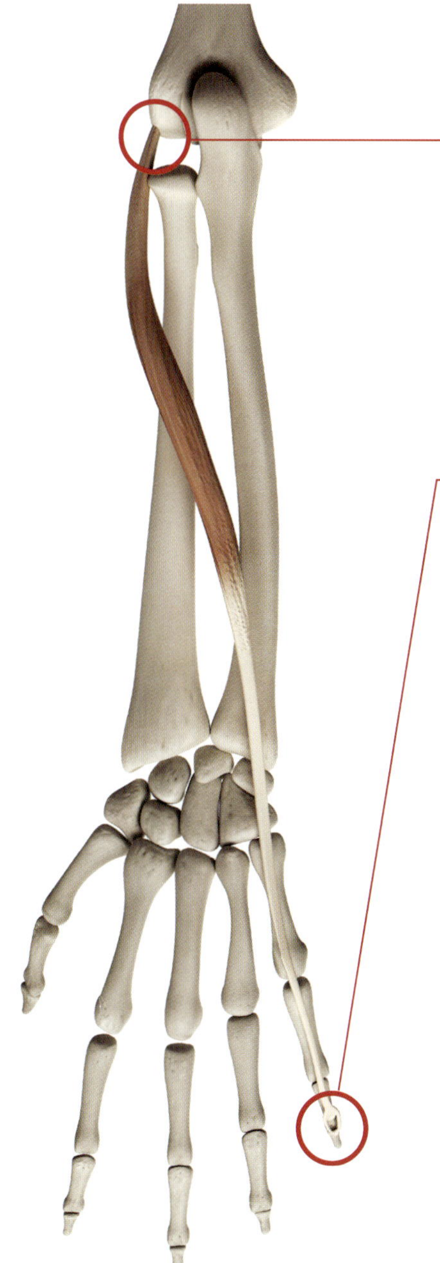

이는곳 origin

- 위팔뼈 가쪽위관절융기 위능선_{상완골 외측과상릉}
  Lateral supracondylar ridge of humerus

닿는곳 insertion

- 새끼손가락의 먼쪽손가락뼈_{5째지 기절골}
  Distal phalangeal bone of 5th pahlanx

지배신경 innervation

- 노신경_{요골신경}
  Radial nerve (C6,7)

작용 action

- 다섯째손가락 폄

새끼손가락 폄할 때 손가락폄근과 새끼폄근이 함께 작용한다. 이러한 특징은 악기연주 등에서 새끼손가락만 미세한 움직임이 가능하게 한다.

집게폄근 (시지신근, Extensor indicis)

* (어원) ‘Extensor’ : 펴다, ‘Indicis’ : 집게 손가락

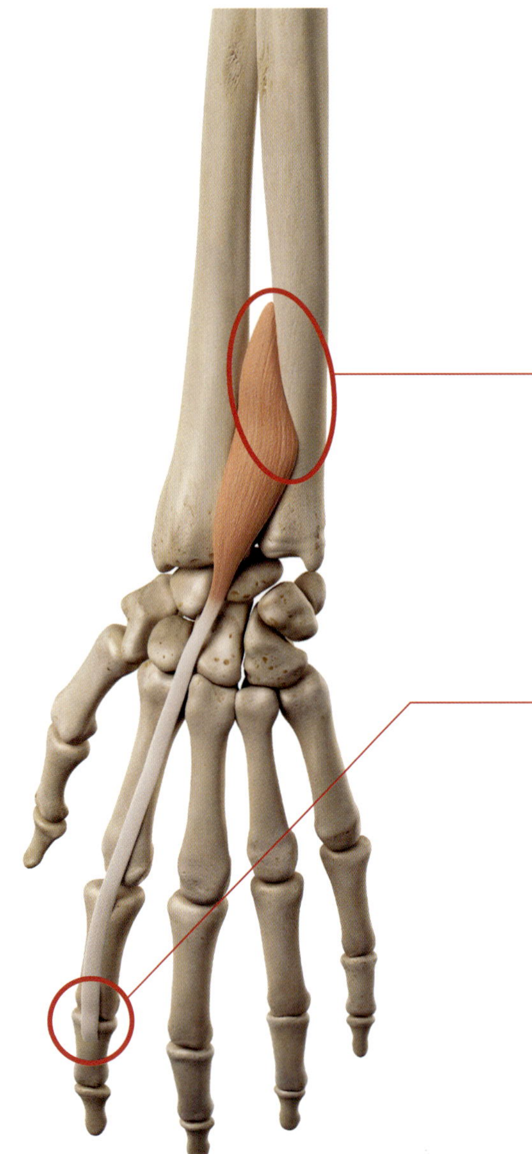

이는곳 origin

- 자뼈몸통 뒤면, 뼈사이막_{척골체 후면, 골간막}
  Posterior ulna and interosseous membrane

닿는곳 insertion

- 둘째손가락의 폄근널힘줄_{둘째지 신근건막}
  Extensor expansion of index finger

지배신경 innervation

- 노신경_{요골신경}
  Radial nerve (C6,7,8)

작용 action

- 집게손가락 폄

손가락폄근과 함께 집게손가락폄에 관여하는 근육이다. 마우스를 클릭하는 등의 집게손가락의 독립된 움직임에 작용한다.

손뒤침근 (회외근, Supinator)

* (어원) 'Supinare' : 뒤쪽으로 향하는

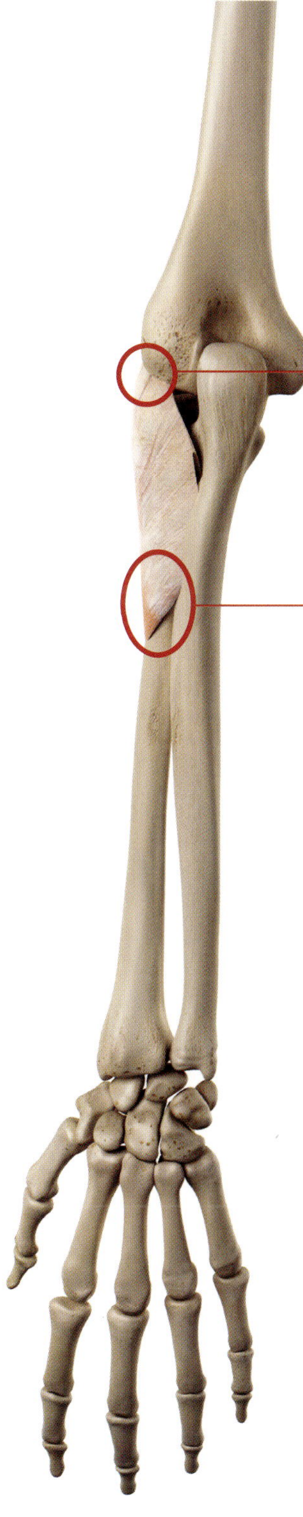

이는곳 origin

- 위팔뼈 가쪽관절융기위능선, 자뼈뒤침근능선^{상완골 외측과상릉, 척골회외근릉}

  Lateral supracondylar ridge of humerus, Supinator ridge of ulna

닿는곳 insertion

- 노뼈 위 가쪽면^{요골상외측면}

  Between anterior and posterior obligue line of proximal radius on anterior surface

지배신경 innervation

- 노신경^{요골신경}

  Radial nerve (C6)

작용 action

- 아래팔 뒤침

아래팔뒤침근육으로 노신경이 이 근육을 관통하면서부터 뒤뼈사이신경으로 이름이 바뀌고 이 근육의 단축은 노신경의 지배신경에 영향을 미친다. 드라이버나 렌치의 회전시에 원엎침근 및 네모엎침근과 반대로 작용한다.

긴엄지벌림근 (장무지외전근, Abductor pollicis longus)

* (어원) 'Abductor' : 멀어지다, 'Pollicis' : 엄지, 'Longus' : 길다

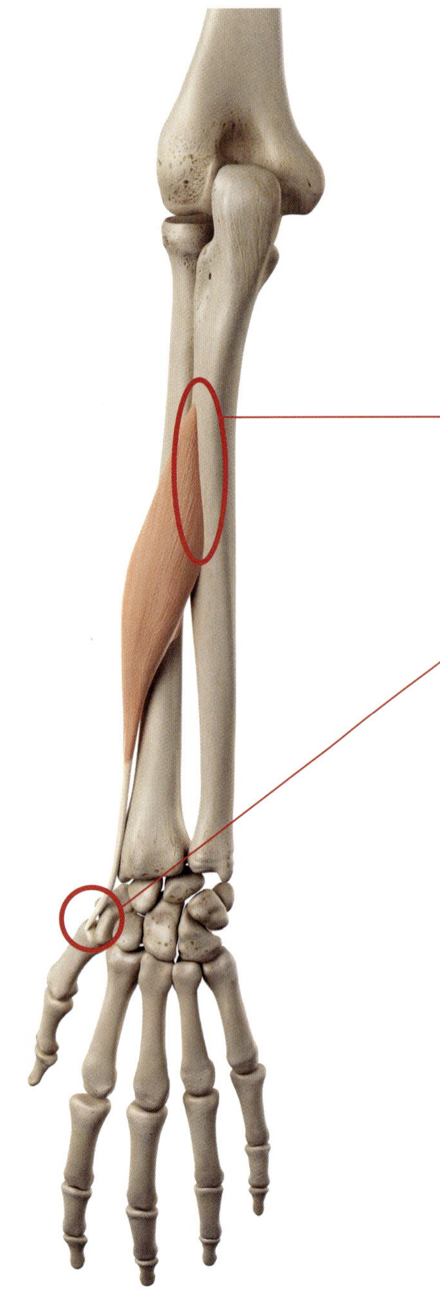

이는곳 origin

- 자뼈, 노뼈몸통 뒤면척골체와 요골체 후면
  Posterior ulna and interosseous membrane

닿는곳 insertion

- 첫째손허리뼈바닥첫째중수골장측
  Base of 1st metacarpal

지배신경 innervation

- 노신경요골신경
  Radial nerve (C6,7)

작용 action

- 엄지손가락 벌림

아래팔뒤칸의 깊은층에 있는 근육으로 뒤뼈사이신경이 지배하고, 긴엄지폄근과 짧은엄지폄근과 함께 해부학코담배갑(anatomical snuff box)의 경계를 이룬다.

짧은엄지폄근 (단무지신근, Extensor pollicis brevis)

* (어원) 'Extensor' : 펴다, 'Pollicis' : 엄지, 'Brevis' : 짧다

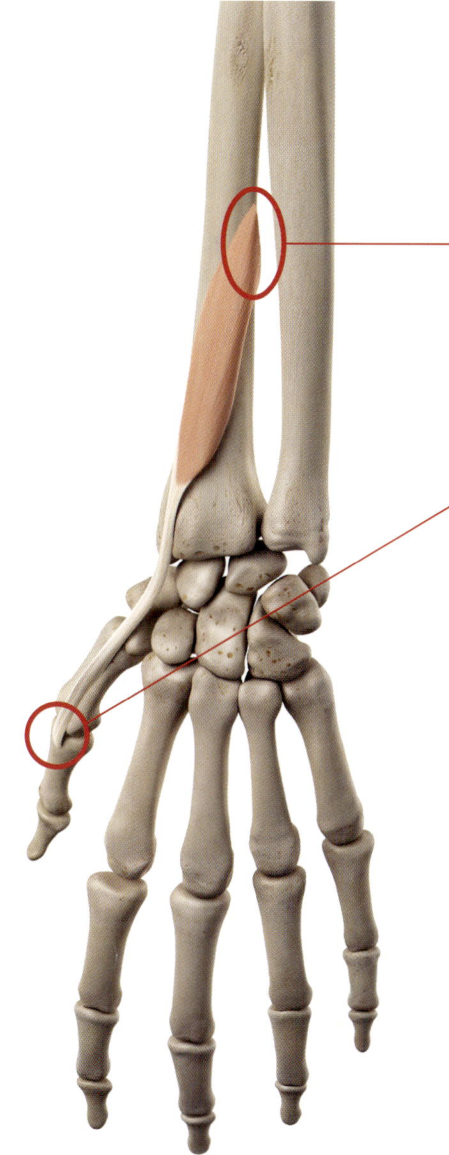

이는곳 origin

- 노뼈몸통 뒤면, 뼈사이막척골체 후면, 골간막
  Posterior radius, interosseous membrane

닿는곳 insertion

- 엄지손가락 첫마디뼈단무지기절골
  Base of proximal phalanx of thumb

지배신경 innervation

- 노신경요골신경
  Radial nerve (C6,7)

작용 action

- 엄지손가락 폄

아래팔뒤칸의 깊은층에 위치한 근육으로 해부학코담배갑(anatomical snuffbox)의 경계가 되는 근육이며, 뒤뼈사이신경의 지배를 받는다.

긴엄지폄근 (장무지신근, Extensor pollicis longus) 54

* (어원) 'Extensor' : 펴다, 'Pollicis' : 엄지, 'Longus' : 길다

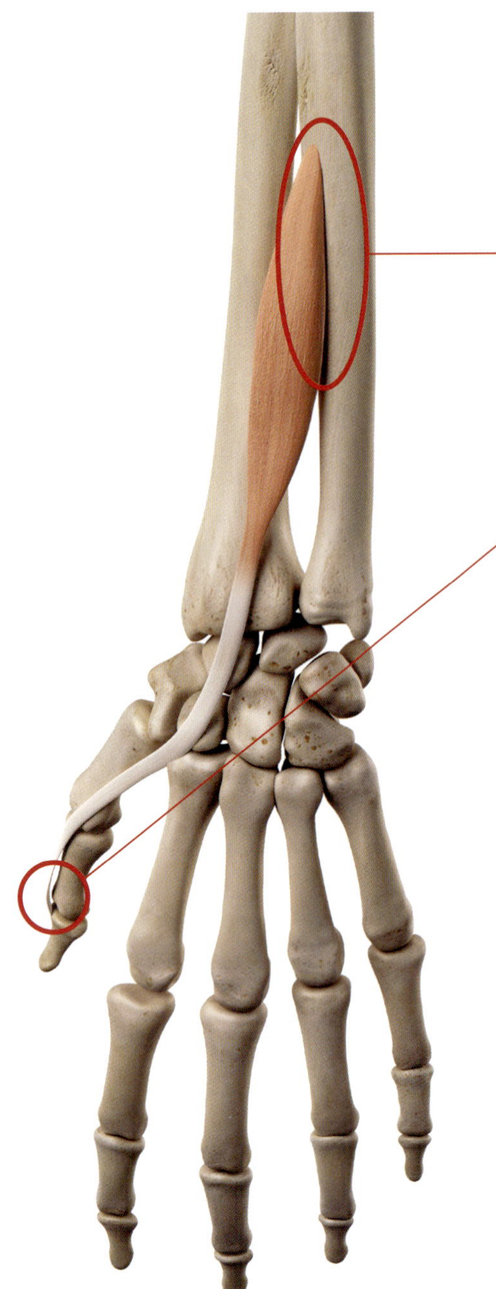

이는곳 origin

- 자뼈몸통 뒤면, 뼈사이막척골체 후면, 골간막

  Posterior ulna, interosseous membrane

닿는곳 insertion

- 엄지손가락 끝마디뼈단무지지절골

  Base of distal phalanx of thumb

지배신경 innervation

- 노신경요골신경

  Radial nerve (C6,7,8)

작용 action

- 엄지손가락 폄

아래팔뒤칸의 깊은층에 위치한 근육으로 해부학코담배갑(anatomical snuffbox)의 경계가 되는 근육이며, 뒤뼈사이신경의 지배를 받는다.

원엎침근 (원회내근, Pronator teres)

* (어원) 'Pronator' : 엎침, 'Teres' : 원형

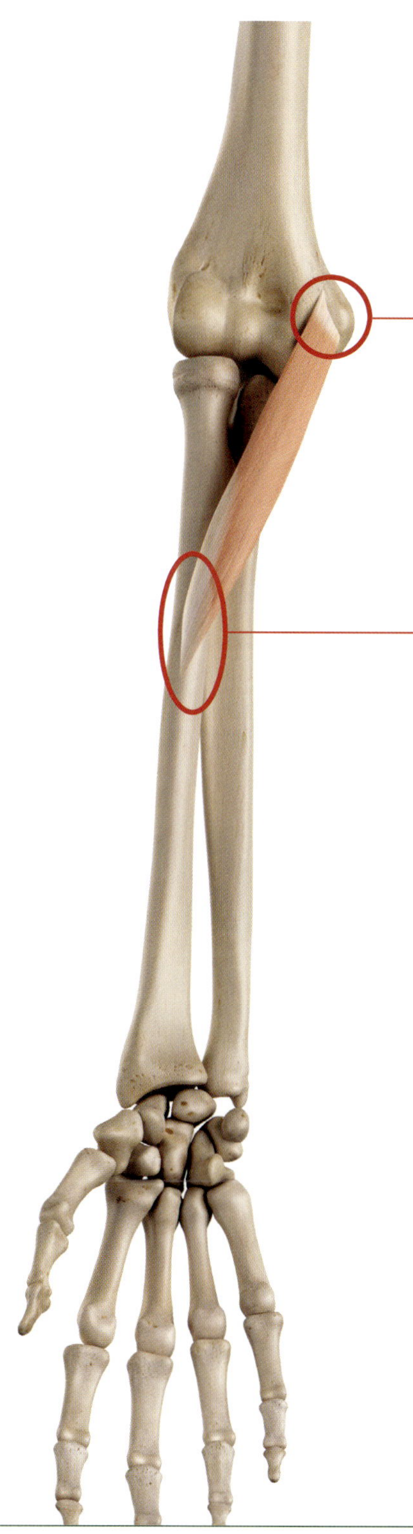

이는곳 origin

- 위갈래 : 위팔뼈 안쪽위관절융기_{상완골 내측상과}
  Above the medial epicondyle of humerus
- 자뼈갈래 : 갈고리돌기 아래부분_{구상돌기 하부분}
  Coracoid process of ulna

닿는곳 insertion

- 노뼈 엎침근거친면_{요골 원회내근조면}
  Radial tuberosity

지배신경 innervation

- 정중신경
  Median nerve (C6,7)

작용 action

- 아래팔 엎침

아래팔을 엎침시키는 근육으로 정중신경의 지배를 받는다. 정중신경은 원엎침근을 관통하기 때문에 이 근육의 단축은 정중신경의 지배신경에 문제를 야기한다.

네모엎침근 (방형회내근, Pronator quadratus)

* (어원) 'Pronator' : 엎침, 'Quadrat' : 사각형

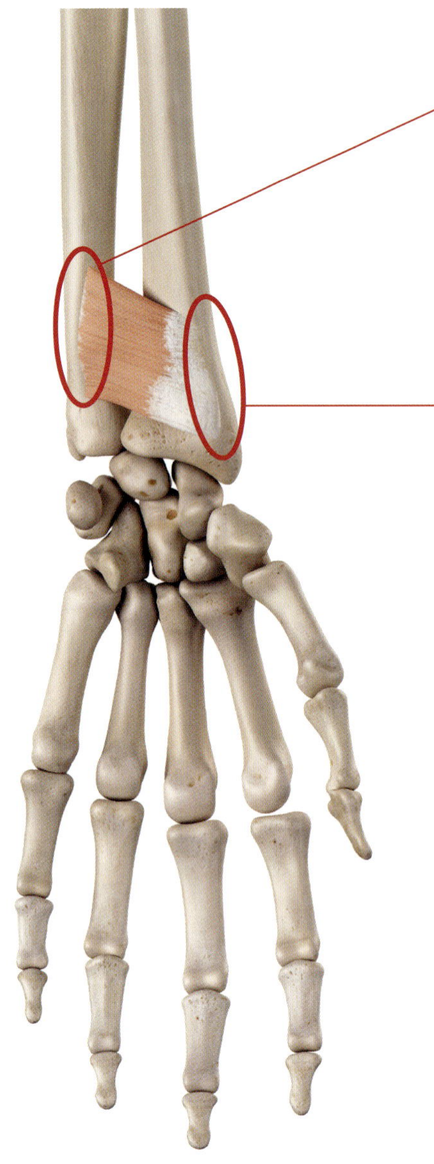

이는곳 origin
- 자뼈 먼쪽 앞면_{척골원위전면}
  Anterior part of distal ulna

닿는곳 insertion
- 노뼈 먼쪽 앞면_{요골원위전면}
  Anterior part of distal radius

지배신경 innervation
- 정중신경
  Median nerve (C8, T1)

작용 action
- 아래팔 엎침

네모엎침근은 정중신경의 가지인 앞뼈사이신경의 지배를 받고, 근육평가는 팔꿉관절이 완전 폄 또는 완전굽힘 된 자세에서 평가를 자세히 할 수 있다.

자쪽손목굽힘근 (척측수근굴근, Flexor carpi ulnaris)

* (어원) 'Flexor' : 굽히다, 'Carpi' : 손목, 'Ulna' : 자뼈

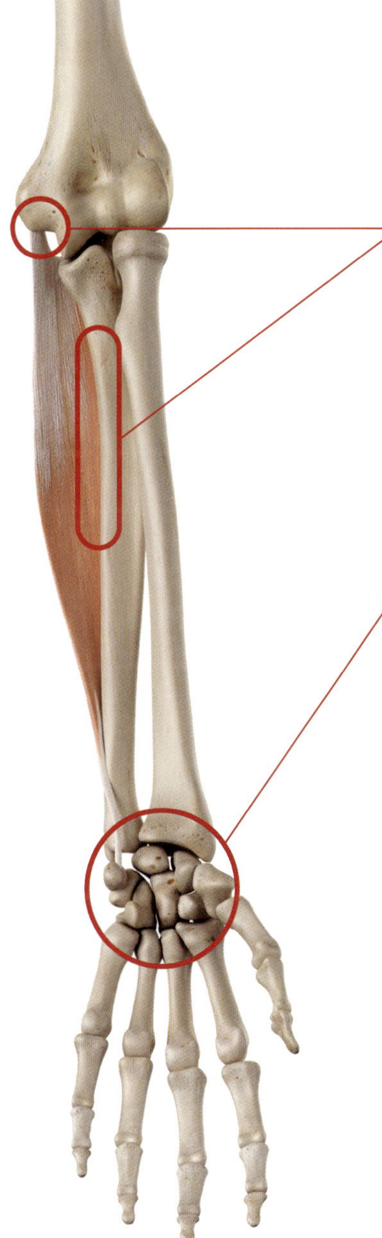

이는곳 origin

- 안쪽위관절융기 상완골 외측상과
  Medial epicondyle of humerus
- 자갈래 : 팔꿈치머리 주두
  Proximal posterior ulna (Olecranon)

닿는곳 insertion

- 콩알뼈, 갈고리뼈, 다섯째손허리뼈바닥
  두상골, 유구골, 다섯째중수골장측
  Pisifrom, hamate, base of 5th metacarpal bone

지배신경 innervation

- 자신경 척골신경
  Ulnar nerve (C8, T1)

작용 action

- 손목관절굽힘, 모음

아래팔앞칸의 근육으로 정중신경의 지배를 받으며, 손목을 자쪽으로 굽힘하고 자쪽손목폄근과 함께 자쪽편위(ular deviation)에 관여한다.

긴손바닥근 (장장근, Palmaris longus)

*(어원) 'Palmar' : 손바닥, 'Longus' : 길다

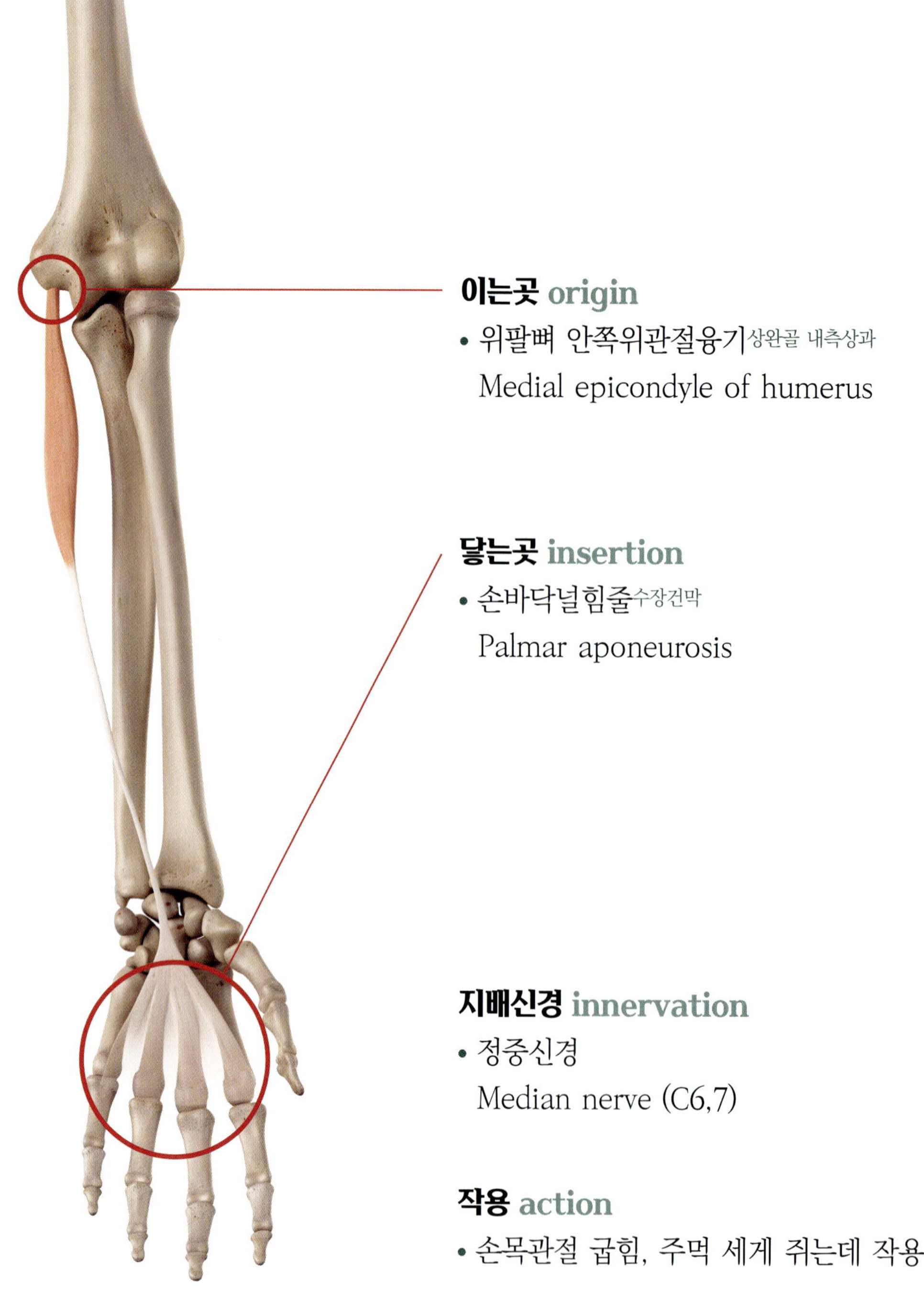

이는곳 origin

- 위팔뼈 안쪽위관절융기상완골 내측상과
  Medial epicondyle of humerus

닿는곳 insertion

- 손바닥널힘줄수장건막
  Palmar aponeurosis

지배신경 innervation

- 정중신경
  Median nerve (C6,7)

작용 action

- 손목관절 굽힘, 주먹 세게 쥐는데 작용

아래팔앞칸의 정중신경의 지배를 받는 근육으로 손바닥널힘줄에 부착하며 주먹쥐는 힘에도 관여한다. 이 근육 수축시 손목의 중앙에 보이는 힘줄의 정도를 보고 근육상태를 파악하는 것도 방법 중의 하나이다.

노쪽손목굽힘근 (요측수근굴근, Flexor carpi radialis)

*(어원) 'Flexor' : 굽히다, 'Carpi' : 손목, 'Radius' : 노뼈

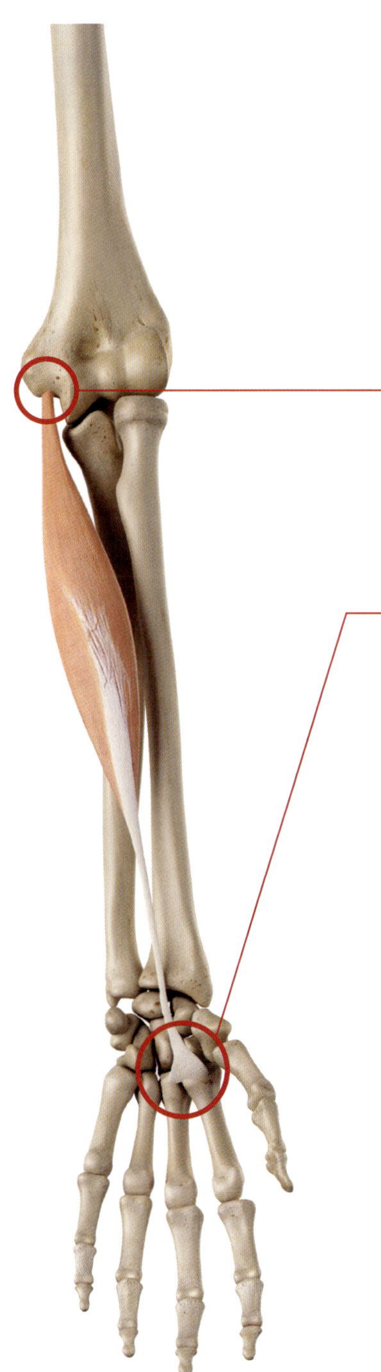

이는곳 origin

- 위팔뼈 안쪽위관절융기상완골 내측상과
  Medial epicondyle of humerus

닿는곳 insertion

- 둘째-셋째손허리뼈 바닥2-3째중수굴 장측
  Base of 2nd and 3rd metacarpal

지배신경 innervation

- 정중신경
  Median nerve (C6,7)

작용 action

- 손목관절굽힘, 벌림

아래팔앞칸의 근육으로 정중신경의 지배를 받고 자쪽손목굽힘근과 함께 손목굽힘의 주작용근의 역할을 한다.

또한 긴노쪽손목굽힘근과 짧은노쪽손목굽힘근과 함께 노쪽편위(radial deviation)에도 관여한다.

얕은손가락굽힘근 (천지굴근, Flexor digitorum superficialis)

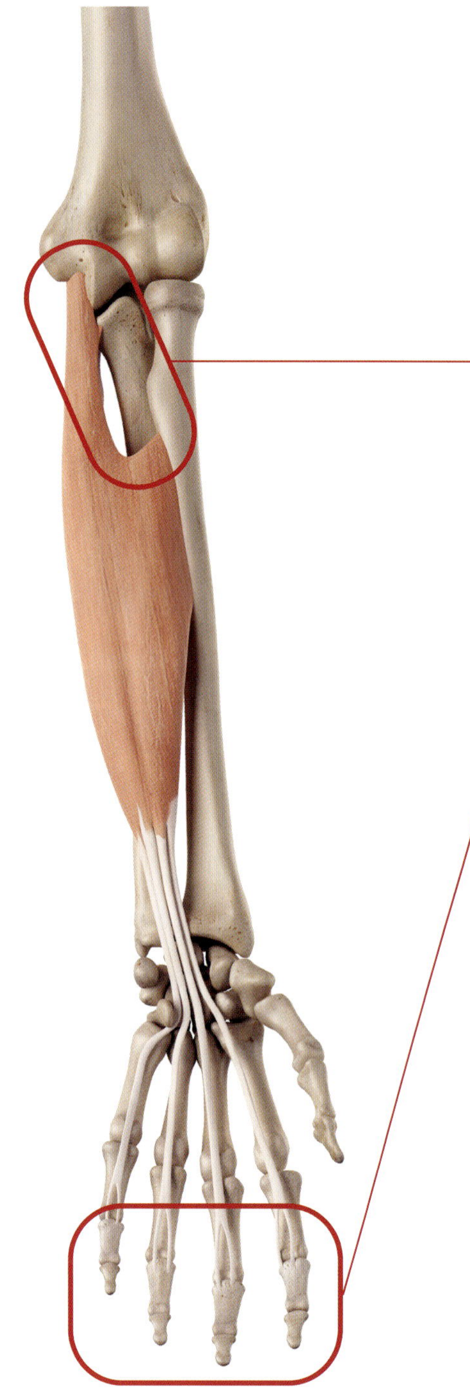

이는곳 origin

- 위팔뼈 : 안쪽위관절융기_{상완골 내측상과}
  Medial epicondyle of humerus
- 노갈래 : 노뼈 앞모서리_{요골 전면}
  Radial tyberosity

닿는곳 insertion

- 둘째-다섯째손가락 중간마디뼈바닥_{2-5째지 중절골장측}
  Sides of shafts of middle phalanges of 4 fingers

지배신경 innervation

- 정중신경
  Median nerve (C7,8, T1)

작용 action

- 손목관절 굽힘

손가락 중간관절에서 손가락의 굽힘에 작용하는 근육으로 손목에서 손목터널(carpal tunnel)을 통과한다. 이때 정중신경과 함께 통과하기 때문에 정중신경의 죄임으로 인한 영향을 주는 근육중 하나이다. 만약 손목굽힘근들의 작용이 없다면 이 근육이 손목을 굽히는 역할을 할 것이며, 이와 동시에 손가락도 굽힘이 일어날 것이다.

깊은손가락굽힘근 (심지굴근, Flexor digitorum profundus)

* (어원) 'Flexor' : 굽히다, 'Digit' : 손가락이나 발가락, 'Profundus' : 깊은

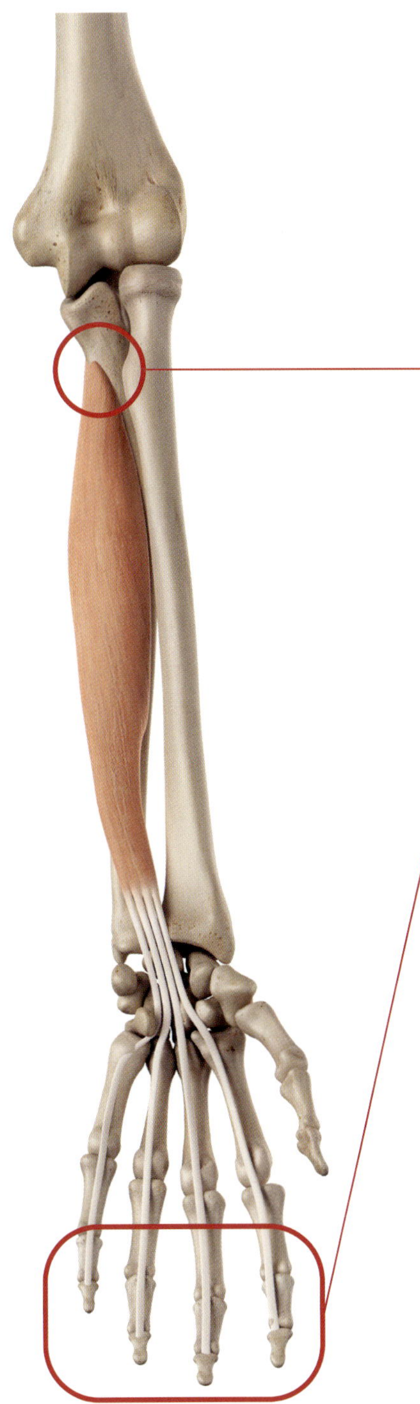

이는곳 origin

- 자뼈몸통 안쪽면, 아래팔뼈사이막_{척골체내측면, 골간막}
  Medial of anterior ulna and interosseous membrane

닿는곳 insertion

- 둘째–다섯째손가락 끝마디뼈바닥_{2-5째지 지절골 장측}
  Base of distal phalanges of 4 fingers

지배신경 innervation

- 가쪽 : 정중신경, 안쪽 : 자신경_{척골신경}
  Lateral : median nerve, Medial : ulnar nerve

작용 action

- 손가락관절 굽힘

아래팔앞칸의 근육으로 앞뼈사이신경의 지배를 받고 마지막 4개의 손가락뼈를 굽힘시킨다. 얕은손가락굽힘근과 긴엄지굽힘근과 함께 손목터널을 통과하는 근육이다. 손목의 굽힘에 주작용근들이 역할을 못하면 이근육이 손목 굽힘에 보조작용을 하며, 이때 특징은 손가락도 함께 굽힘된다는 것이다.

긴엄지굽힘근 (장무지굴근, Flexor pollicis longus)

* (어원) 'Flexor' : 굽히다, 'Pollicis' : 엄지, 'Longus' : 길다

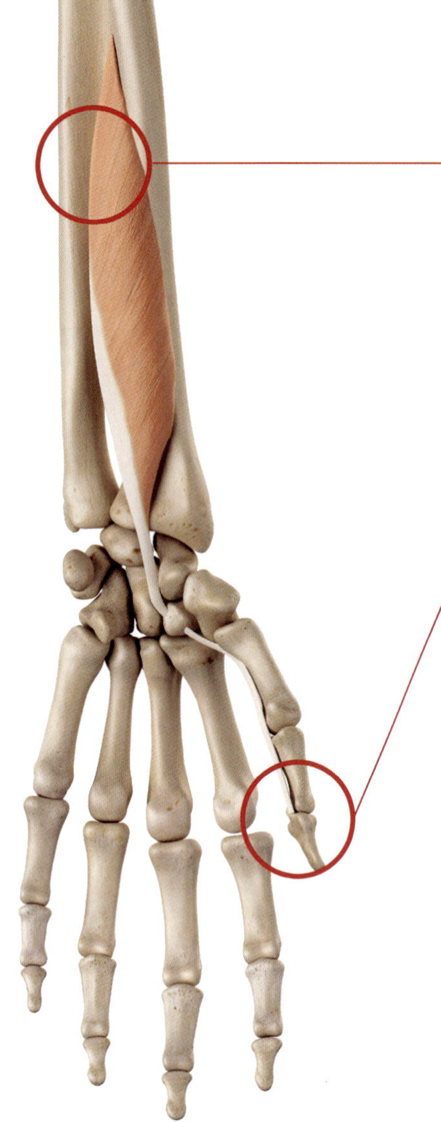

이는곳 origin

• 노뼈몸통 앞면, 아래팔 뼈사이막, 자뼈 갈고리돌기
요골체 전면, 골간막, 척골 구상돌기

Middle of anterior radius and interosseous membrane

닿는곳 insertion

• 엄지손가락 끝마디뼈무지 지절골
Distal phalanx of thumb

지배신경 innervation

• 정중신경
Median nerve (C8, T1)

작용 action

• 엄지손가락 굽힘

엄지를 굽힘시키는 주작용근이며 앞뼈사이신경의 지배를 받는다. 엄지손가락의 손허리손가락관절은 안장관절이며, 맞섬시 중요한 역할을 하는 근육이다.

짧은엄지벌림근 ^(단무지외전근, Abductor pollicis brevis)

짧은엄지벌림근 (단무지외전근, Abductor pollicis brevis)
* (어원) 'Abduct' : 벌림, 'Pollicis' : 엄지, 'Brevis' : 짧다

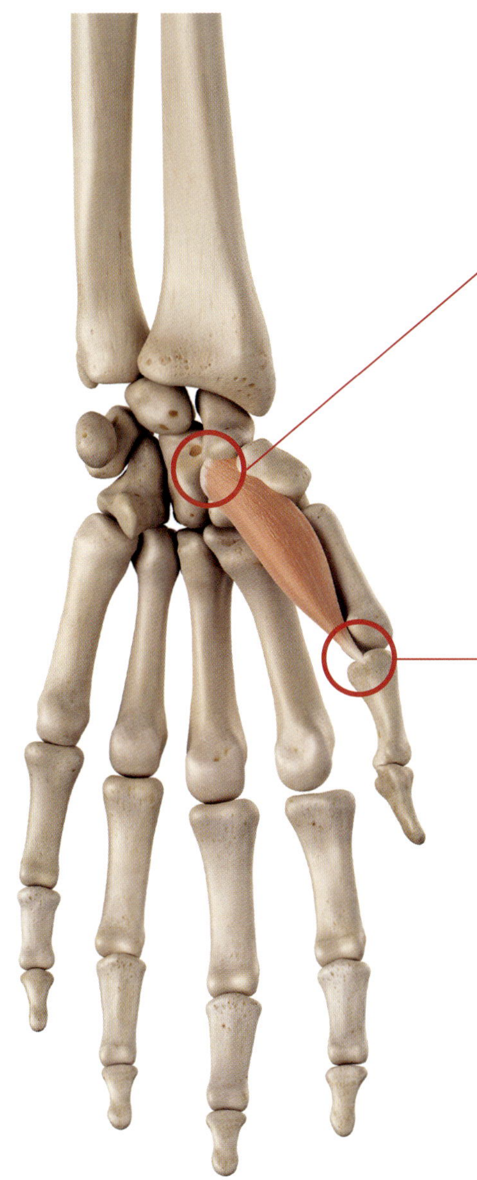

이는곳 origin
- 손배뼈, 굽힘근지지띠^{주상골, 굴근지대}
  Scaphoid, flexor retinaculum

닿는곳 insertion
- 엄지손가락 첫마디뼈바닥^{무지 기절골장측}
  Base of proximal phalanx of thumb

지배신경 innervation
- 정중신경
  Median nerve (C6,7)

작용 action
- 엄지 벌림

엄지모음근 (무지내전근, Adductor pollicis)

* (어원) 'Addut' : 모음, 'Pollicis' : 엄지

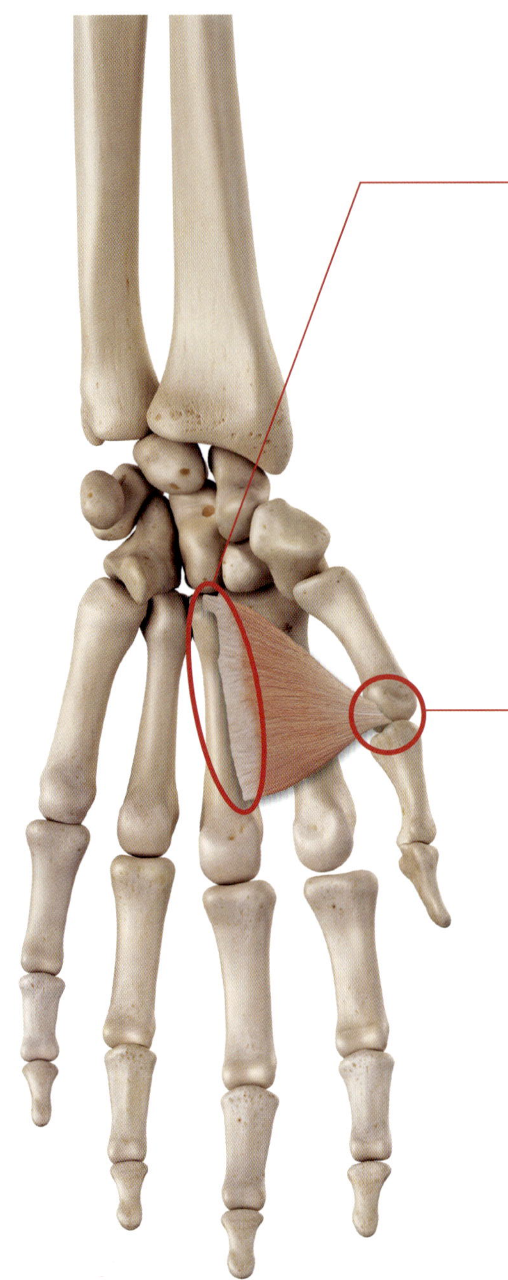

이는곳 origin

- 빗갈래 : 둘째–셋째손허리뼈바닥2-3째 중수골장측
  Oblique head : carpals adjacent to base of 2nd and 3rd metacarpal
- 가로갈래 : 셋째손허리뼈셋째 중수골
  Transverse head : shaft of 3rd metacarpal

닿는곳 insertion

- 엄지손가락 첫마디뼈바닥무지 기절골장측
  Base of proximal phalanx of thumb

지배신경 innervation

- 자신경척골신경
  Ulnar nerve (C8, T1)

작용 action

- 엄지손가락 모음

* (어원) 'Flexor' : 굽히다, 'Pollicis' : 엄지, 'Brevis' : 짧다

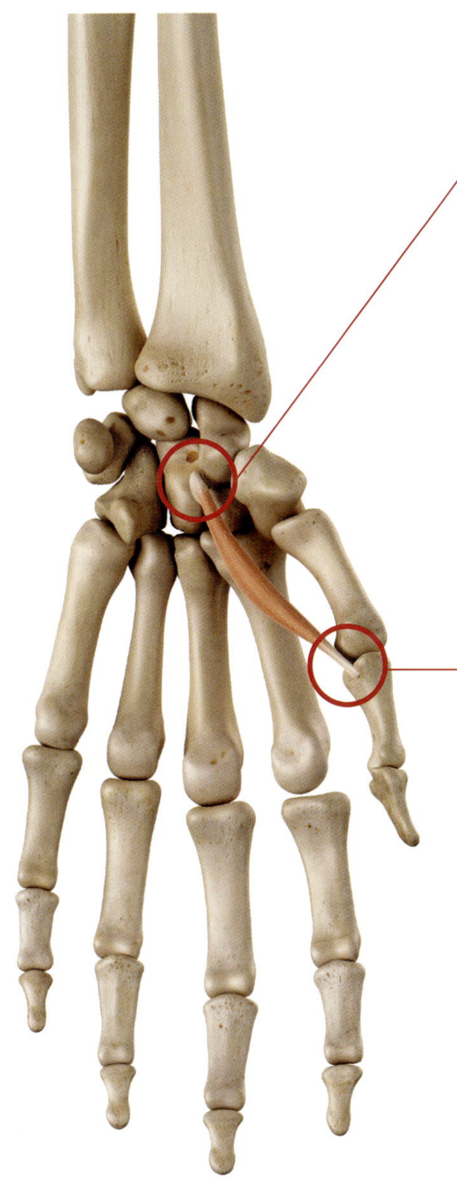

이는곳 origin

- 얕은갈래 : 굽힘근지지띠, 큰마름뼈굴근지대, 대능형골

  Superficial head : flexor retinaculum, trapezium bone
- 깊은갈래 : 작은마름뼈, 알머리뼈소능형골, 유두골

  Deep head : trapezius, capitate bone

닿는곳 insertion

- 몸쪽 손가락뼈바닥노뼈쪽

  Base of proximal phalanx of thumb (radial side)

지배신경 innervation

- 얕은갈래 : 정중신경 Median nerve (C6,7)
- 깊은갈래 : 자신경척골신경 Ulnar nerve (C8, T1)

작용 action

- 엄지손가락 첫마디뼈 굽힘

엄지맞섬근 (무지대립근, Opponens pollicis)

* (어원) 'Addut' : 모음, 'Pollicis' : 엄지

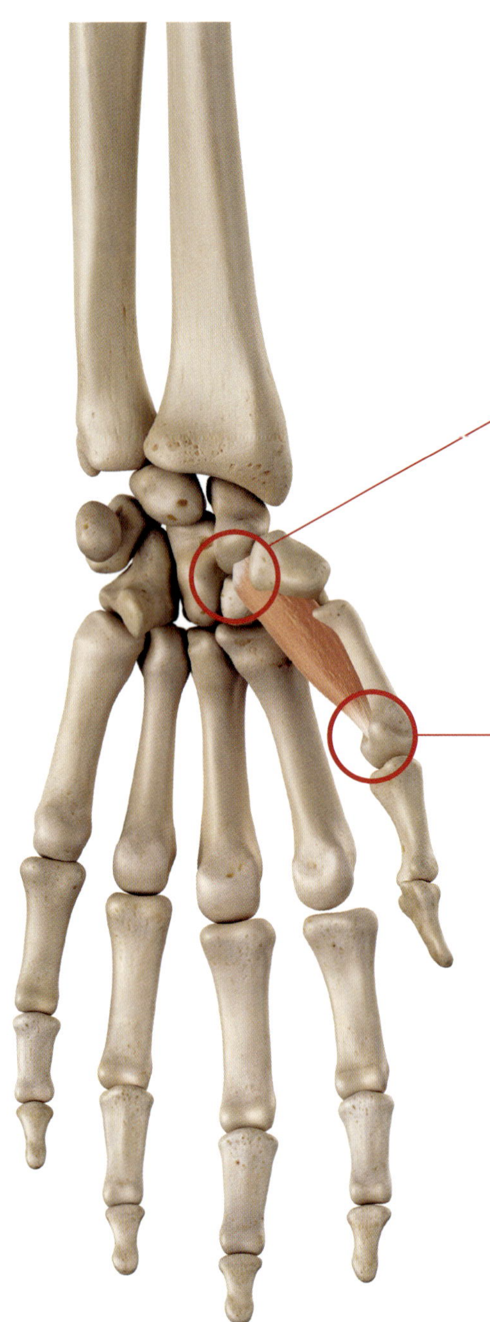

이는곳 origin

- 굽힘근지지띠, 큰마름뼈_{굴근지대, 대능형골}
  Flexor retinaculum, trapezium bone

닿는곳 insertion

- 첫째손허리뼈몸통_{무지 중수골체}
  Lateral shaft of 1st metacarpal bone

지배신경 innervation

- 정중신경
  Median nerve (C6,7)

작용 action

- 엄지손가락 맞섬

새끼맞섬근 (소지대립근, Opponens digiti minimi)

* (어원) 'Opponens' : 맞대다, 'Digit' : 손가락이나 발가락, 'Minimi' : 가장 작은

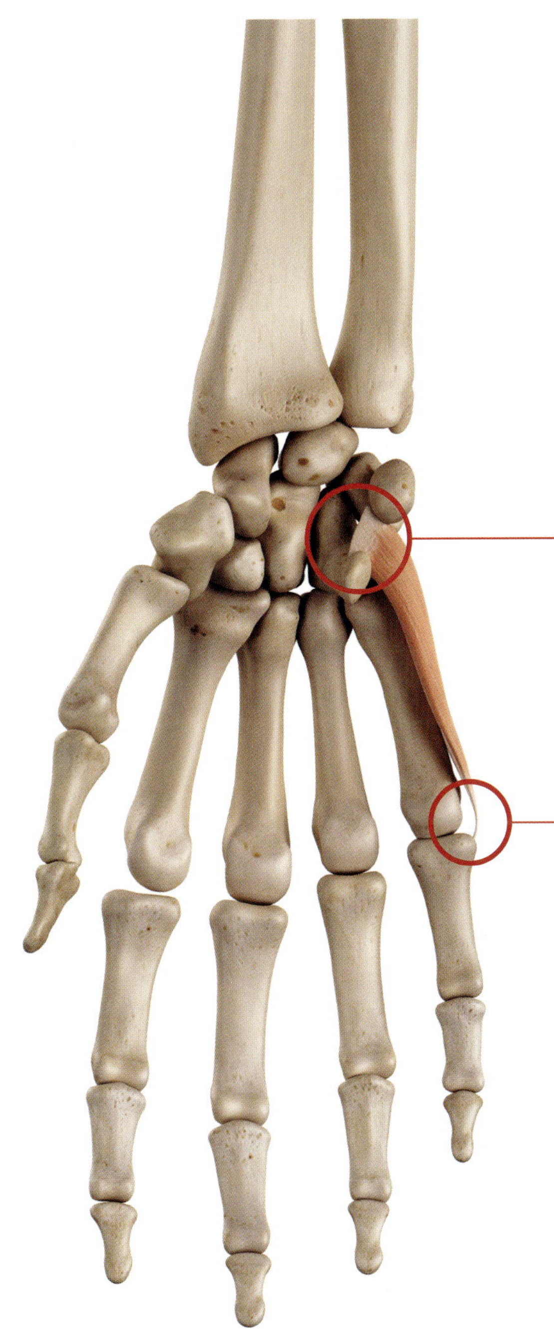

이는곳 origin
- 굽힘근지지띠, 갈고리뼈굴근지대, 유구골
  Flexor retinaculum, hamate bone

닿는곳 insertion
- 다섯째손허리뼈 자쪽면소지중수골 척측
  Ulnar border of 5th metacarpal bone

지배신경 innervation
- 자신경척골신경
  Ulnar nerve (C8, T1)

작용 action
- 새끼손가락 맞섬

새끼벌림근 (소지외전근, Abductor digiti minimi)

* (어원) 'Abduct' : 벌림, 'Digit' : 손가락이나 발가락, 'Minimi' : 가장 작은

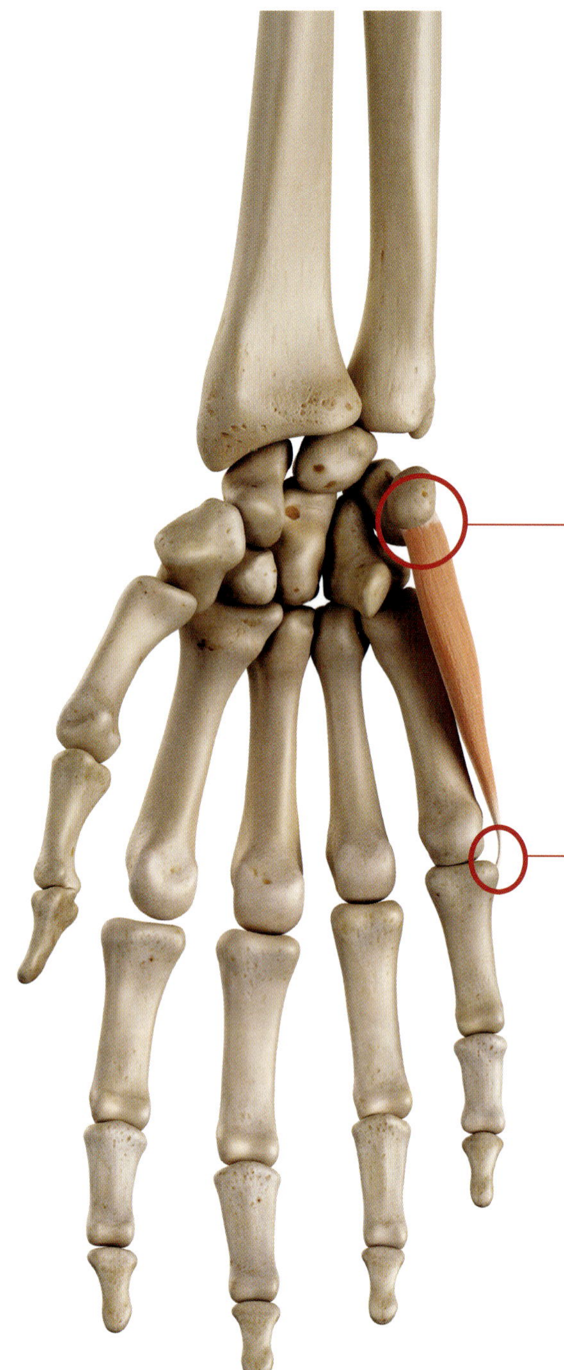

이는곳 origin

- 굽힘근지지띠, 콩알뼈 굴근지대, 두상골
  Flexor retinaculum, pisiform

닿는곳 insertion

- 새끼손가락 첫마디뼈바닥 소지 기절골체
  Base of proximal phalanx of little finger

지배신경 innervation

- 자신경 척골신경
  Ulnar nerve (C8, T1)

작용 action

- 새끼손가락 벌림

등쪽뼈사이근 (배측골간근, Dorsal interosseous)

* (어원) 'Dorsi' : 등쪽, 'Inter' : ~사이에, 'Os' : 뼈

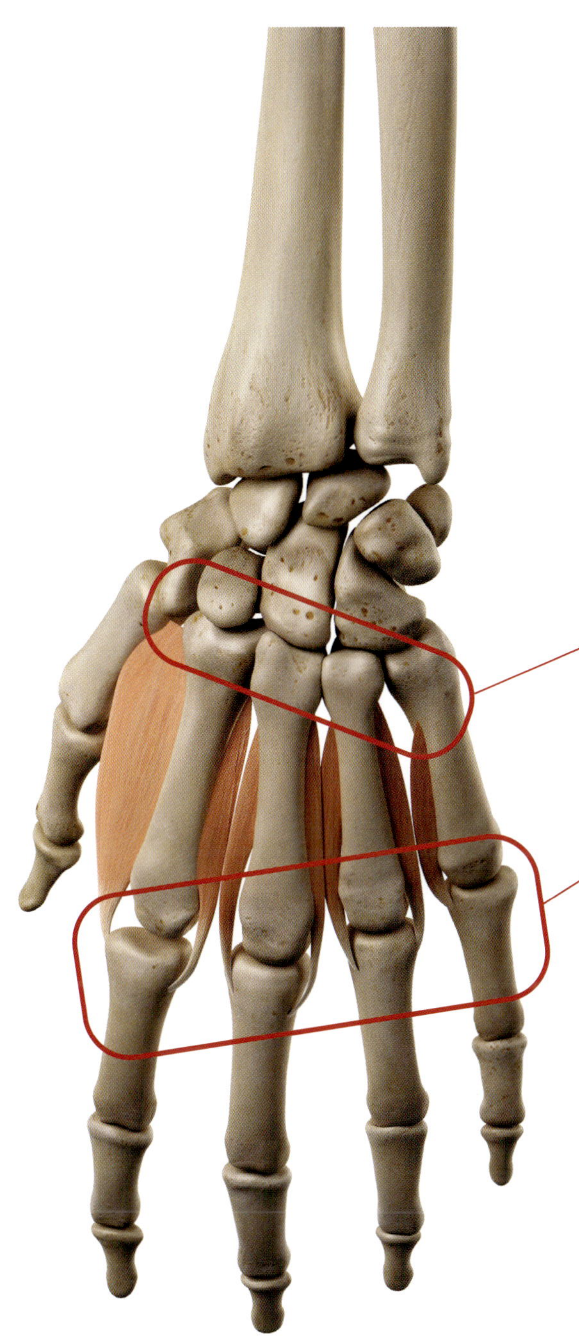

이는곳 origin

- 첫째-다섯째손허리뼈 마주보는 면1-5째 중수골 마주보는 면
  Metacarpals (adjacent surface)

닿는곳 insertion

- 첫마디뼈, 손가락폄근널힘줄기절골, 신근건막
  Base of proximal phalanges to extensor
  expansion of 2nd, 3nd and 4th fingers

지배신경 innervation

- 자신경척골신경
  Ulnar nerve (C8, T1)

작용 action

- 손가락 벌림, 손허리손가락관절 굽힘,
  손가락뼈사이관절 폄

바닥쪽뼈사이근 (장측골간근, Palmar interosseous)

* (어원) 'Palmar' : 손바닥, 'Inter' : ~사이에, 'Os' : 뼈

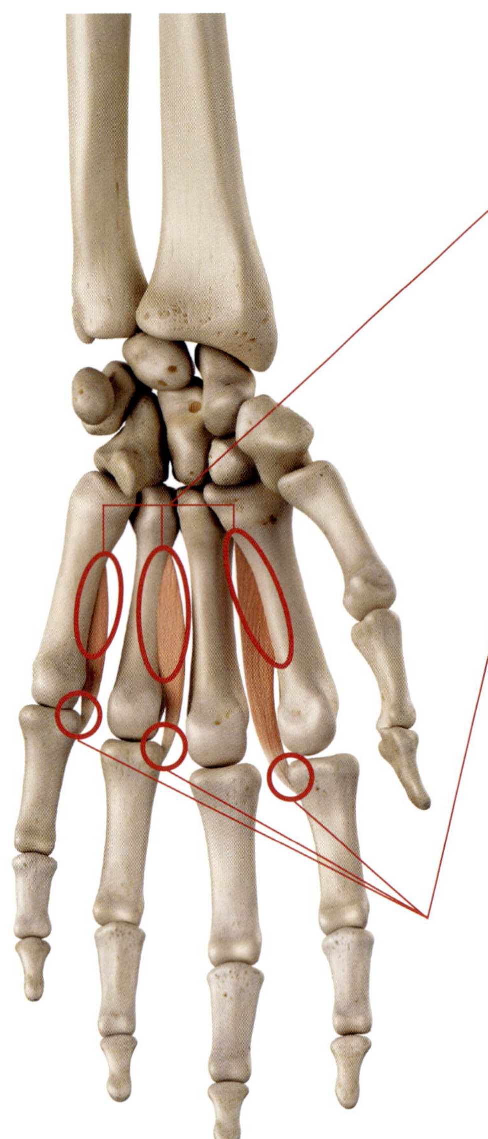

이는곳 origin

- 2, 4, 5번째 손가락의 중수골체손허리뼈
  Shaft of 2nd, 4th and 5th metacarpals
- 첫째 : 시지 중수골검지손가락 손허리뼈의 척골측면
- 둘째 : 환지 중수골반지손가락 손허리뼈의 요골측면
- 셋째 : 소지 중수골새끼손가락 손허리뼈의 요골측면

닿는곳 insertion

- 2, 4, 5번째 손가락 근위지절골 저부몸쪽손가락뼈 바닥
  신근건막바닥부분 폄근널힘줄
  Base of proximal phalanges to extensor
  expansion of 2nd, 4th and 5th fingers

지배신경 innervation

- 자신경척골신경
  Ulnar nerve (C8, T1)

작용 action

- 손가락 모음, 손허리손가락관절 굽힘,
  손가락뼈사이관절 폄

벌레근 (충양근, Lumbrical)
* (어원) 'Lumbrical' : 벌레

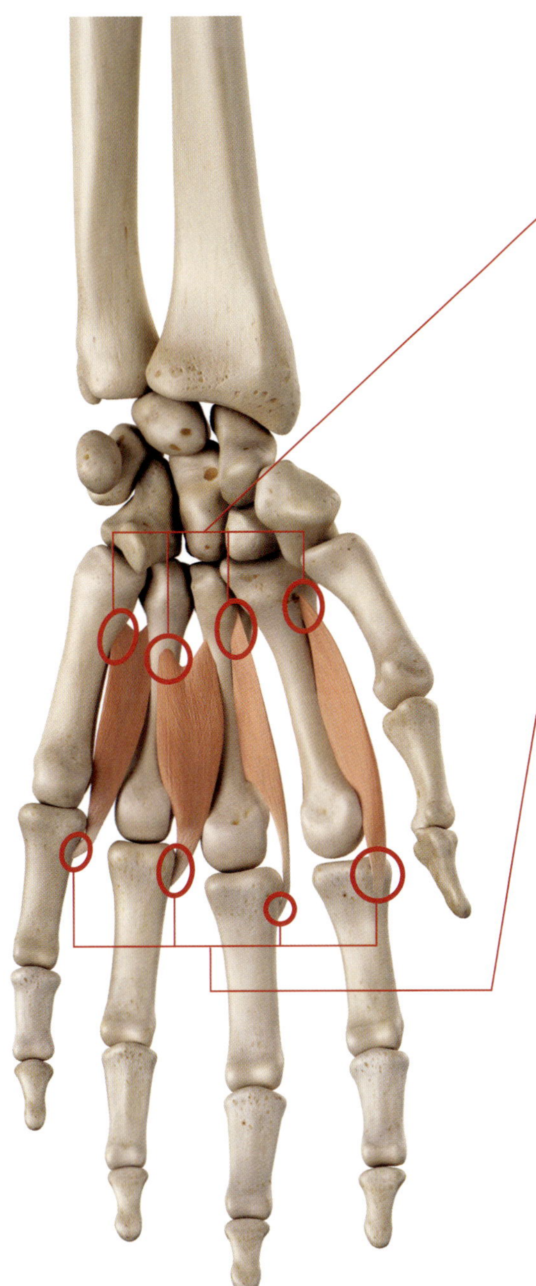

이는곳 origin
- 깊은손가락굽힘근 힘줄_{심지굴근건}
  Flexor digitorum profurdus tendons

닿는곳 insertion
- 둘째-다섯째손가락 폄근널힘줄 (노쪽)2-5째지 신근건막 (요측)
  Extensor expansion of 2nd-5th fingers at proximal
  phalanges (radial side)

지배신경 innervation
- 첫째, 둘째 벌레근 : 정중신경 Median nerve (C6,7)
- 셋째, 넷째 벌레근 : 자신경척골신경 Ulnar nerve (C8)

작용 action
- 둘째-다섯째손가락 첫마디뼈 굽힘,
  중간마디뼈와 끝마디뼈 폄

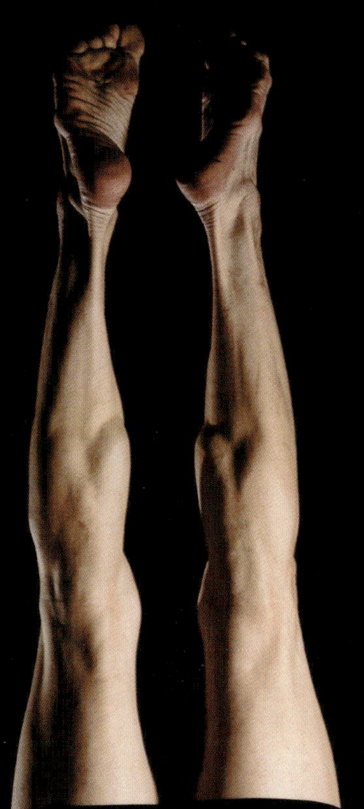

다리

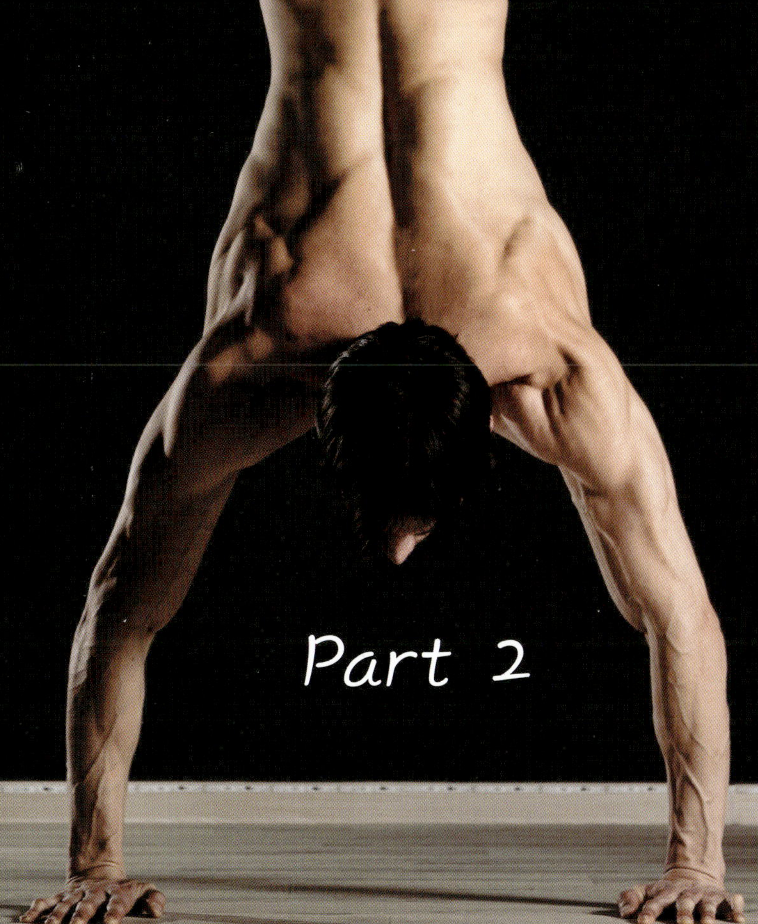

Part 2

다리의 뼈

앞면
뒷면
위앞엉덩뼈가시
Anterior superior iliac spine
다리이음부위
Pelvic girdle
엉덩뼈능선 Iliac crest
볼기뼈 Hip bone
위뒤엉덩뼈가시
Posterior superior iliac spine
엉덩관절 Hip joint
넙다리뼈 Femur
허벅지 Thigh
무릎뼈
Patella
안쪽관절융기 Medial condyle
가쪽관절융기 Lateral condyle
무릎관절 Knee joint
정강뼈 Tibia
종아리뼈 Fibula
종아리 Leg
발관절
Ankle joint
발목관절 Ankle joint
가쪽복사뼈 Lateral malleolus
발꿈치뼈 Calcaneus
발목뼈 Tarsals
발
Foot
발허리뼈 Metatarsals
발가락뼈 Phalanges

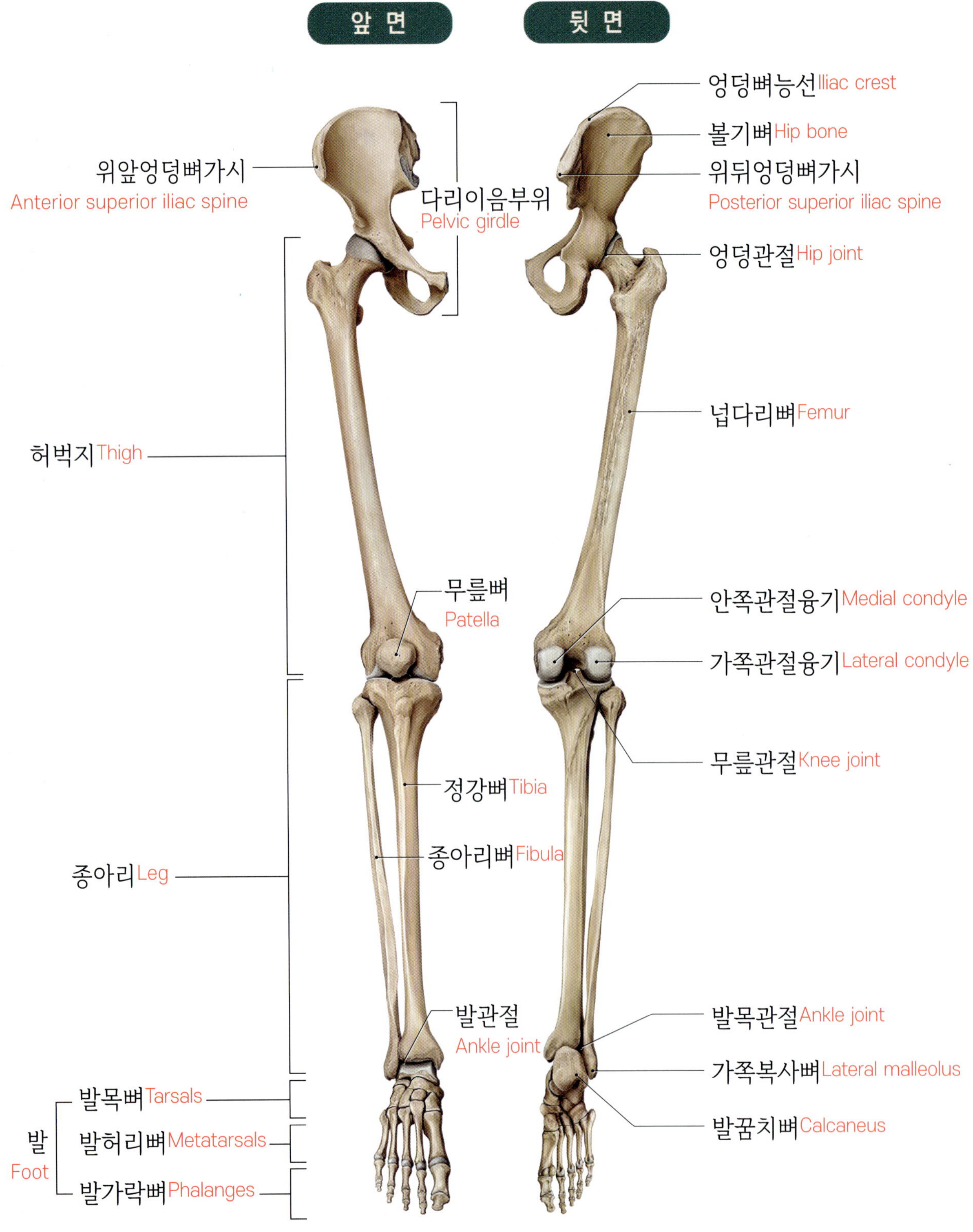

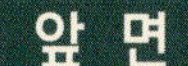
앞 면

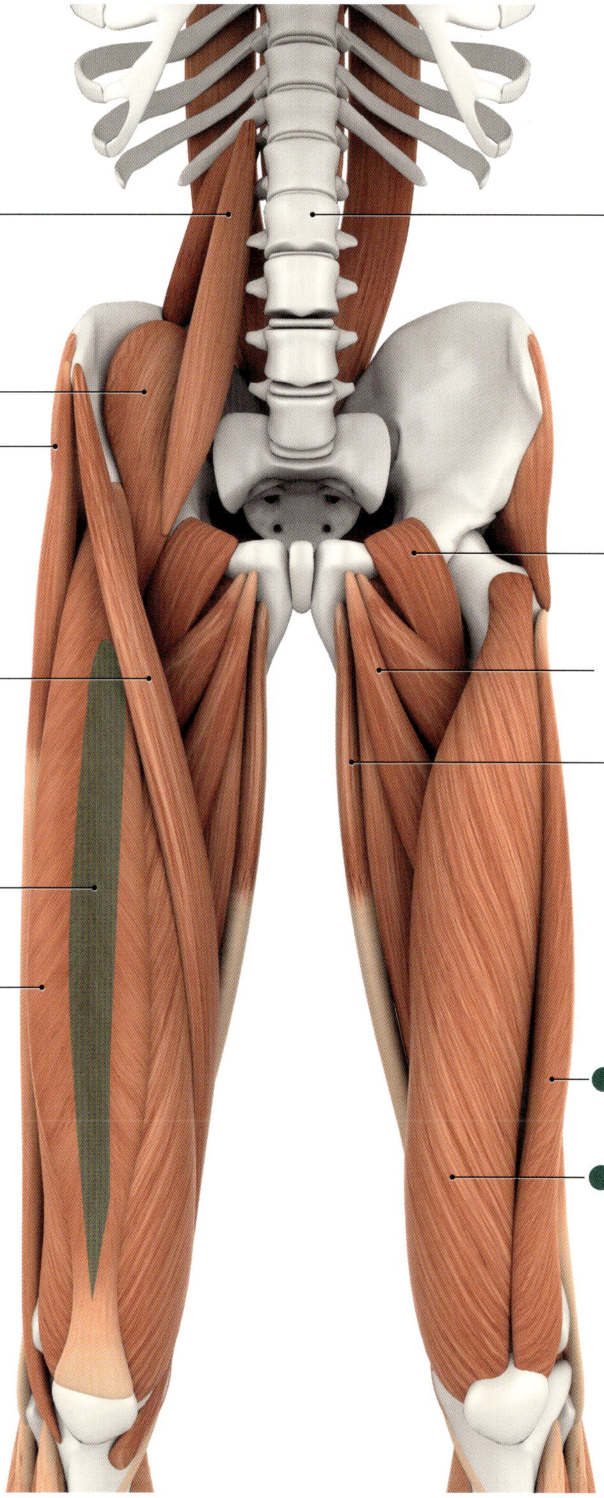

큰허리근Psoas major m.
엉덩근Iliacus m.
넙다리근막긴장근
Tensor fascia latae m.
넙다리빗근Sartorius m.
중간넓은근
Vastus intermedius m.
넙다리곧은근
Rectus femoris m.
척주Vertebral column
두덩근Pectineus m.
긴모음근Adductor longus m.
두덩정강근Gracilis m.
가쪽넓은근Vastus lateralis m.
안쪽넓은근Vastus medialis m.
넙다리네갈래근
(대퇴사두근)

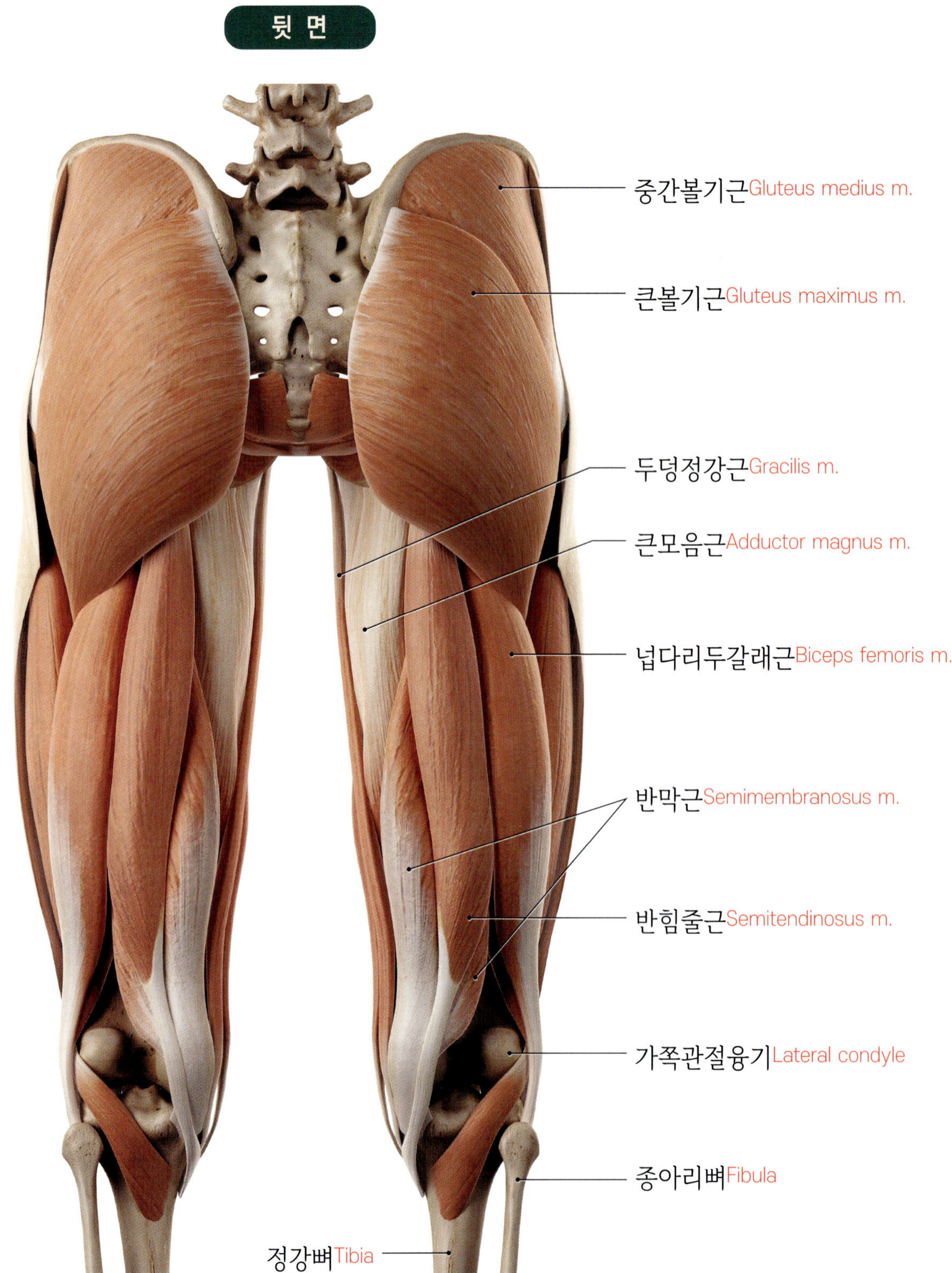
뒷 면
중간볼기근Gluteus medius m.
큰볼기근Gluteus maximus m.
두덩정강근Gracilis m.
큰모음근Adductor magnus m.
넙다리두갈래근Biceps femoris m.
반막근Semimembranosus m.
반힘줄근Semitendinosus m.
가쪽관절융기Lateral condyle
종아리뼈Fibula
정강뼈Tibia

다리의 움직임

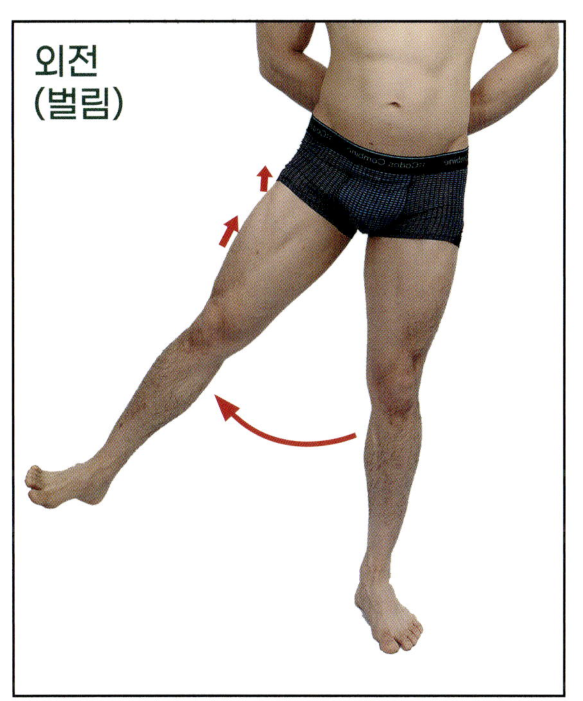

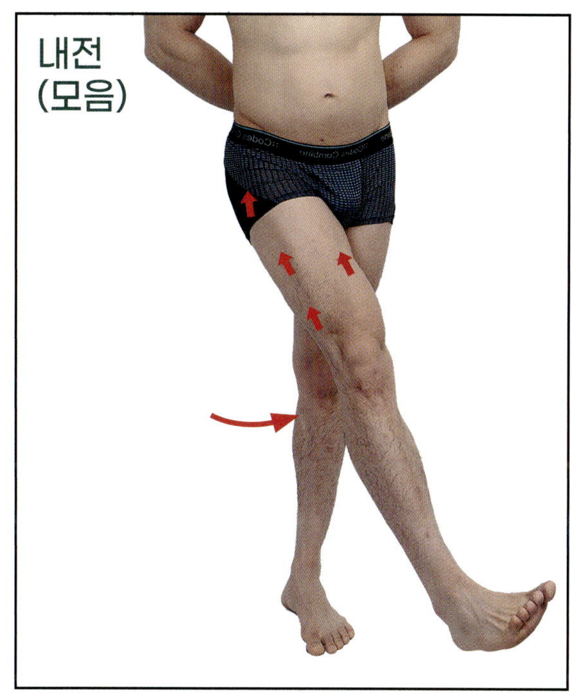

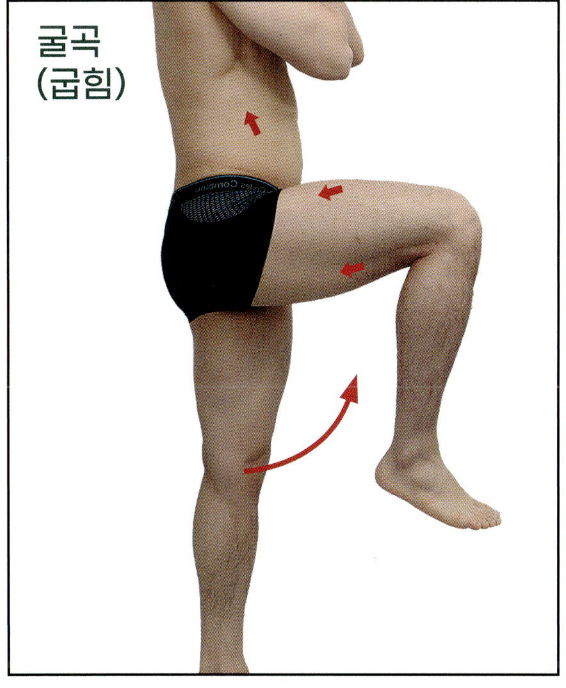

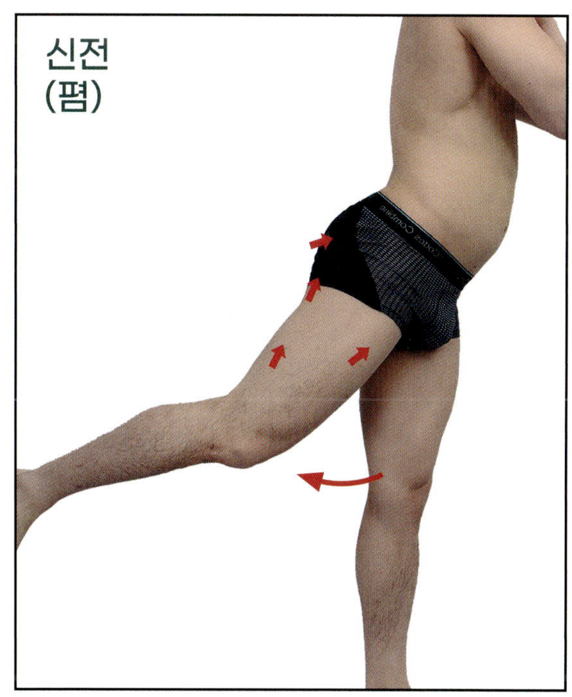

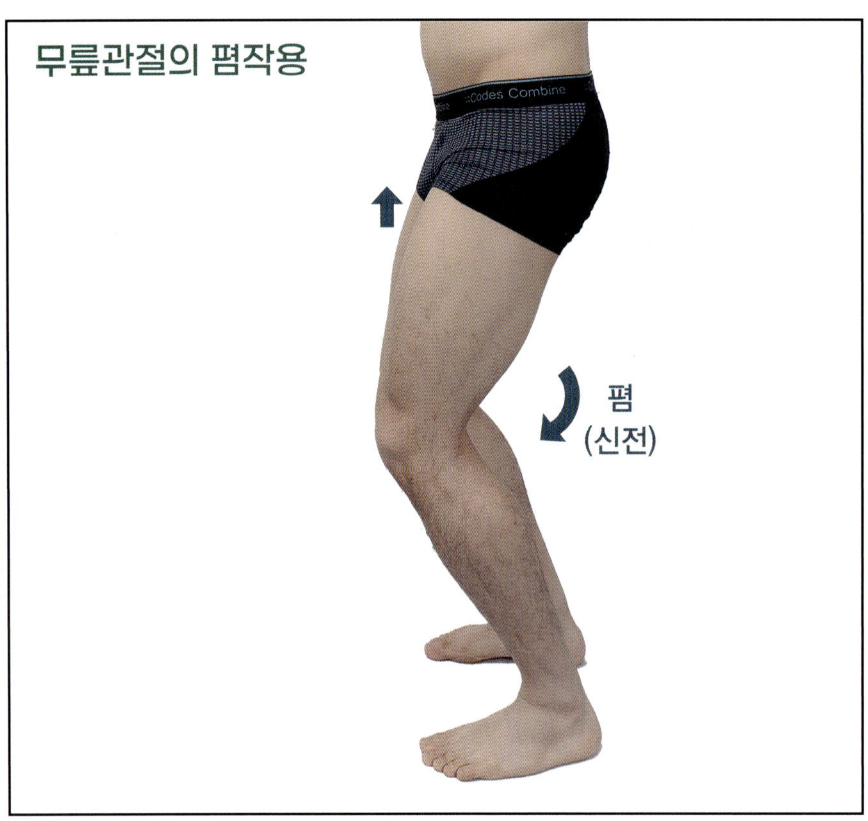
무릎관절의 폄작용
폄
(신전)

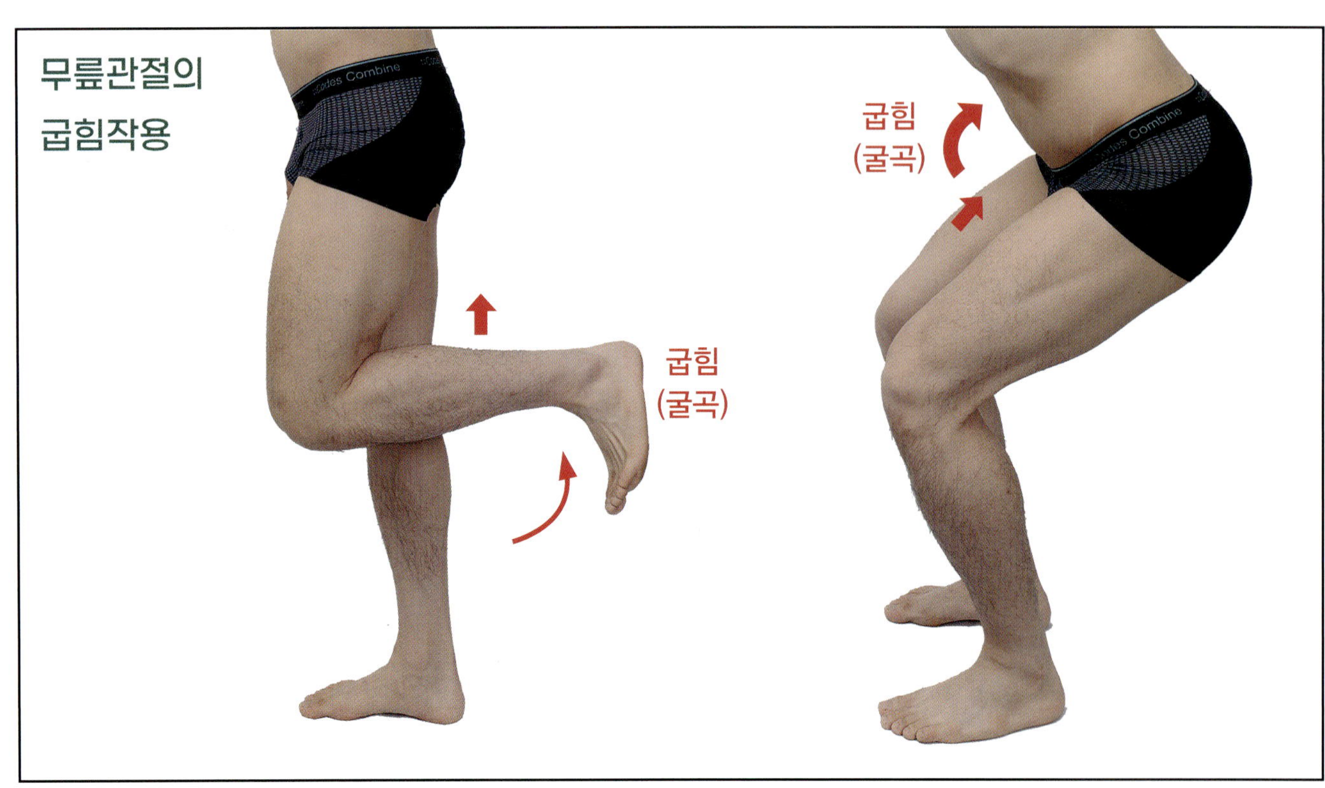
무릎관절의
굽힘작용
굽힘
(굴곡)
굽힘
(굴곡)

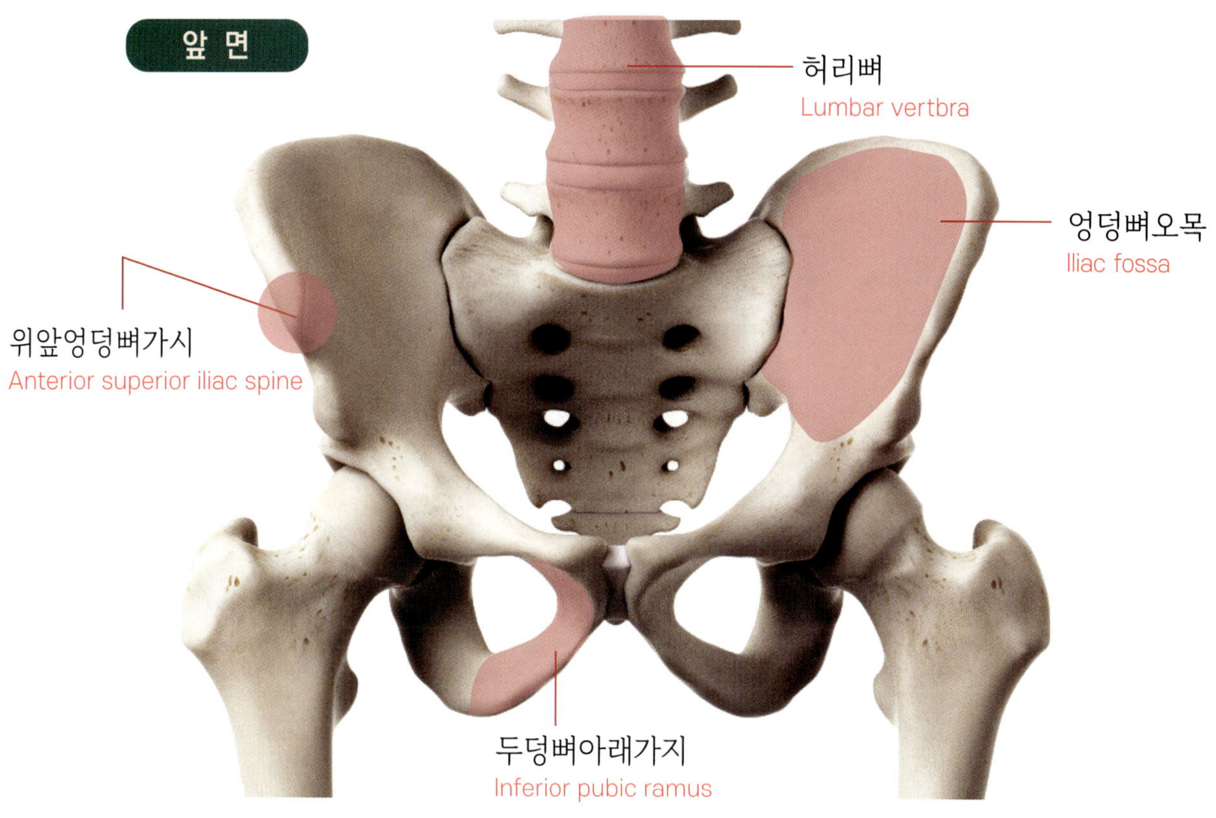

앞 면
허리뼈
Lumbar vertbra
엉덩뼈오목
Iliac fossa
위앞엉덩뼈가시
Anterior superior iliac spine
두덩뼈아래가지
Inferior pubic ramus

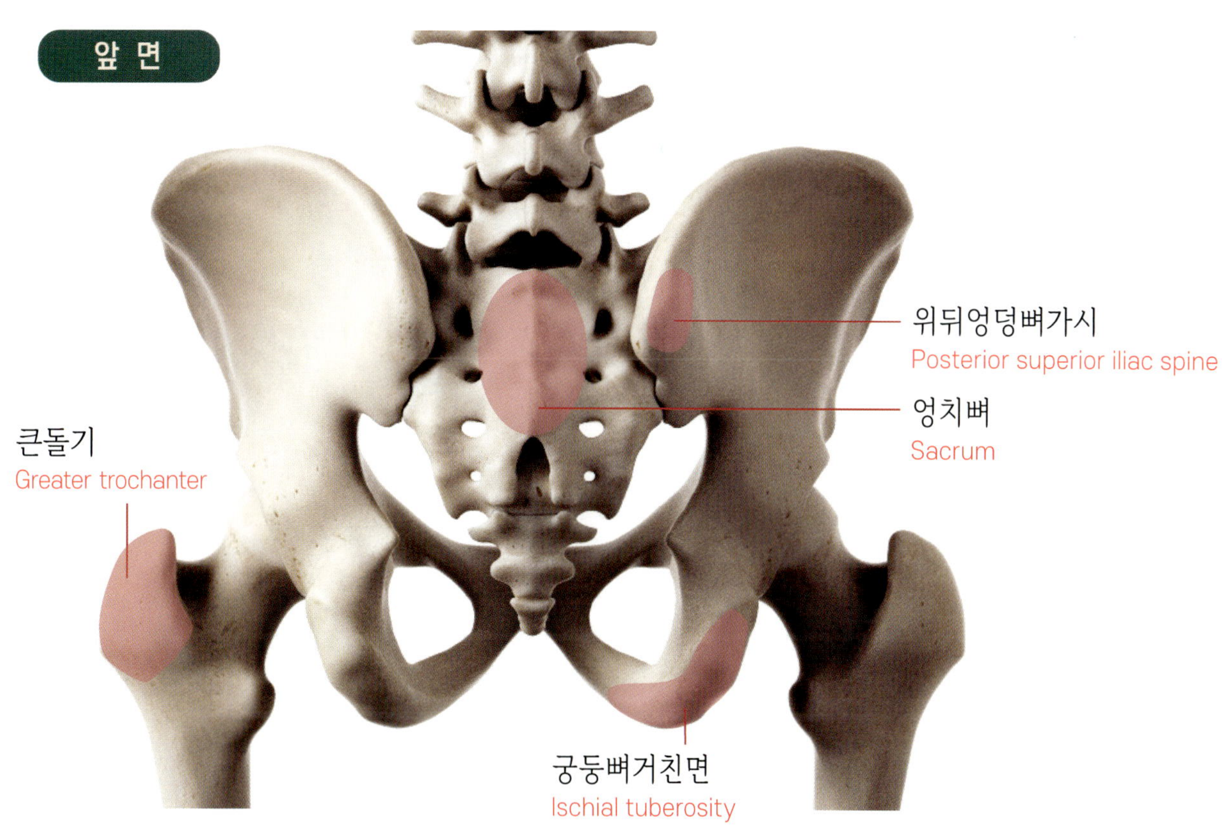

앞 면
위뒤엉덩뼈가시
Posterior superior iliac spine
엉치뼈
Sacrum
큰돌기
Greater trochanter
궁둥뼈거친면
Ischial tuberosity

큰볼기근 (대둔근, Gluteus Maximus)

* (어원) 'Glute' : 볼기, 'Maxim' : 가장크다

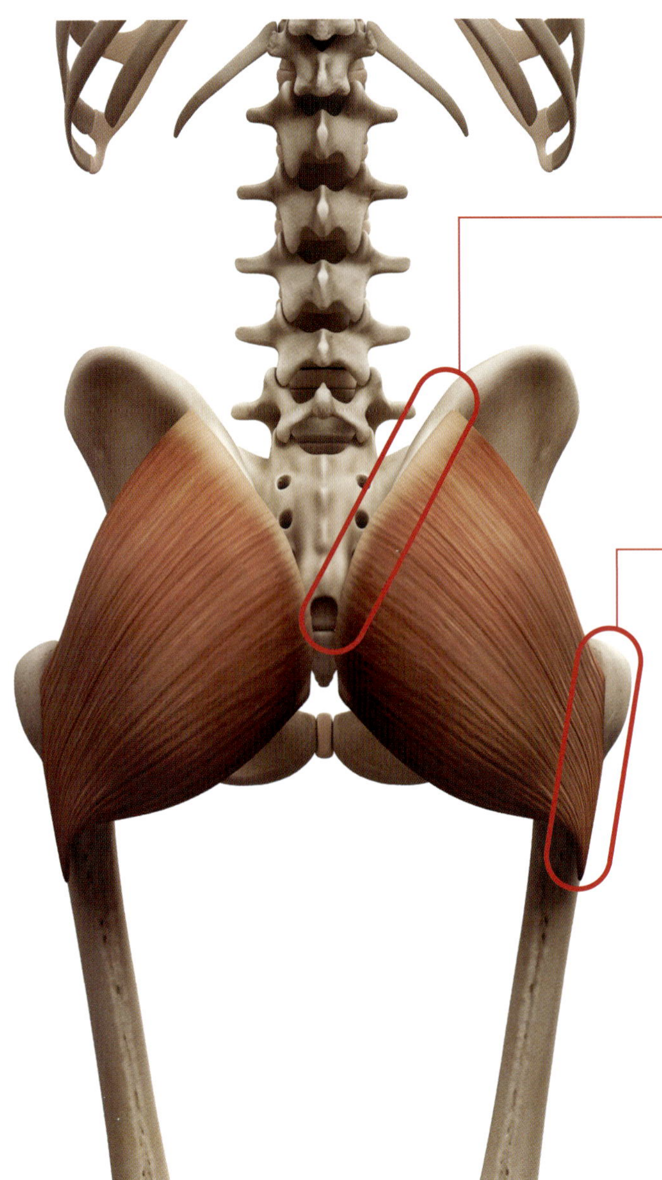

이는곳 origin

- 엉덩뼈 뒷면천골 후면 Posterior sacrum
- 엉덩뼈장골 Ilium
- 엉덩뼈 위볼기근선장골 상둔선
  Ilium superior gluteal line

닿는곳 insertion

- 볼기근 거친면둔근조면 Gluteal tuberosity
- 엉덩정강근막띠장경인대 Iliotibial tract
- 정강뼈 가쪽관절융기경골 외측과
  Tibia lateral condyle에 부착해서 상행한다.

지배신경 innervation

- 아래볼기신경하둔부신경
  Inferior gluteal nerve (L5, S1,2)

작용 action

- 엉덩관절 폄, 가쪽돌림

다리이음부위의 뒤칸에 있는 근육으로 엉덩관절 폄근의 주작용근이다. 볼기부위에는 일반적으로 3개층으로 나누는데 큰볼기근은 첫째층의 근육이며, 둘째층과 셋째층에는 각각 중간볼기근과 작은볼기근 및 엉덩관절 가쪽돌림근들이 있다. 보행시 중요한 근육이며, 앉은자세에서 일어설 때 또는 점프할 때 강하게 작용한다. 큰볼기근의 약화는 골반의 앞기울임을 단축은 뒤기울임을 야기한다. 이는곳이 등허리근막과도 연결되어 허리의 안정화에도 영향을 주는 근육이다.

중간볼기근 (중둔근, Gluteus medius)
* (어원) 'Glute' : 볼기, 'Medi' : 중간

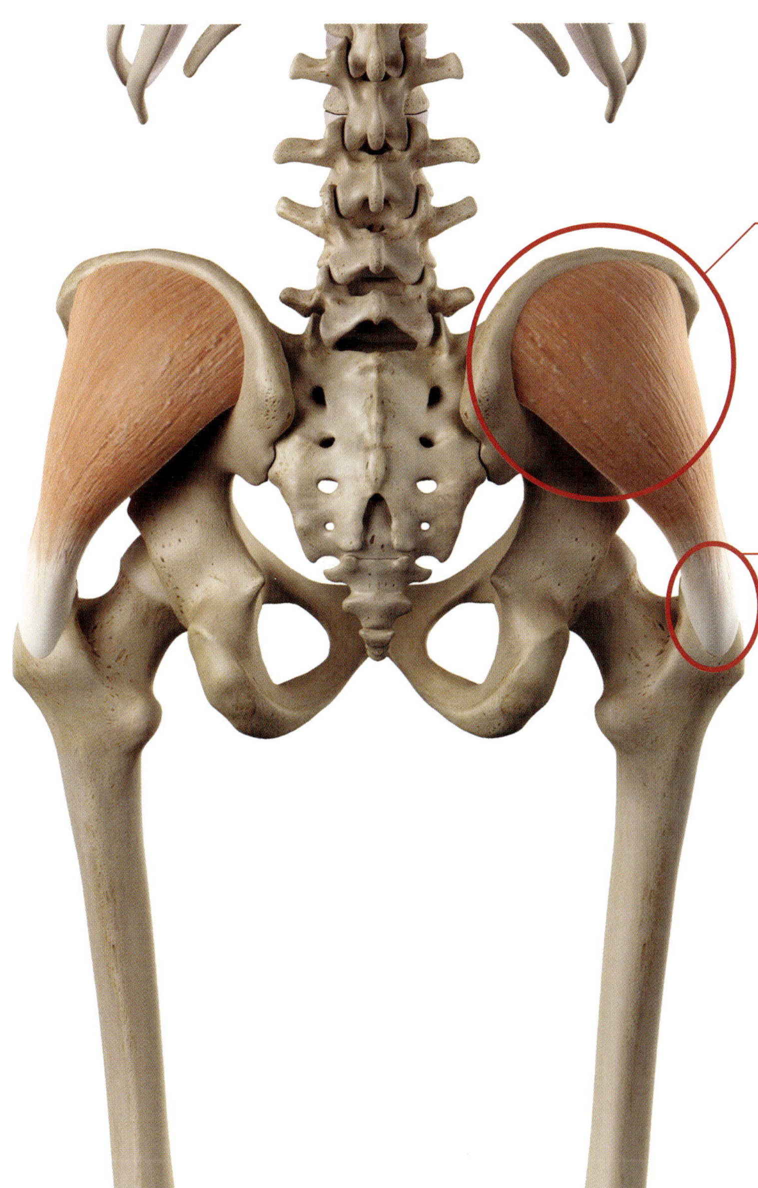

이는곳 origin
- 엉덩뼈능선장골능 Ilium crest
- 위볼기근선장골 상둔선, 중간볼기근선중둔선 사이
  Ilium between superior and middle
  gluteal line

닿는곳 insertion
- 큰돌기대퇴골 대전자
  Greater trochanter of femur

지배신경 innervation
- 위볼기신경상둔부신경
  Superior gluteal nerve (L4,5, S2)

작용 action
- 엉덩관절 벌림, 안쪽돌림,
  골반안정과 자세유지

볼기근육의 둘째층에 있는 근육으로 엉덩관절 벌림의 주작용근이다. 또한 안쪽돌림에 넙다리근막긴장근과 함께 작용하며, 특히 서 있는 자세에서는 주변의 근육과 함께 통합작용을 통하여 자세유지 시킨다. 이 근육이 약하면 보행시 트렌델렌버그 보행(trendelenburg gait) 특징을 보인다. 지배신경에서 큰볼기근은 아래볼기신경, 중간 및 작은볼기근은 위볼기신경의 지배를 각기 받으며, 이 신경들은 다른궁둥구멍을 통과하여 임상적으로 신경죄임과 근육의 작용을 생각하였을 때 중요한 접근법이다.

작은볼기근 (소둔근, Gluteus Minimus)

* (어원) 'Glute' : 볼기, 'Minim' : 가장작다

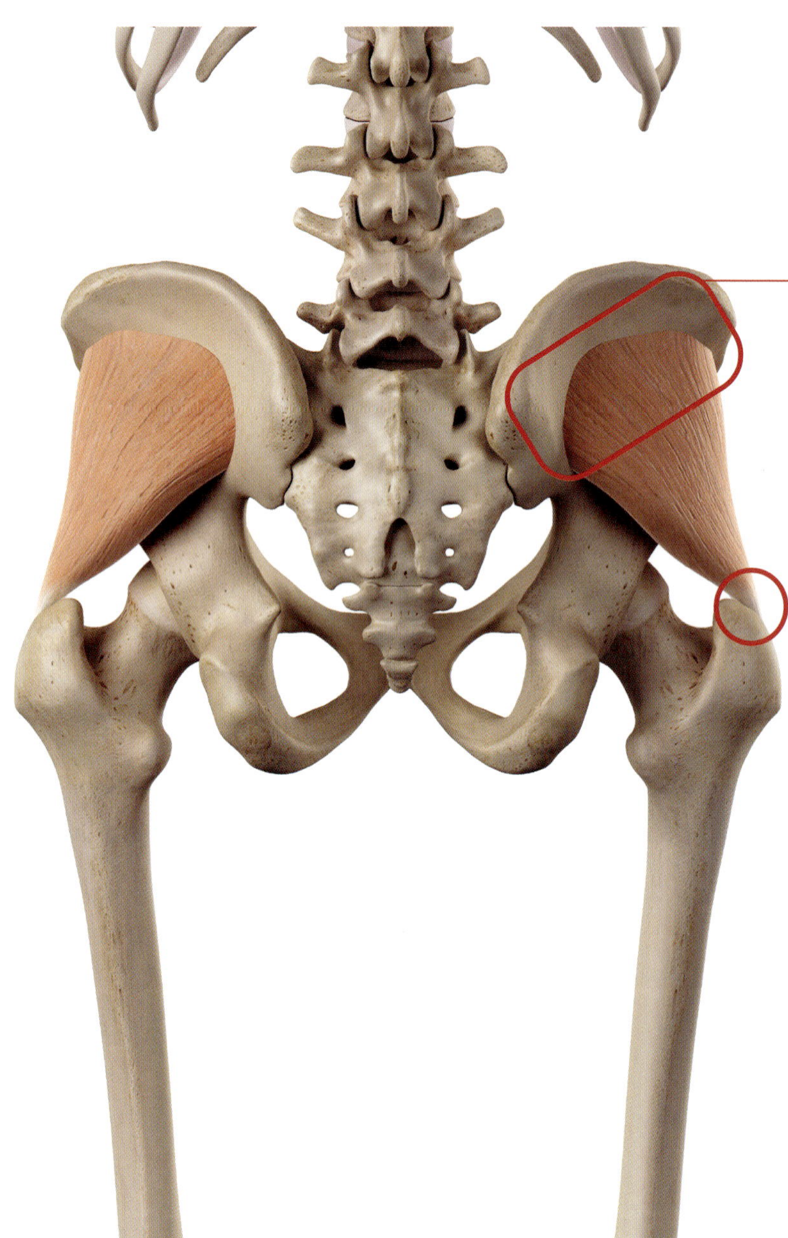

이는곳 origin

- 엉덩뼈 뒷면천골 후면 : 중간볼기선준둔선과 아래볼기선하둔선 사이
  Posterior ilium : between middle and inferior gluteal line

닿는곳 insertion

- 넙다리뼈대퇴골의 큰돌기대전자 전면
  Anterior surface of greater trochanter of femur

지배신경 innervation

- 위볼기신경상둔부신경
  Superior gluteal nerve (L4,5, S2)

작용 action

- 엉덩관절 벌림, 안쪽돌림, 골반안정과 자세유지

작은볼기근은 볼기근육의 셋째층에 있는 근육으로 중간볼기근과 함께 엉덩관절 벌림에 주작용근이다. 이 근육의 약화는 골반의 안정화에 영향을 끼치며 한쪽다리로 서있게 하였을 때 골반의 중심을 유지할수 없게된다. 중간볼기근과 같은 위볼기신경의 지배를 받으므로 약화는 중간볼기근과 함께 생기는 경우가 많다. 이 근육이 약하면 보행시 트렌델렌버그 보행(trendelenburg gait) 특징을 보인다.

넙다리근막긴장근 (대퇴근막장근, Tensor fasciae latae)

* (어원) 'Tensor' : 긴장, 'Fasci' : 근막, 'Lati' : 넓음

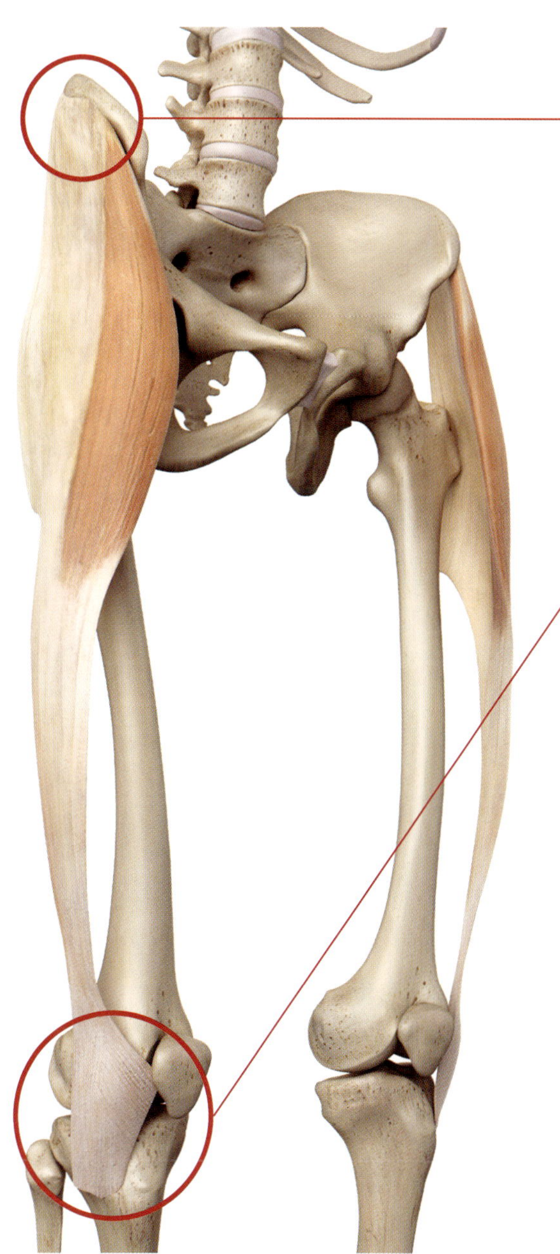

이는곳 origin
- 위앞엉덩뼈가시^{전상장골극}
  Anterior superior iliac spine

닿는곳 insertion
- 엉덩정강띠^{장경인대}
  Iliotibial tract

지배신경 innervation
- 위볼기신경^{상둔부신경}
  Superior gluteal nerve (L4,5, S2)

작용 action
- 엉덩관절 굽힘, 안쪽돌림, 벌림

엉덩관절 벌림과 안쪽돌림에 작용하며, 위볼기신경의 지배를 받는근육으로 단축이 되는 경우가 주로 발생하며, 이 때 근육테스트로 분석한다. 엉덩관절은 많은 윤활주머니와 근육의 힘줄과 힘줄주머니로 둘러싸여 있기 때문에 전체적인 골반의 균형을 분석하기 위해서는 근육의 불균형과 함께 지배신경을 분석하여야 하며, 이 불균형으로 인하여 관절 및 윤활주머니에 통증을 야기시킬수 있다.

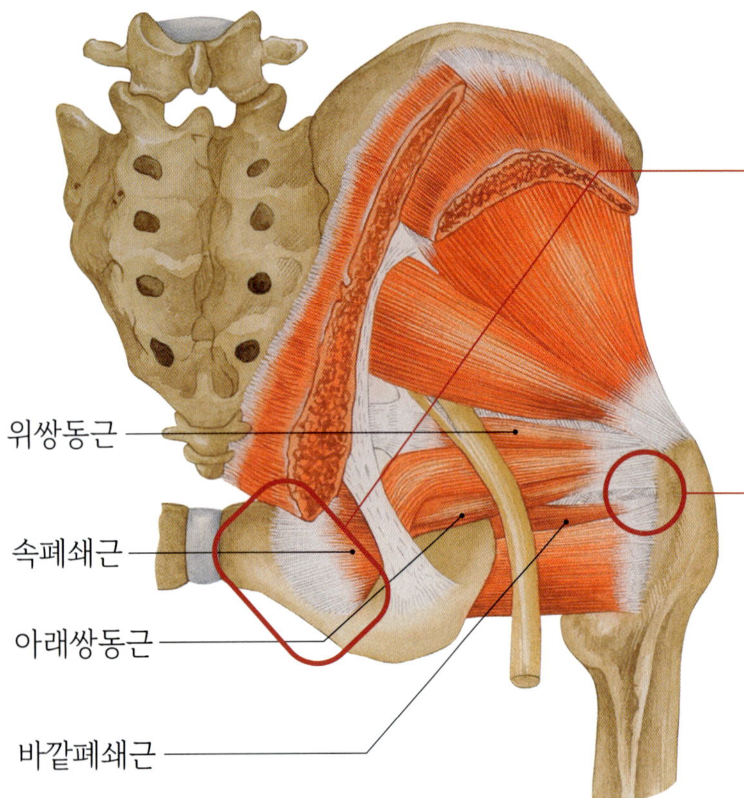

이는곳 origin

- 폐쇄구멍의 모서리폐쇄공 연
  Obturator foramen
- 폐쇄막의 가장자리폐쇄막 연
  Obturator membrane

닿는곳 insertion

- 넙다리뼈 돌기오목대퇴골 전자와
  Trochanteric fossa of femur

지배신경 innervation

- 폐쇄신경
  Obturator nerve

작용 action

- 엉덩관절 가쪽돌림, 벌림,
  엉덩관절에서 넙다리뼈머리를 고정

※ 해부학용어집 : 표준말은 쌍둥이이지만, 어원은 쌍동이며, 합성어로 쌍동밤, 쌍동아들을 씀. 우리말의 조어법에 따라서 '이'를 뺐음.

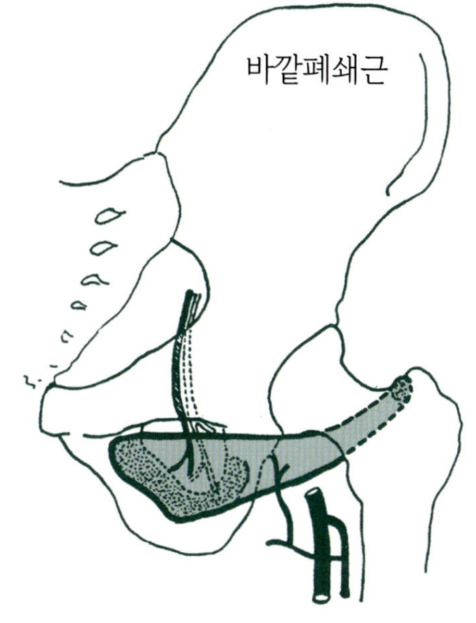

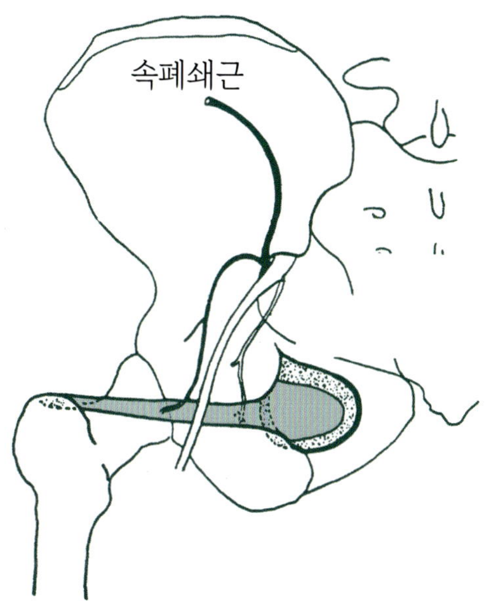

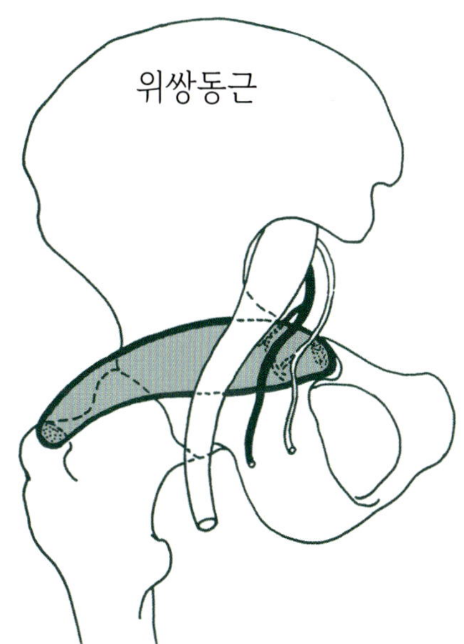

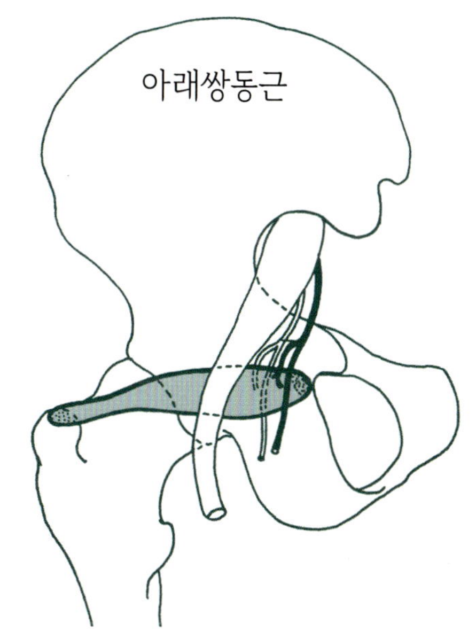

근육	속폐쇄근(내폐쇄근)	위쌍동근(상쌍자근)	아래쌍동근(하쌍자근)
이는곳	폐쇄막 골반면, 주변 뼈	궁둥뼈가시(좌골극)	궁둥뼈결절(좌골결절)
닿는곳	넙다리뼈 큰돌기 안쪽면 (대퇴골 대전자 내측면)	넙다리뼈 큰돌기 안쪽면 (대퇴골 대전자 내측면)	넙다리뼈 큰돌기 안쪽면 (대퇴골 대전자 내측면)
작용	넓적다리 가쪽돌림, 벌림, 절구에 넙다리뼈머리 고정	넓적다리 가쪽돌림, 벌림, 절구에 넙다리뼈머리 고정	넓적다리 가쪽돌림, 벌림, 절구에 넙다리뼈머리 고정
지배신경	속폐쇄근신경(내폐쇄근신경)	속폐쇄근신경(내폐쇄근신경)	넙다리네모근신경(대퇴방형근신경)

궁둥구멍근 (이상근, Piriformis)

* (어원) 'Piri' : 배, 'Forma' : 모양

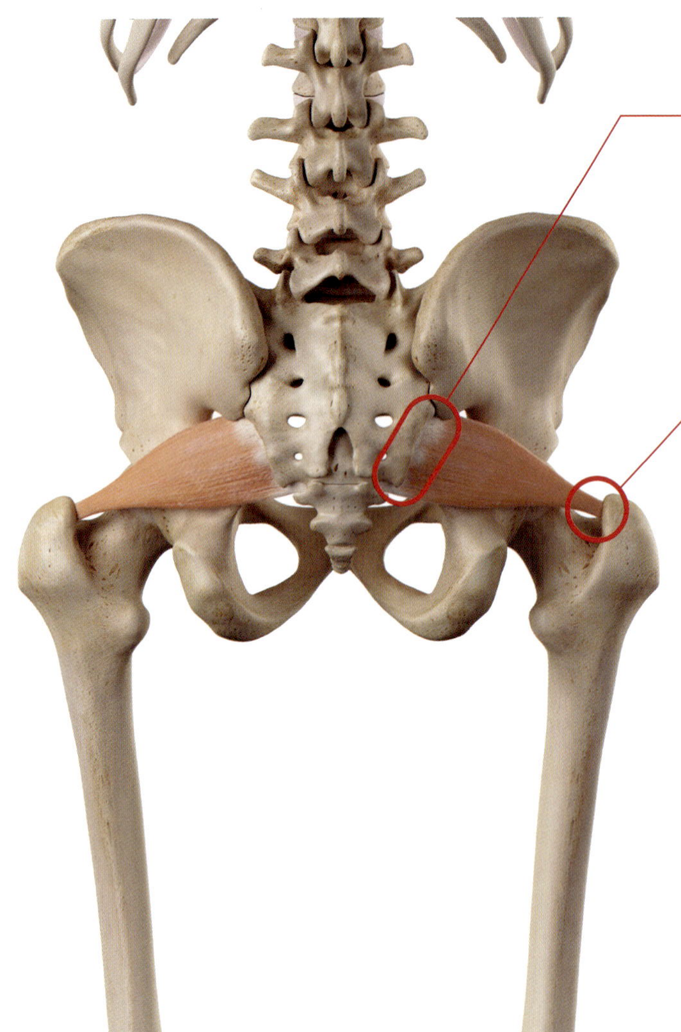

이는곳 origin
- 엉덩뼈 앞면천골 전면
  Anterior sacrum

닿는곳 insertion
- 넙다리뼈큰돌기대퇴골대전자
  Greater trochanter of femur

지배신경 innervation
- 궁둥구멍근신경이상근신경
  Piriformis nerve

작용 action
- 엉덩관절 가쪽돌림, 벌림,
  절구에 넙다리뼈머리 고정

궁둥구멍근은 볼기부위 셋째층에 있는 6개의 엉덩관절 가쪽돌림근들중에서 제일 크며 위쪽에 있는 근육으로 어깨관절의 돌림근띠와 그 기능이 비슷하다. 특히 궁둥구멍근은 궁둥신경과 위치적 관점에서 아주 연관이 있는 근육이다. 이 근육의 단축은 궁둥신경의 영향을 줄수 있고, 엉덩관절 뒤부분에 비정상 상황으로 통증을 야기할 수도 있다. 이 6개의 근육들이 단축이 되었을 경우, 무릎관절의 'O'다리 변형을 가져올 수 있다.

넙다리네모근 (대퇴방형근, Quadratus femoris)

* (어원) 'Quadrato' : 사각형, 'Femoro' : 넙다리

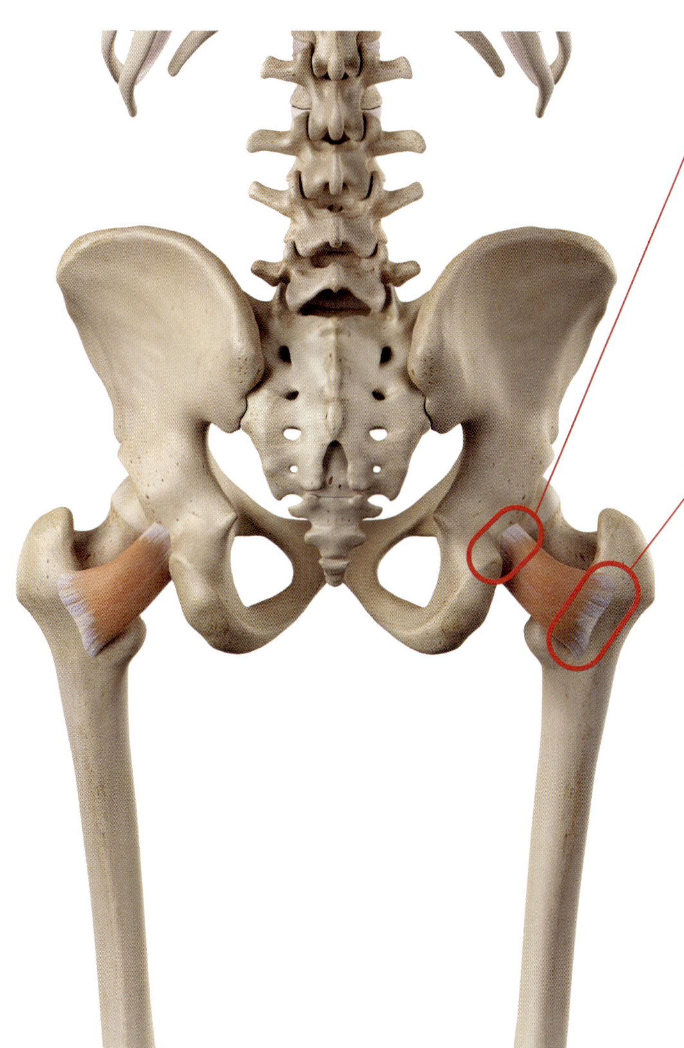

이는곳 origin

- 궁둥뼈결절 가쪽모서리 좌골결절 내측연

닿는곳 insertion

- 넙다리뼈 돌기사이능선의 네모근결절 대퇴골 전자간릉 방형근결절

지배신경 innervation

- 넙다리네모근신경 대퇴방형근신경 Nerve to quadratus femoris

작용 action

- 엉덩관절 가쪽돌림, 절구에 넙다리뼈머리 고정

큰허리근 (대요근, Psoas major)

* (어원) 'Psoa' : 허리, 'Major' : 큰

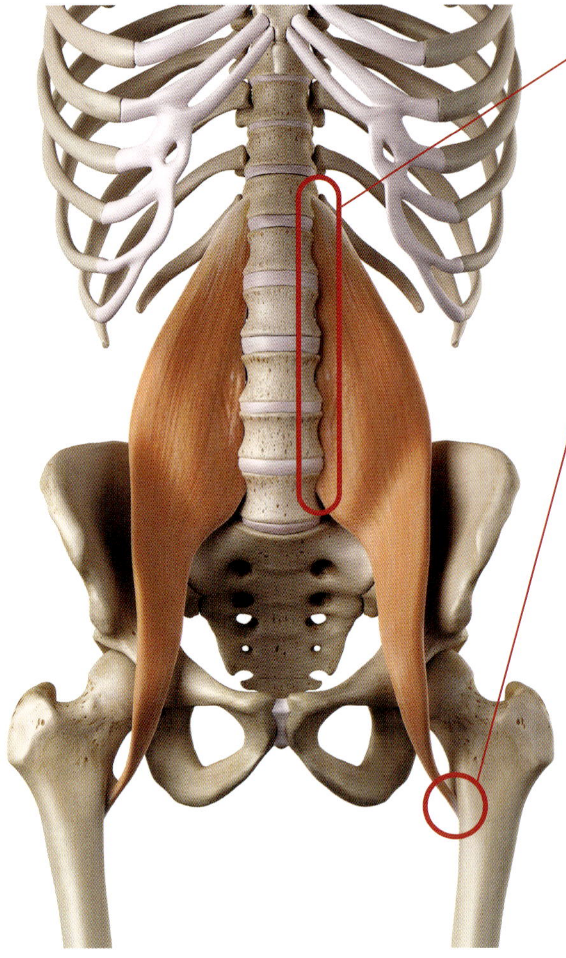

이는곳 origin

- 큰허리근대요근 : 허리뼈요골
  Psoas major : lumbar vertebrae

닿는곳 insertion

- 넙다리뼈 작은돌기대퇴골 소전자
  Lesser trochanter of femur

지배신경 innervation

- 제2,3 큰허리신경
  Nerve to iliopsoas (L2,3)

작용 action

- 엉덩관절 굽힘, 척주의 가쪽굽힘, 몸통굽힘

큰허리근, 작은허리근과 엉덩근을 합쳐서 엉덩허리근이라 한다. 이근육은 오래 앉아있을 때 단축되는 경향이 있고, 단축시 골반을 앞기울임하고 골반뒤기울임시 이 근육은 약화된다. 서있기나 보행 등에서 이근육은 등근육과 허리네모근과 함께 대립되는 근육으로 서로 균형을 이룬다.

엉덩근 (장골근, Iliacus)
* (어원) 'Ilia' : 엉덩이

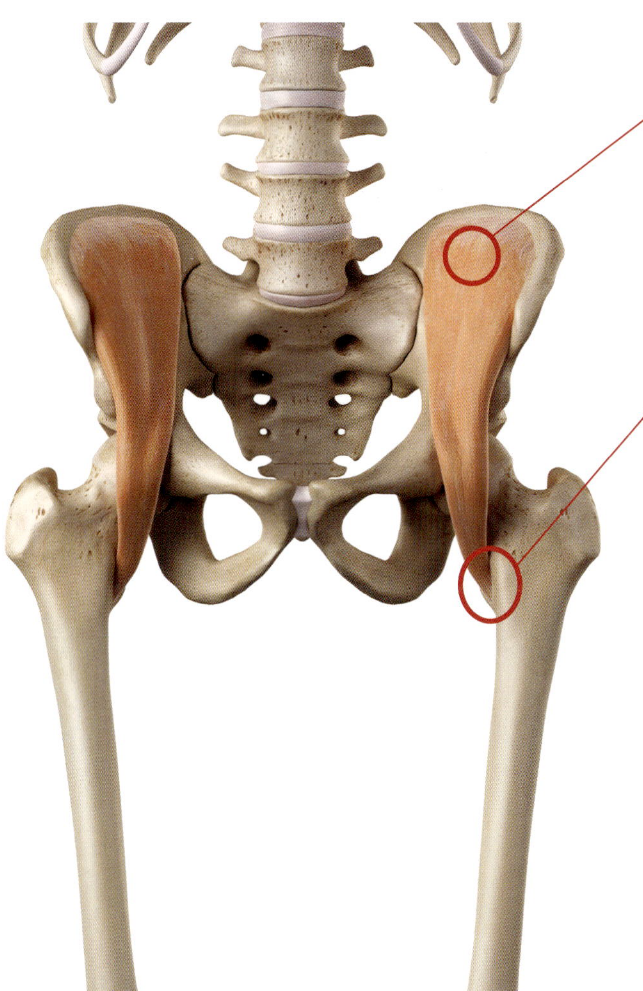

이는곳 origin
- 장골근 : 엉덩뼈 속면_{장골능 내면}
  Iliacus : inner surface of ilium

닿는곳 insertion
- 넙다리뼈 작은돌기_{대퇴골 소전자}
  Lessor trochanter of femur

지배신경 innervation
- 넙다리신경_{대퇴신경}
  Femoral nerve (L2,3,4)

작용 action
- 엉덩관절 굽힘

큰허리근, 작은허리근과 엉덩근을 합쳐서 엉덩허리근이라 한다. 이근육은 오래 앉아있을 때 단축되는 경향이 있고, 단축시 골반을 앞기울임하고 골반뒤기울임시 이 근육은 약화된다. 서있기나 보행 등에서 이근육은 등근육과 허리네모근과 함께 대립되는 근육으로 서로 균형을 이룬다.

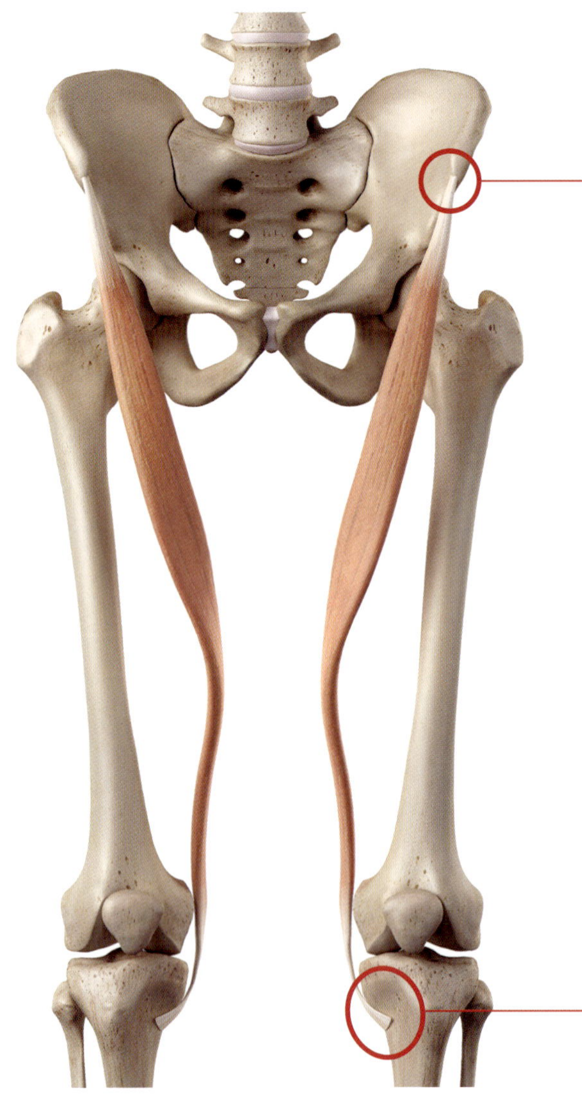

이는곳 origin
- 위앞엉덩뼈가시전상장골극
  Anterior superior iliac spine

닿는곳 insertion
- 정강뼈거친면 안쪽경골조면 내측
  Upper medial shaft of tibia

지배신경 innervation
- 넙다리신경대퇴신경
  Femoral nerve (L2,3,4)

작용 action
- 엉덩관절 굽힘, 벌림, 가쪽돌림, 무릎관절 굽힘
  (고관절의 굴곡, 외전, 외회전, 경골의 내회전을 보조)

넙다리곧은근 (대퇴직근, Rectus femoris)

* (어원) 'Recti' : 곧은, 'Femoro' : 넙다리

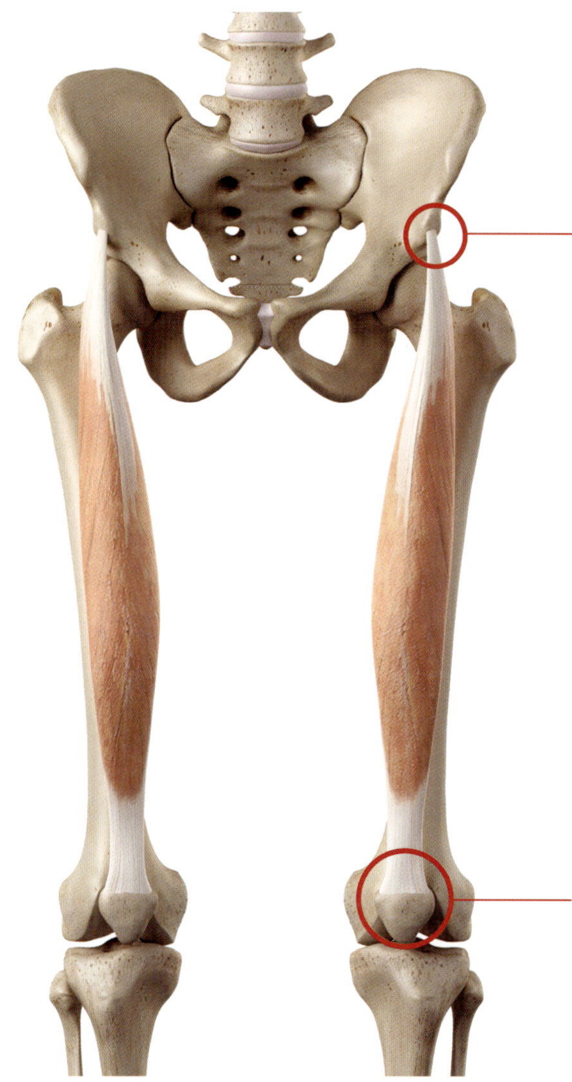

이는곳 origin

- 곧은갈래 : 아래앞엉덩뼈가시 전하장골극

  Straight head : anterior inferior iliac spine
- 접힌갈래 : 볼기뼈 절구 위모서리 관골구 상연

  Reflexed head : upper margin of acetabulum

닿는곳 insertion

- 온힘줄 총건 이 되어 무릎뼈 슬개골 와 정강뼈거친면 경골조면

  Patella, tibial tuberosity

지배신경 innervation

- 넙다리신경 대퇴신경

  Femoral nerve (L2,3,4)

작용 action

- 무릎관절 폄, 엉덩관절 굽힘

허벅지 앞칸을 구성하는 대표적인 **넙다리네갈래근**중 하나로 유일하게 엉덩관절에도 관여한다. 이 근육은 아래앞엉덩뼈가시(AIIS)가 이는곳으로 골반을 앞쪽으로 기울이는데 영향을 주며, 엉덩관절 움직임에는 주로 엉덩허리근을 도와주는 역할을 한다.

안쪽넓은근 (내측광근, Vastus medialis)

* (어원) 'Vast' : 거대한, 'Medi' : 안쪽

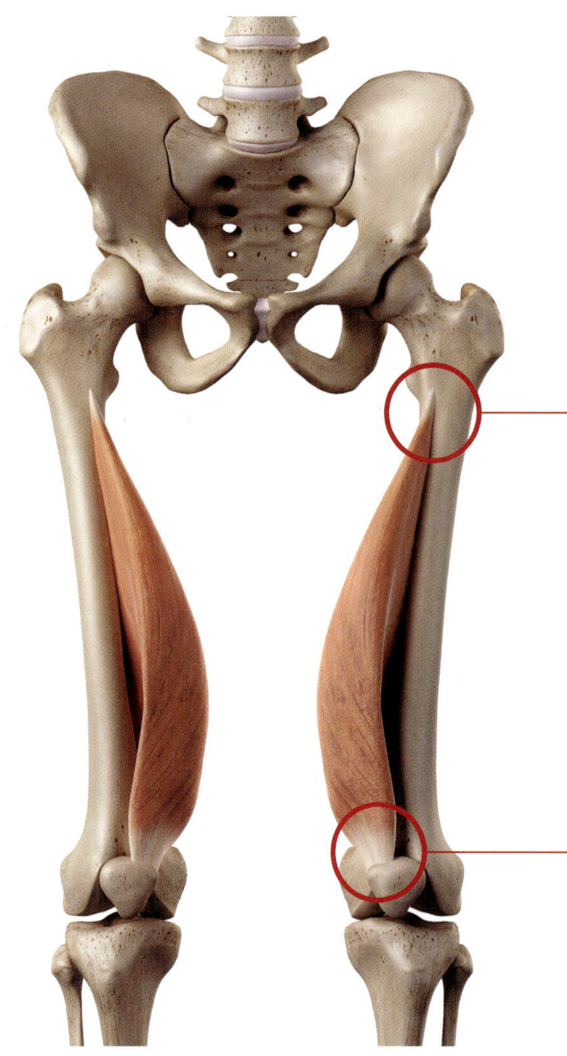

이는곳 origin

- 돌기사이선전자간선, 안쪽거친선내측조선, 안쪽근육사이막내측근간막
  Linea aspera on posterior femur

닿는곳 insertion

- 온힘줄총건이 되어 무릎뼈슬개골와 정강뼈거친면경골조면
  Patella, tibial tuberosity

지배신경 innervation

- 넙다리신경대퇴신경
  Femoral nerve (L2,3,4)

작용 action

- 무릎관절 펴고, 무릎뼈 안정시킴

허벅지 앞칸을 구성하는 대표적인 근육인 넙다리네갈래근중 하나로 가쪽넓은근, 중간넓은근과 함께 무릎뼈에 붙는다. 넓은근육들의 긴장정도에 따라서 주변의 두렁신경과 넙다리신경의 주행에 영향을 미쳐 무릎통증이 발생할 수도 있다.

가쪽넓은근 (외측광근, Vastus lateralis)
*(어원) 'Vast' : 거대한, 'Lateral' : 가쪽

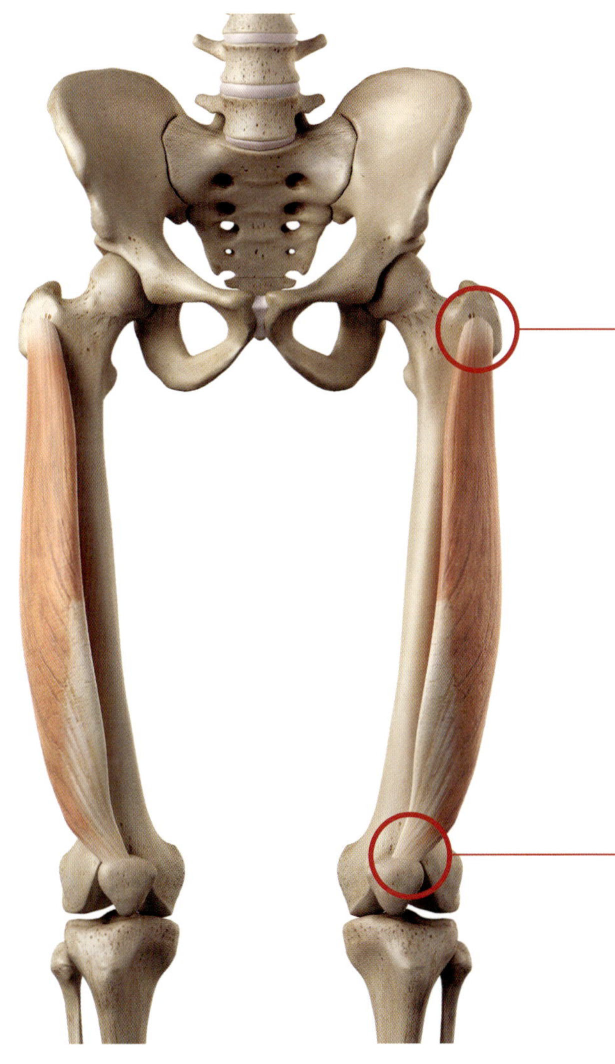

이는곳 origin
- 넙다리뼈 큰돌기대퇴골 대전자, 가쪽거친선외측조면, 가쪽근육사이막외측근간막
  Linea aspera on posterior femur

닿는곳 insertion
- 온힘줄총건이 되어 무릎뼈슬개골와 정강뼈거친면경골조면
  Patella, tibial tuberosity

지배신경 innervation
- 넙다리신경대퇴신경
  Femoral nerve (L2,3,4)

작용 action
- 무릎관절 폄

허벅지 앞칸의 대표적인 근육인 넙다리네갈래근 중의 하나로 안쪽넓은근, 중간넓은근과 무릎관절 폄에 강하게 작용한다. 가쪽넓은근과 안쪽넓은근의 불균형에 대한 분석은 무릎뼈의 위치를 파악하는 것이 도움을 준다. 넓은근육들의 긴장정도에 따라서 주변의 두렁신경과 넙다리신경의 주행에 영향을 미쳐 무릎통증이 발생할 수도 있다.

중간넓은근 (중간광근, Vastus intermedius)

* (어원) 'Vast' : 거대한, 'Inter' : ~사이에, 'Medi' : 안쪽

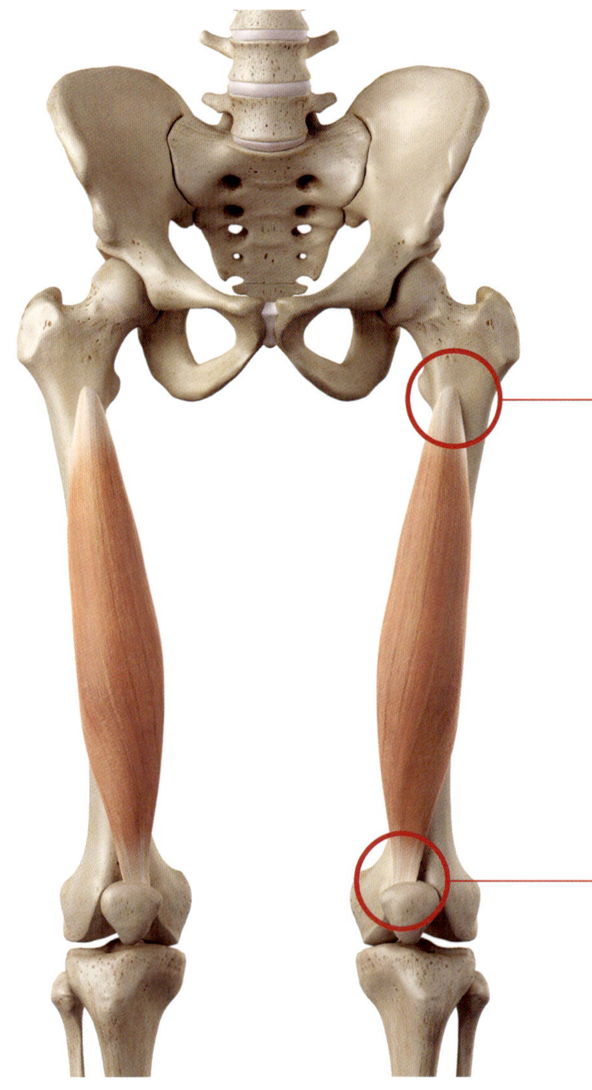

이는곳 origin
- 넙다리뼈몸통 앞면_{대퇴골체 전면}
  Anterior and lateral femoral shaft

닿는곳 insertion
- 온힘줄_{총건}이 되어 무릎뼈_{슬개골}와
  정강뼈거친면_{경골조면}
  Patella, tibial tuberosity

지배신경 innervation
- 넙다리신경_{대퇴신경}
  Femoral nerve (L2,3,4)

작용 action
- 무릎관절 폄

두덩근 (치골근, Pectineus)
* (어원) 'Pectin' : 빗

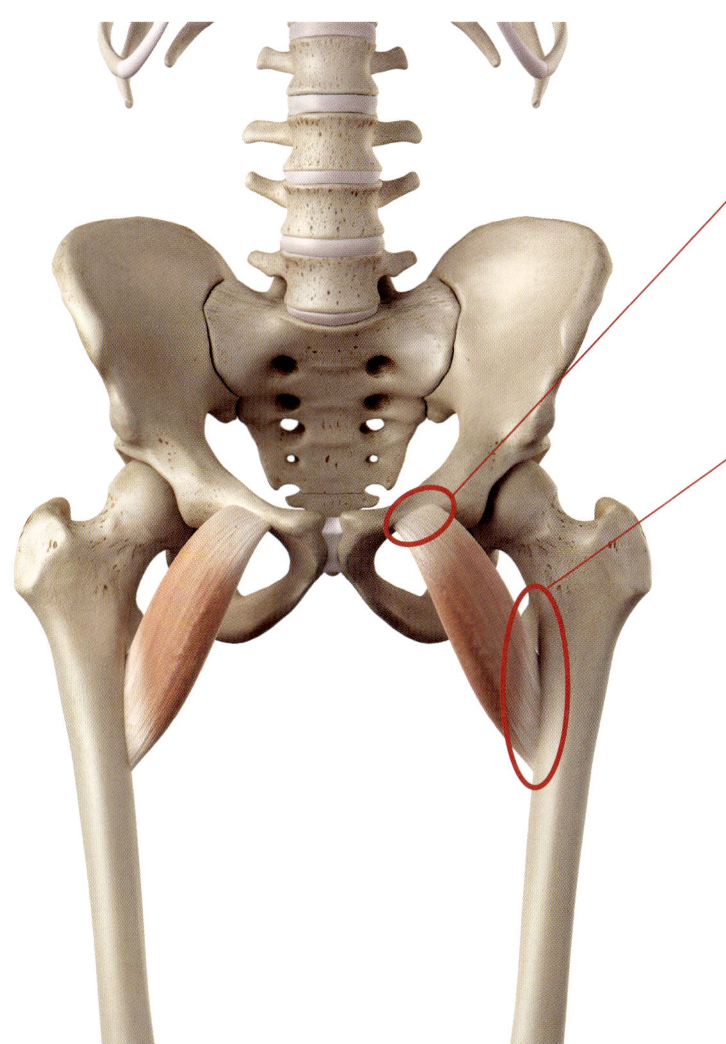

이는곳 origin
- 두덩뼈 앞면치골 전면
  Anterior pubis

닿는곳 insertion
- 작은돌기소전자와 넙다리뼈대퇴골
  뒤 거친면 사이
  Between lesser trochanter and
  linea aspera of posterior femur

지배신경 innervation
- 넙다리신경대퇴신경
  Femoral nerve (L2,3,4)

작용 action
- 엉덩관절 모음, 굽힘, 안쪽돌림

넙다리모음과 굽힘에 주로 작용하며, 허벅지 안쪽칸을 구성하는 모음근들과 함께 폐쇄신경의 지배를 받는다. 일반적으로 두덩근과 같이 짧은 근육들은 움직임에 주로 작용하기보다 움직임을 고정하는 역할이 더욱 크다. 두덩근과 엉덩허리근 사이로 안쪽넙다리휘돌이동맥(medial circumflex femoral artery)가 주행하여 엉덩관절에 주변에 영양공급을 함으로 이 근육의 상태가 혈액공급에 영향을 주어 통증을 일으킬수 있다. 그래서 이 근육의 상태는 엉덩관절 통증에 영향을 준다.

긴모음근 (장내전근, Adductor longus)

* (어원) 'Ad' : 가깝게, 'Ducere' : 잡아당기다, 'longi' : 길다

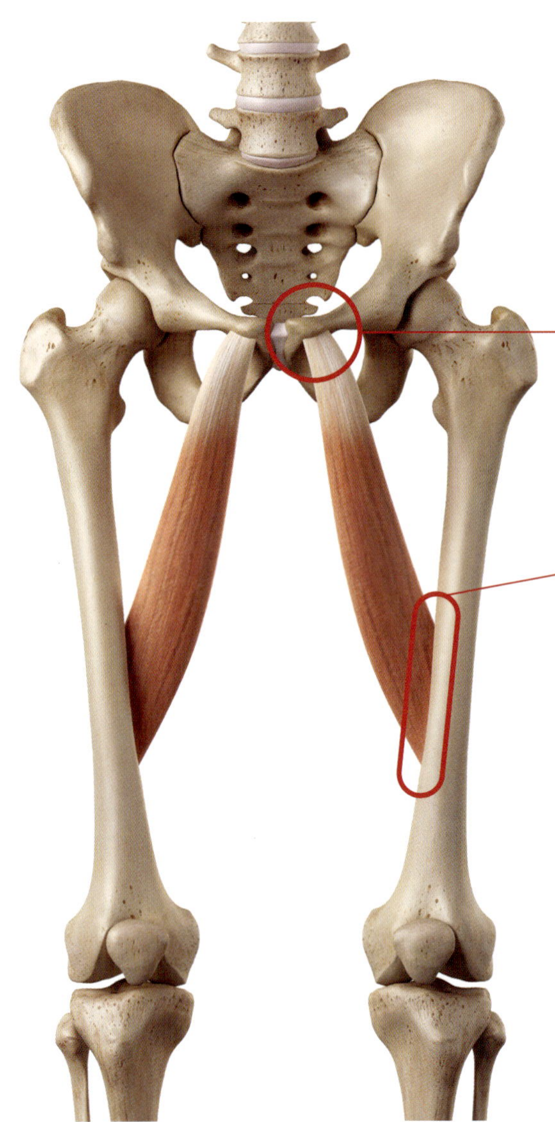

이는곳 origin

- 두덩뼈능선 아래치골릉 하측
  Inferior to pubic crest

닿는곳 insertion

- 넙다리뼈 거친선대퇴골조선
  Linea aspera of femur

지배신경 innervation

- 폐쇄신경
  Obturator nerve (L2-4)

작용 action

- 엉덩관절 모음, 굽힘, 안쪽돌림

허벅지 안쪽칸 근육은 폐쇄신경의 지배를 받는 모음근들로 구성되어 있으며 엉덩관절 모음의 역할을 한다. 보통의 서있는 자세에서는 엉덩관절 모음하지만 앉은자세에서 일어날때는 엉덩관절 폄에도 관여한다. 또한 보행에서 다리가 몸통의 뒤에서 앞으로 나아갈 때 모음근들의 역할이 필요하다. 폐쇄신경은 짧은모음근을 기준으로 얕은가지와 깊은가지로 나뉘며, 얕은가지가 피부감각신경을 포함하고 있어 허벅지안쪽의 감각이상시 모음근들의 근육회복을 위한 치료가 접목되어야 한다.

짧은모음근 (단내전근, Adductor brevis)

* (어원) 'Ad' : 가깝게, 'Ducere' : 잡아당기다, 'brevis' : 짧다

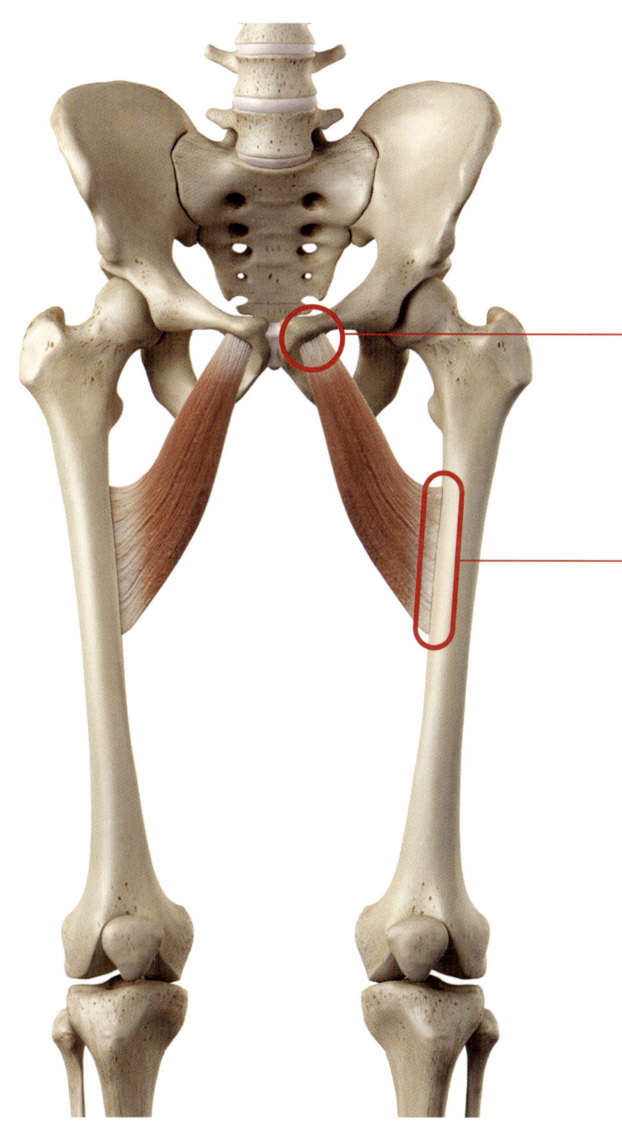

이는곳 origin

- 두덩뼈 아래가지_{치골 하지}
  Inferior to pubic ramus

닿는곳 insertion

- 넙다리뼈 거친선_{대퇴골조선}
  Linea aspera of femur

지배신경 innervation

- 폐쇄신경
  Obturator nerve (L2-4)

작용 action

- 엉덩관절 모음, 굽힘, 안쪽돌림

허벅지 안쪽칸 근육은 폐쇄신경의 지배를 받는 모음근들로 구성되어 있으며 엉덩관절 모음의 역할을 한다. 보통의 서있는 자세에서는 엉덩관절 모음하지만 앉은자세에서 일어날때는 엉덩관절 폄에도 관여한다. 또한 보행에서 다리가 몸통의 뒤에서 앞으로 나아갈 때 모음근들의 역할이 필요하다. 폐쇄신경은 짧은모음근을 기준으로 얕은가지와 깊은가지로 나뉘며, 깊은가지가 피부감각신경을 포함하고 있어 허벅지안쪽의 감각이상시 모음근들의 근육회복을 위한 치료가 접목되어야 한다.

큰모음근 (대내전근, Adductor magnus)

* (어원) 'Ad' : 가깝게, 'ducere' : 잡아당기다, 'magni' : 거대하다

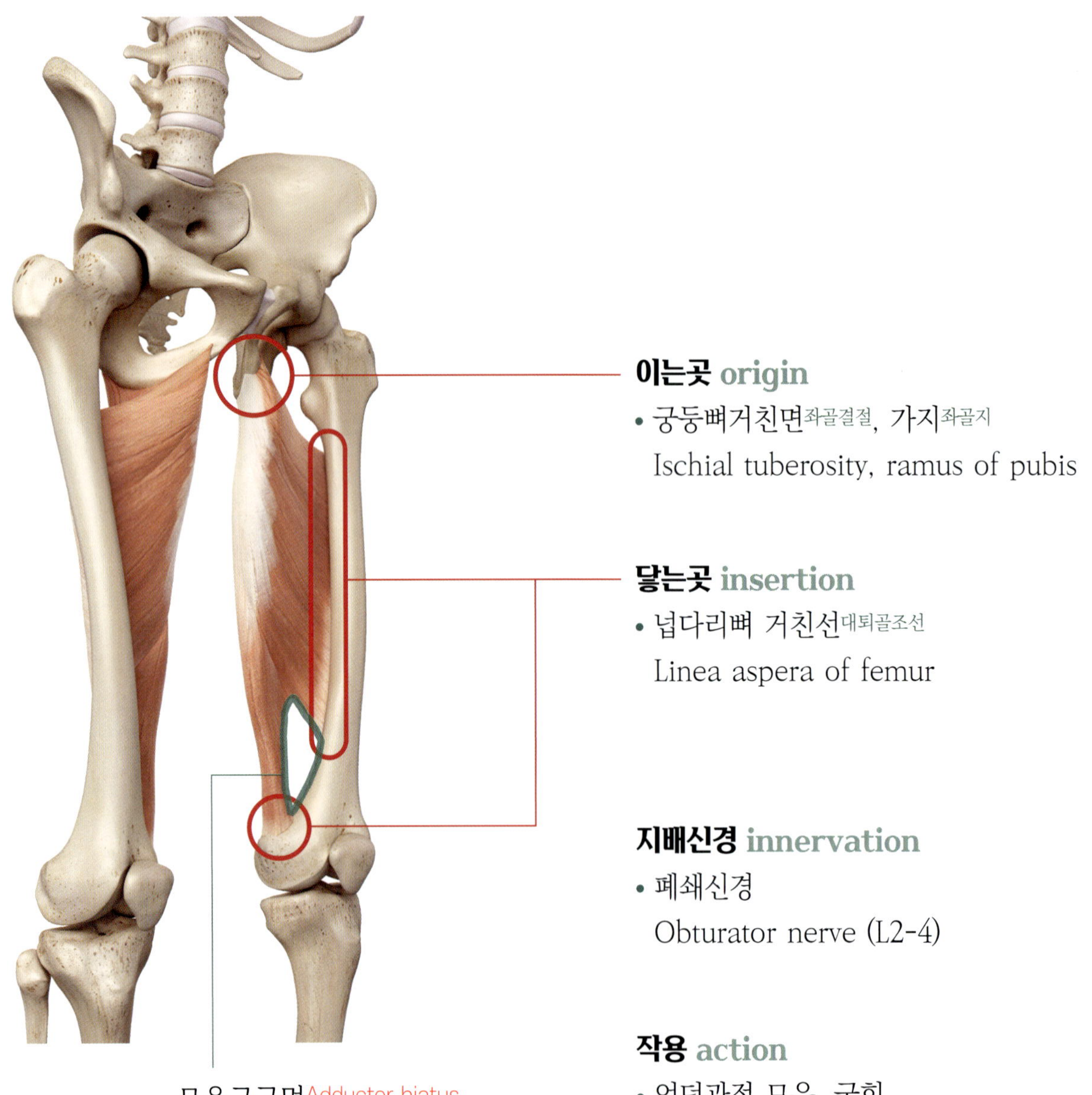

이는곳 origin

- 궁둥뼈거친면^{좌골결절}, 가지^{좌골지}
  Ischial tuberosity, ramus of pubis

닿는곳 insertion

- 넙다리뼈 거친선^{대퇴골조선}
  Linea aspera of femur

지배신경 innervation

- 폐쇄신경
  Obturator nerve (L2-4)

작용 action

- 엉덩관절 모음, 굽힘

모음근중에서 가장 큰 근육으로 모음근구멍(adductor hiatus)을 경계로 모음근부분과 햄스트링부분으로 나뉘며, 지배신경도 폐쇄신경과 궁둥신경이 각기 지배신경한다. 모음근구멍은 넙다리동맥이 이 부분을 통과하면서 오금동맥으로 바뀌며 무릎관절에 영양공급을 하기 때문에 이 근육의 상태는 무릎통증과도 연관이 있다고 할수 있다.

두덩정강근 ^(박근, Gracilis)

* (어원) 'Gracili' : 날씬하다

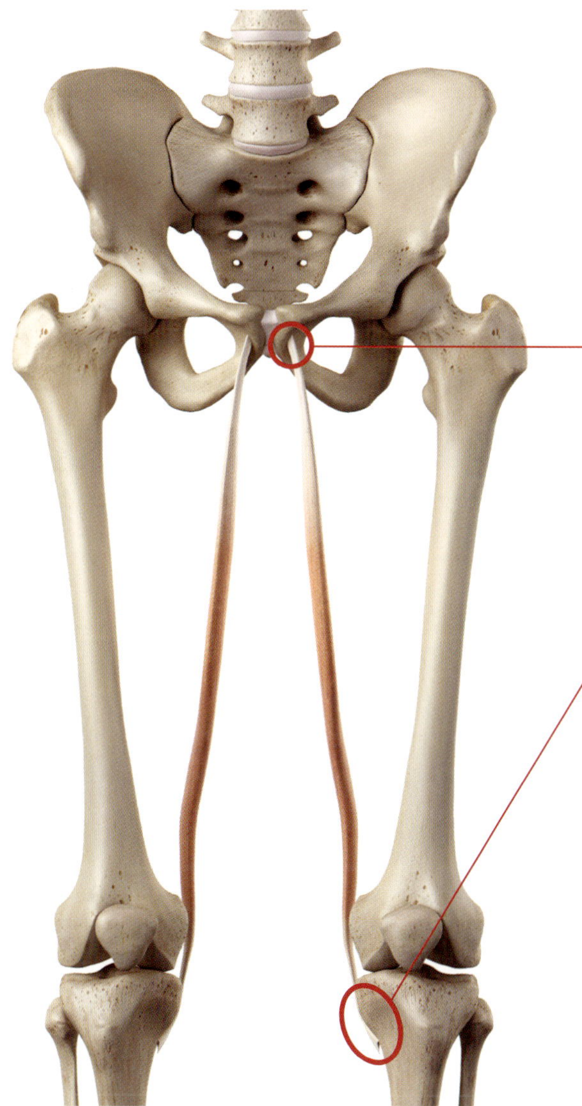

이는곳 origin
- 두덩뼈몸통_{치골체}, 두덩뼈아래가지_{치골하지}
  Body of pubis, inferior ischiopubic ramus

닿는곳 insertion
- 정강뼈 안쪽관절융기 아래면
  Medial surface of proximal tibia

지배신경 innervation
- 폐쇄신경
  Obturator nerve (L2-4)

작용 action
- 엉덩관절 모음, 무릎관절 굽힘

엉덩관절과 무릎관절의 움직임에도 관여하는 근육으로 주로 넙다리빗근과 엉덩정강띠와의 차이에 대하여 이해하여야 한다. 이 근육은 없어도 움직임에 지장이 없는 근육으로 근육이식시에 사용되는 근육중의 하나이다.

넙다리두갈래근 (대퇴이두근, Biceps femoris)

* (어원) 'Bi' : 둘, 'ceps' : 머리, 'femoro' : 넙다리

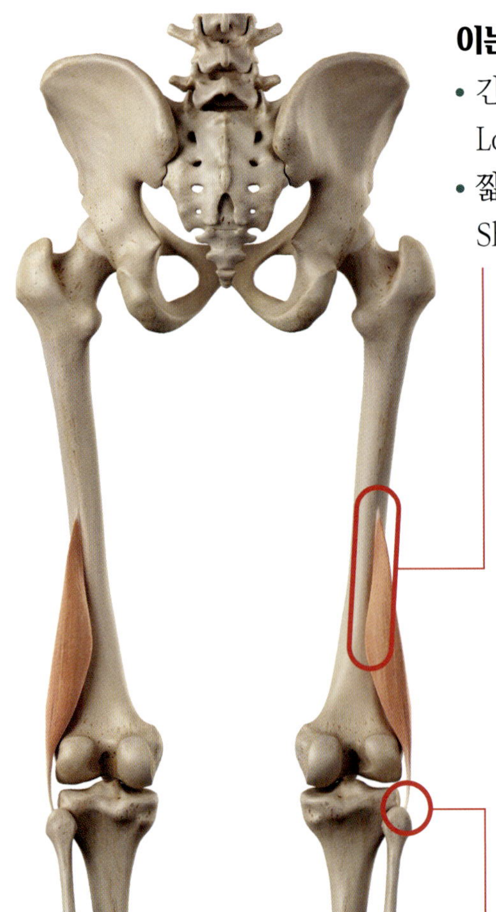

이는곳 origin

- 긴간래 : 궁둥뼈결절좌골결절
  Long head : ischial tuberosity
- 짧은갈래 : 넙다리뼈 거친선대퇴골 조선
  Short head : linea aspera of femur

닿는곳 insertion

- 종아리뼈머리비골두, 정강뼈 가쪽관절융기경골 외측과
  Head of fibula, tibia lateral condyle

지배신경 innervation

- 긴갈래 : 궁둥신경좌골신경의 정강신경경골신경
  Long head : tibial nerve of sciatic nerve
- 짧은갈래 : 궁둥신경의 온종아리신경총비골신경
  Short head : common peroneal nerve of sciatic nerve

작용 action

- 무릎관절 굽힘, 가쪽돌림, 넙적다리 폄

반힘줄근 및 반막근과 함께 햄스트링근육 중의 하나로 엉덩관절 폄과 무릎관절 굽힘의 공통작용을 하지만 무릎관절굽힘 상태에서는 위의 두근육과는 달리 가쪽돌림한다. 햄스트링근육의 단축은 골반뒤기울임을 만들고 이근육의 약화는 골반의 앞기울임을 유발한다.

반힘줄근 (반건양근, Semitendinosus)

* (어원) 'Semi' : 반, 'Tendinosus' : 힘줄

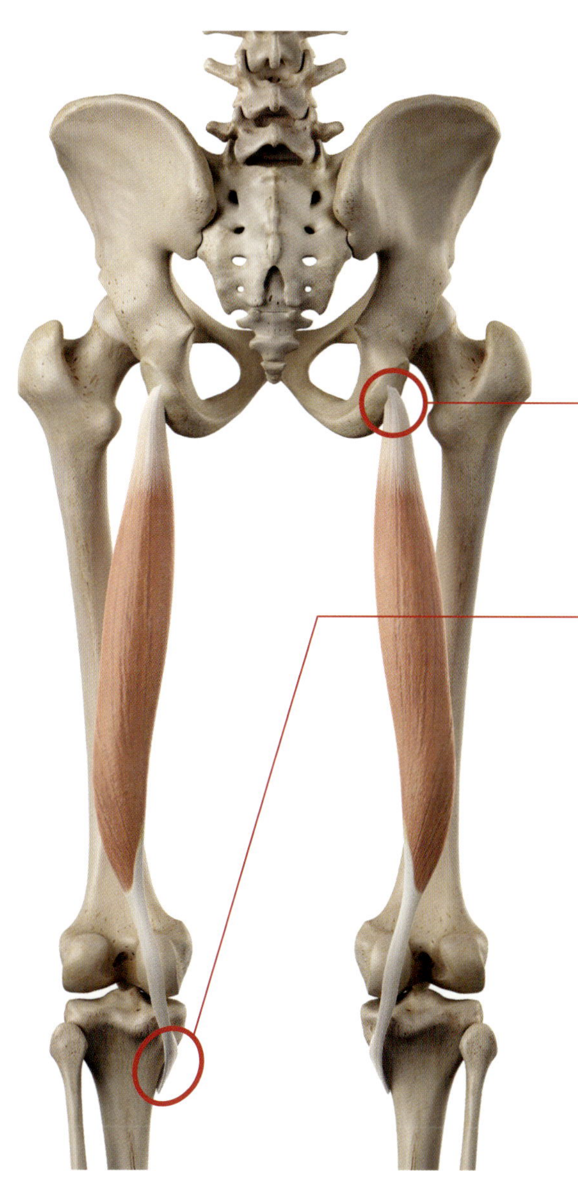

이는곳 origin
- 궁둥뼈거친면좌골결절
  Ischial tuberosity

닿는곳 insertion
- 정강뼈 안쪽경골 내측
  Anteromedial surface of the tibia

지배신경 innervation
- 궁둥신경좌골신경의 정강신경경골신경
  Sciatic nerve (tibial, L5, S1, S2)

작용 action
- 엉덩관절 폄, 무릎관절 굽힘, 안쪽돌림

반힘줄근은 근육의 힘살보다 힘줄성분이 많아 붙여진 이름으로 햄스트링근육 중의 하나이다. 많은 부분의 힘줄은 자가이식때 사용되는 부위이다. 또한 이근육은 거위발(pes anserinus)을 이루는 근육중의 하나이며 무릎통증의 원인이 되기도 한다. 반막근은 반힘줄근에 비하여 막처럼 넓은 근육이다. 햄스트링과 함께 이들근육의 단축은 골반뒤기울임을 만들고, 약화는 골반앞기울임이 되게 한다.

반막근 **(반막양근, Semimembranosus)**

* (어원) 'Semi' : 반, 'Membranosus' : 막

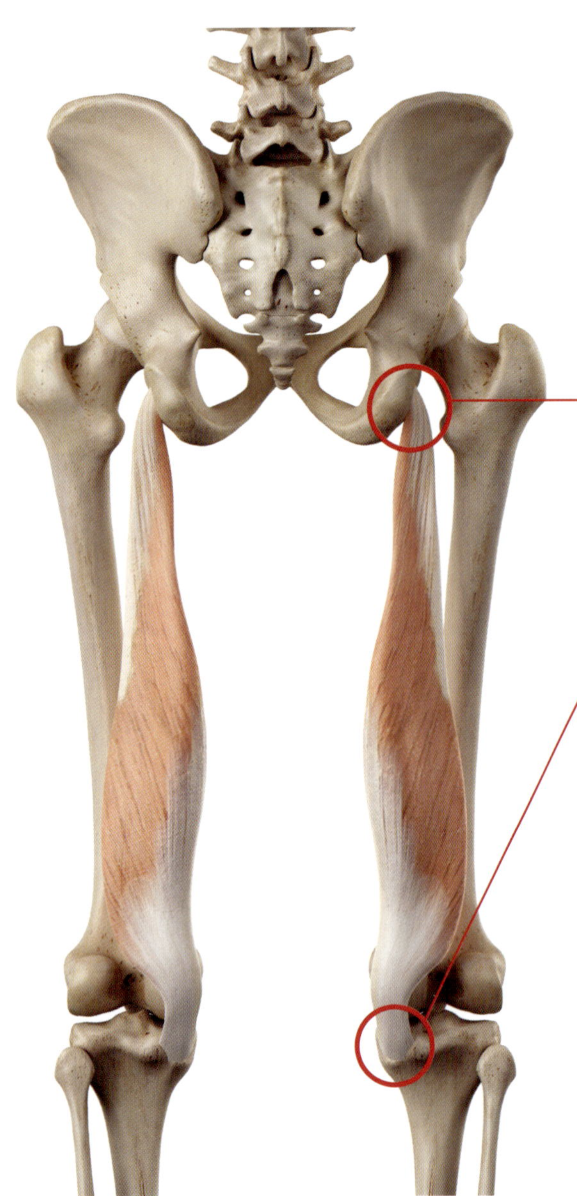

이는곳 origin
- 궁둥뼈거친면^{좌골결절}
  Ischial tuberosity

닿는곳 insertion
- 경골 내측과의 뒤안쪽 고랑, 빗오금인대^{사슬와인대},
  종아리근막^{하퇴근막}
  Oblique popliteal ligament, crural fascia

지배신경 innervation
- 궁둥신경^{좌골신경}의 정강신경^{경골신경}
  Tibial division of sciatic nerve (L5, S1, S2)

작용 action
- 엉덩관절 폄, 무릎관절 굽힘, 안쪽돌림

반힘줄근은 근육의 힘살보다 힘줄성분이 많아 붙여진 이름으로 햄스트링근육 중의 하나이다. 많은 부분의 힘줄은 자가이식때 사용되는 부위이다. 또한 이근육은 거위발(pes anserinus)을 이루는 근육중의 하나이며 무릎통증의 원인이 되기도 한다. 반막근은 반힘줄근에 비하여 막처럼 넓은 근육이다. 햄스트링과 함께 이들근육의 단축은 골반뒤기울임을 만들고, 약화는 골반앞기울임이 되게 한다.

종아리의 근육

앞 면

긴종아리근 Peroneus longus
앞정강근 Tibialis anterior
정강뼈 Tibia
긴엄지폄근 Extensor hallucis longus
긴발가락폄근 Extensor digitorum longus
긴엄지폄근 Extensor hallucis longus
위폄근지지띠 Superior extensor retinaculum
가쪽복사 Lateral malleolus
아래폄근지지띠 Inferior extensor retinaculum

뒷 면
종아리뼈 Fibula
뒤정강근 Tibialis posterior
긴종아리근 Peroneus longus
긴엄지굽힘근 Flexor hallucis longus
짧은종아리근 Peroneus brevis
긴발가락굽힘근 Flexor digitorum longus
뒤정강근 Tibialis posterior
긴발가락굽힘근 Flexor digitorum longus
짧은종아리근힘줄 Tendon of peroneus brevis
긴종아리근힘줄 Tendon of peroneus longus

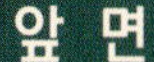

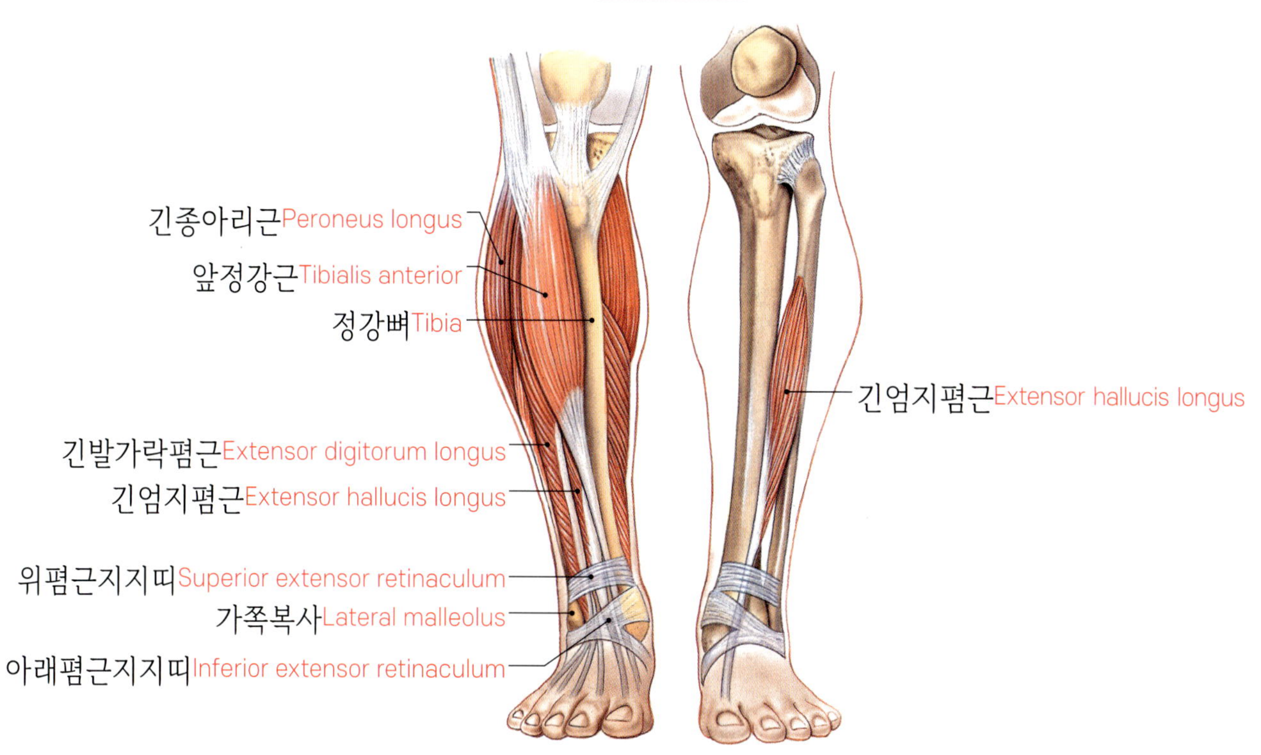

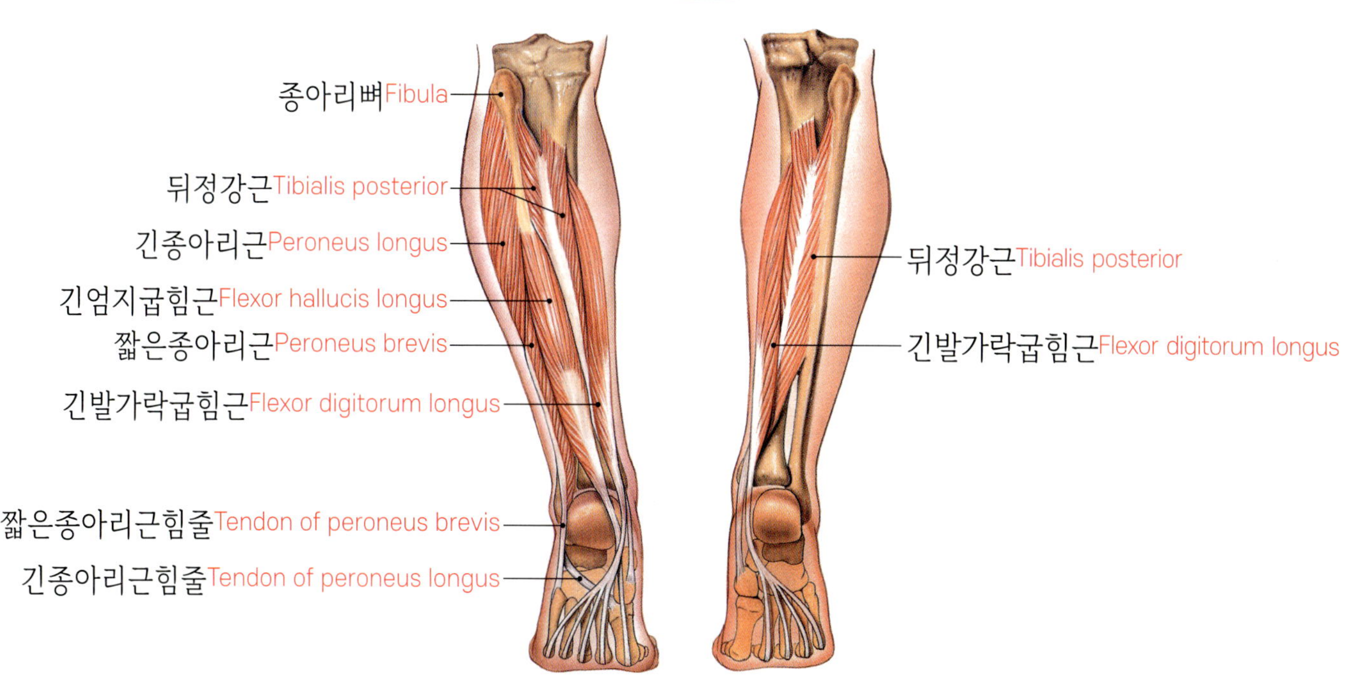

무릎관절의 촉진

앞 면
모음근 결절
Adductor tubercle
가쪽위관절융기
Lateral epicondyle
안쪽위관절융기
Medial epicondyle
가쪽관절융기
Lateral condyle
안쪽관절융기
Medial condyle
정강뼈거친면
Tibial tuberosity

뒷 면
안쪽관절융기
Medial condyle
가쪽관절융기
Lateral condyle
종아리뼈머리
Fibular head

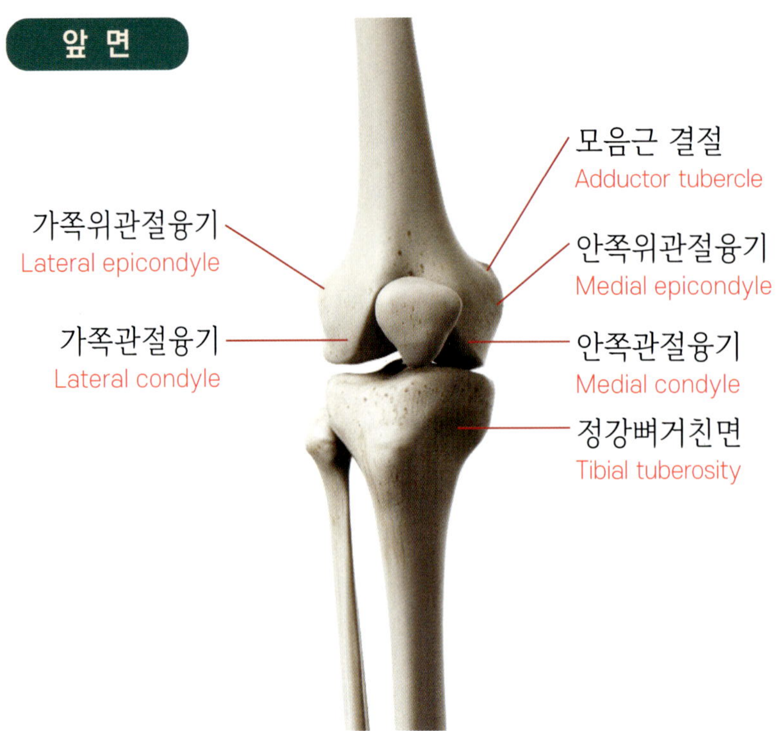

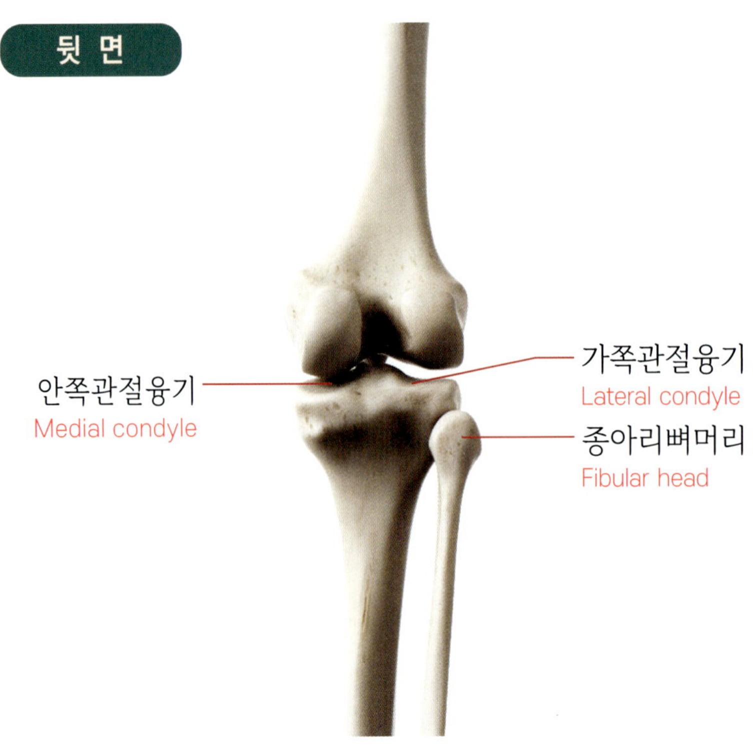

장딴지근 (비복근, Gastrocnemius)
* (어원) 'Gaster' : 볼록한 부분, 'Cnemi' : 다리

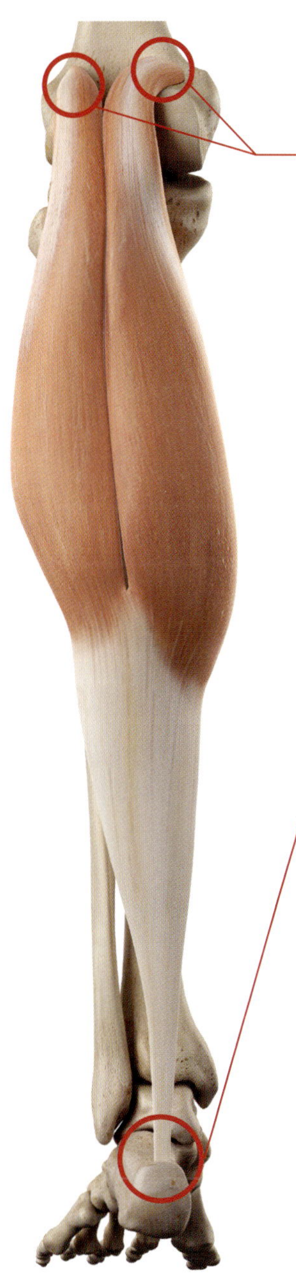

이는곳 origin
- 안쪽갈래 : 넙다리뼈 안쪽관절융기_{대퇴골 내측과}
  Medial head : medial epicondyle of femur
- 가쪽갈래 : 넙다리뼈 가쪽관절융기_{대퇴골 외측과}
  Lateral head : lateral epicondyle of femur

닿는곳 insertion
- 발꿈치힘줄_{종골건}이 되어 발꿈치융기_{종골융기}에 닿음
  Calcaneus via tendo achilles

지배신경 innervation
- 정강신경_{경골신경}
  Tibial nerve (S1,2)

작용 action
- 발목관절 발바닥 굽힘, 무릎관절 굽힘

가자미근, 장딴지빗근과 함께 아킬레스힘줄(calcaneal tendon)을 구성하는 근육이며, 장딴지빗근은 없는 사람도 많고, 가자미근은 무릎관절의 움직임에는 영향이 없으나 장딴지근은 무릎관절의 움직임에도 영향을 미친다. 그래서 장딴지근과 가자미근의 차별된 근육강화 방법에 대하여 생각해보아야 한다. 장딴지근은 두개의 갈래가 있으며 종아리성형시 관심이 되는 부위이다.

가자미근 (넙치근, Soleus)

* (어원) 'Solum' : 바닥

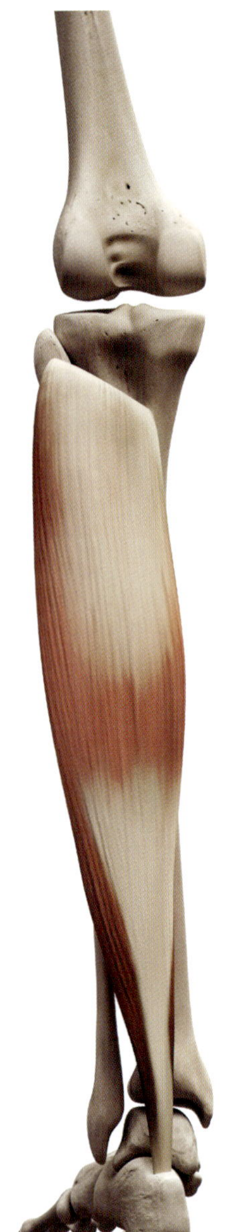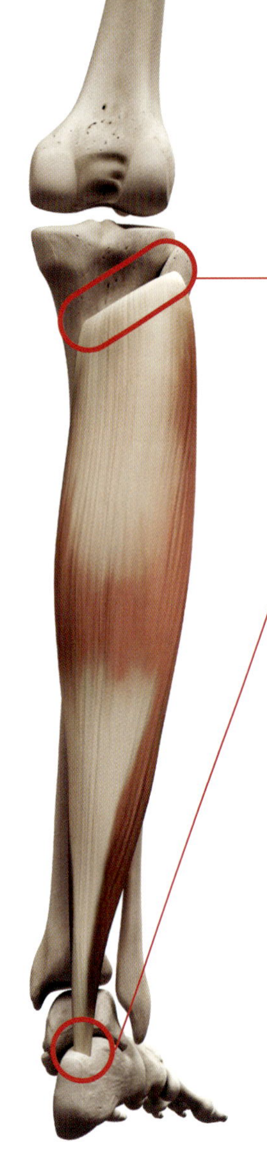

이는곳 origin

- 정강뼈 가자미근선경골 가자미근선, **종아리뼈 안쪽면**비골 내측면
  Soleal line of tibia, posterior head and upper shaft of fibula

닿는곳 insertion

- 발꿈치힘줄종골건이 되어 발꿈치융기종골융기에 닿음
  Calcaneus via tendo achilles

지배신경 innervation

- 정강신경경골신경
  Tibial nerve (S1,2)

작용 action

- 발목관절 발바닥 굽힘

장딴지근과 함께 아킬레스힘줄(calcaneal tendon)을 구성하는 근육으로 정강신경의 지배신경를 받으며 발목관절 굽힘에 강하게 작용한다. 장딴지근과의 차이는 만약 무릎관절 폄 상태에서 발목관절굽힘시에 장딴지근이 활동이 있으나, 무릎굽힘상태에서 발목의 굽힘을 할때는 가자미근이 활동적이다. 가자미근의 이는곳에서 정강신경이 죄임증후군(entrapment syndrome)이 생길수 있다.

장딴지빗근 (족척근, Plantaris)

* (어원) 'Plantaris' : 발바닥

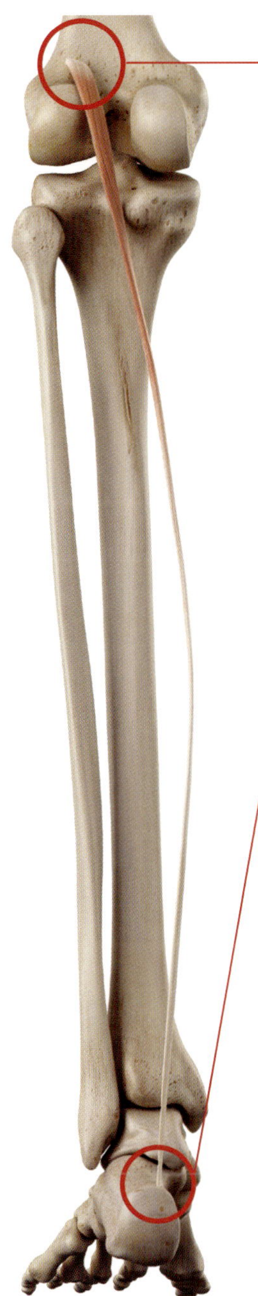

이는곳 origin

- 넙다리뼈 가쪽관절융기위선대퇴골 외측과, 빗오금인대사슬와인대
  Lateral epicondyle of femur, obligue popliteal ligament of knee

닿는곳 insertion

- 발꿈치뼈융기종골융기
  Calcaneus via tendo achilles

지배신경 innervation

- 정강신경경골신경
  Tibial nerve (L4,5, S1)

작용 action

- 발목관절 발바닥 굽힘 보조, 움직임에 크게 역할 없음

오금근 (슬와근, Popliteus)
*(어원) 'Poplit' : 무릎의 뒤

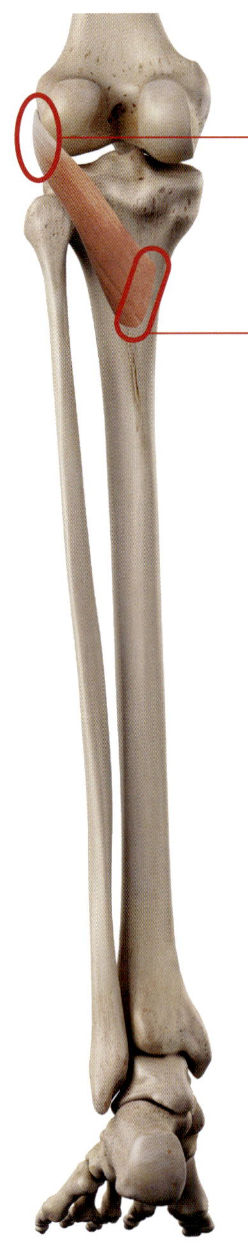

이는곳 origin
- 넙다리뼈 가쪽관절융기^{대퇴골 외측과}, 오금인대^{슬와인대}
  Lateral condyle of femur, popliteal ligament

닿는곳 insertion
- 정강뼈 가자미근선 위^{경골 가자미근선 상부}
  posterior surface of proximal tibia

지배신경 innervation
- 정강신경^{경골신경}
  Tibial nerve (L5, S1)

작용 action
- 무릎관절의 약한 굽힘, 넙다리뼈 가쪽돌림,
  정강뼈 안쪽돌림

닫힌사슬과 열린사슬에 따라서 작용이 다르다. 닫힌사슬에서는 넙다리뼈는 정강뼈에 대해 가쪽으로 돌림시킬것이며, 열린사슬에서는 정강뼈는 넙다리뼈에대해 안쪽돌림시키는 기능을 한다. 또한 오금근은 나사집(screw-home) 기전의 역할을 한다. 무릎관절폄시에 정강뼈가 완전한 가쪽돌림이 될때까지 넙다리뼈에 대하여 축회전(axial rotation)하게한다. 오금근은 길이가 짧은근육으로 움직임에 작용하기보다 관절의 안정에 기여하는 부분이 많다. 이유 없이 무릎통증이 있을 때 오금근을 만지는 것도 권장한다.

뒤정강근 (후경골근, Tibialis posterior)

* (어원) 'Tibialis' : 정강뼈, 'Posterior' : 뒤쪽

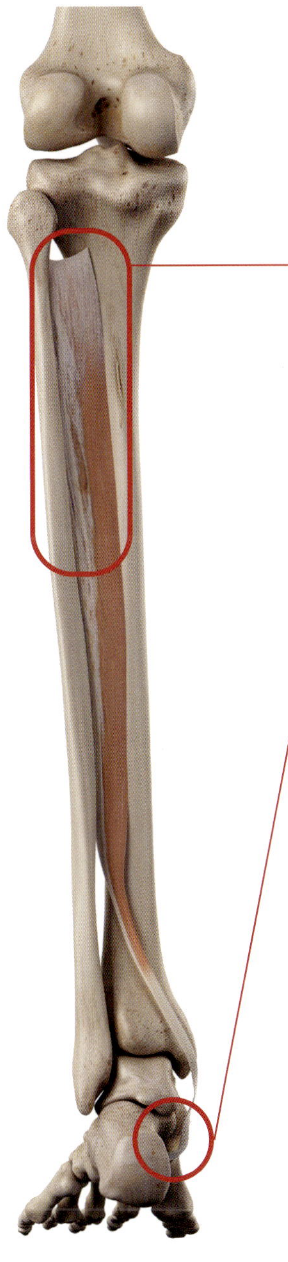

이는곳 origin

- 뼈사이막골간막, 정강뼈경골, 종아리뼈 뒤면비골 후면
  Interosseous membrane, tibia, posterior fibula

닿는곳 insertion

- 발배뼈주상골, 쐐기뼈설상골, 입방뼈입방골,
  둘째~셋째발바닥뼈족저골
  Tarsal bone, cuneiform bone, cuboid bone,
  bases of metatarsal bones 2-4

지배신경 innervation

- 정강신경경골신경
  Tibial nerve (L4,5)

작용 action

- 발목관절 발바닥 굽힘, 안쪽번짐

종아리뒤칸의 깊은층에 있는 근육으로 정강신경의 지배를 받는다. 발바닥굽힘과 안쪽번짐의 주작용근으로 구축시 내반첨족(equinovarus deformity)변형이 되며 무릎의 varus의 원인이 된다. 반대로 약화시에는 정강신경의 죄임 증상(entrapment syndrome)을 염두해 두어야 하며, 무릎의 valgus 또는 발바닥의 비정상적 구조의 원인이 되기도 한다. 뒤정강근은 종아리뒤칸근육들과 정강신경 및 뒤정강동맥과 함께 발목굴(tarsal tunnel)을 통과한다.

긴발가락굽힘근 (장지굴근, Flexor digitorum longus)

*(어원) 'Flexor' : 굽히다, 'Digitorum' : 발가락, 'Longus' : 길다

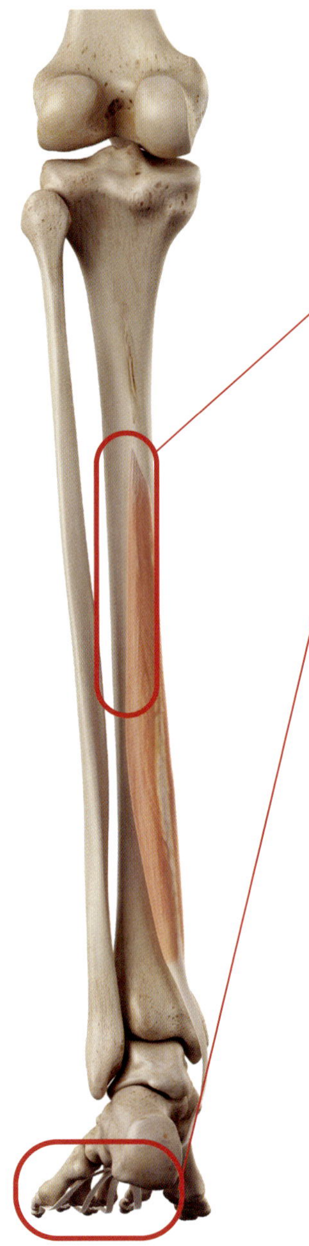

이는곳 origin

- 정강뼈 뒤면경골 후면
  Posterior tibia

닿는곳 insertion

- 둘째~다섯째발가락 끝마디뼈지골 말절골
  Distal phalanges of 4 lateral toes on plantar surface

지배신경 innervation

- 정강신경경골신경
  Tibial nerve (L5, S1)

작용 action

- 둘째~다섯째발가락 굽힘, 발목관절 발바닥 굽힘

종아리뒤칸의 깊은층에 있는 근육으로 정강신경의 지배를 받는다. 발가락굽힘에도 관여하지만 안쪽번짐에도 작용을 한다. 이 근육의 약화는 발가락이 폄되는 경향을 보일수도 있고 장기적으로는 발바닥활(plantar arch)의 감소에 영향을 미칠수도 있으며 원인중의 하나는 발목굴증후군일수도 있다.

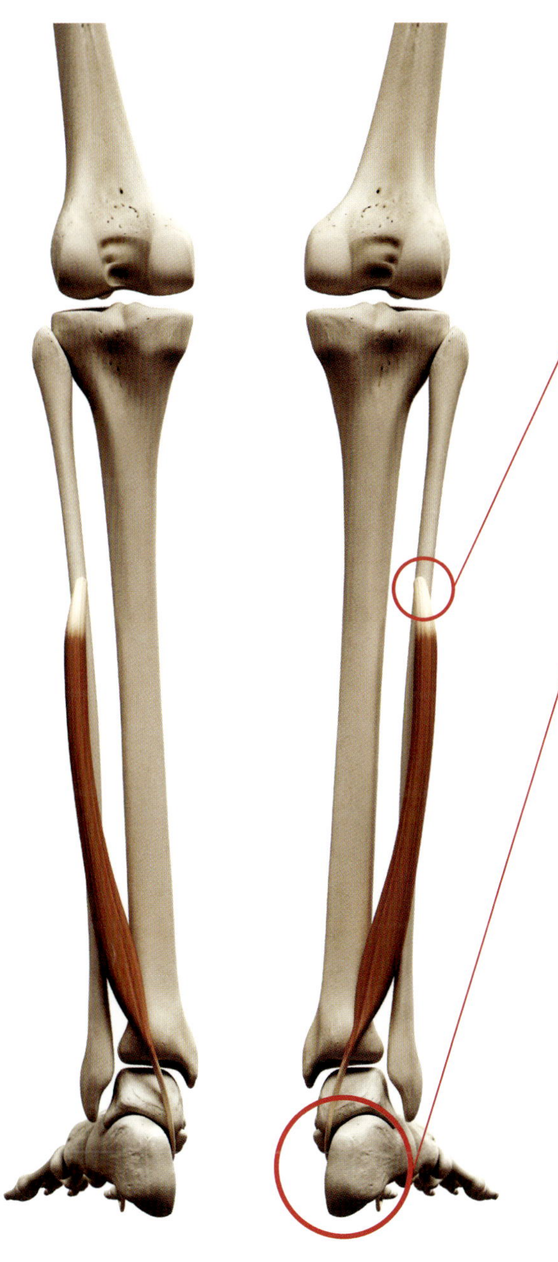

긴엄지굽힘근 (장무지굴근, Flexor hallucis longus)

(어원) 'Flexor' : 굽히다, 'Hallux' : 엄지발가락, 'Longus' : 길다

이는곳 origin

- 종아리뼈몸통 아래2/3 비골체 하부2/3
  Posterior surface of fibula (Distal 2/3 of)

닿는곳 insertion

- 엄지발가락 끝마디뼈 지골 말절골
  Base of distal phalanx of great toe

지배신경 innervation

- 정강신경 경골신경
  Tibial nerve (S2,3)

작용 action

- 엄지발가락 굽힘, 발목관절 안쪽번짐

종아리뒤칸의 깊은층의 근육으로 정강신경의 지배를 받는다. 뒤정강근과 긴발가락굽힘근과 함께 발목굴을 통과하는 근육으로 약화시 엄지발가락이 폄증상이 나타날수 있다. 또한 뒤정강근 및 긴발가락굽힘근과 함께 발목관절 안쪽번짐의 공통작용도 하는 근육으로 정강신경의 무릎부위에서 손상시 이 세개근육의 약화는 발목관절 가쪽번짐과 발가락 폄 증상이 되게 한다. 보행에서 이 근육은 '발끝떼기'에서 중요한 작용을 한다.

앞정강근 (전경골근, Tibials anterior)

* (어원) 'Tibialis' : 정강이의, 'Anterior' : 앞

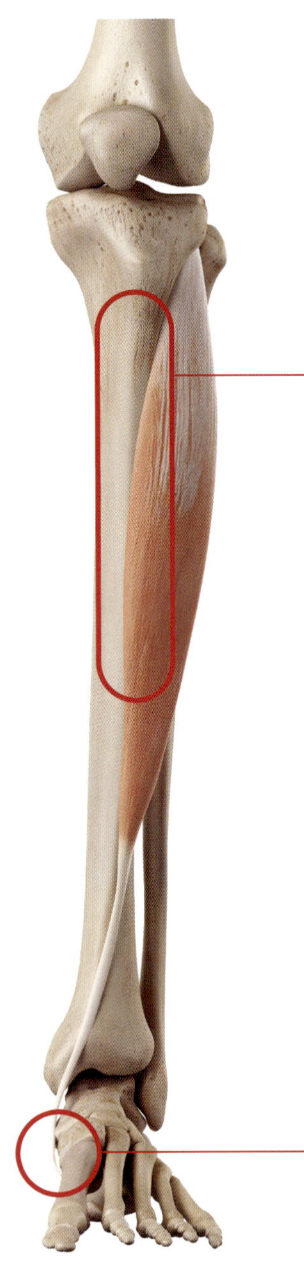

이는곳 origin

- 정강뼈 가쪽관절융기_{경골 외측과}, 몸통 가쪽면 위쪽_{경골체 외측 상부}, 뼈사이막_{골간막}
  Lateral shaft of tibia, interosseous menbrane

닿는곳 insertion

- 첫째발허리뼈_{중족골}, 안쪽쐐기뼈_{내측설상골}
  Base of 1st metatarsal, first medial cuneiform

지배신경 innervation

- 깊은종아리신경_{심비골신경}
  Deep peroneal nerve (L4,5, S1)

작용 action

- 발목관절 발등 굽힘, 안쪽번짐

종아리 앞칸의 근육으로 깊은종아리신경의 지배를 받는다. 발목관절의 발등굽힘이 주작용이지만 뒤정강근과 함께 발목관절 안쪽번짐에도 관여한다. 보행중 유각기(swing phase)에서 발가락이 지면에 유지할수 있게 한다. 이 근육의 약화는 종아리앞칸근육들인 긴발가락폄근과 긴엄지폄근이 발목관절 폄에 작용해야 하겠으나 발목관절 가쪽번짐의 움직임도 발생하게 되어 불균형의 원인이 되기도 한다. 또한 발바닥활을 지지하는 기능도 있기에 약화시 이 활이 무너지는 원인이 되기도 한다.

긴엄지폄근 (장무지신근, Extensor hallucis longus)

* (어원) 'Extensor' : 펴다, 'Hallux' : 엄지발가락, 'Longus' : 길다

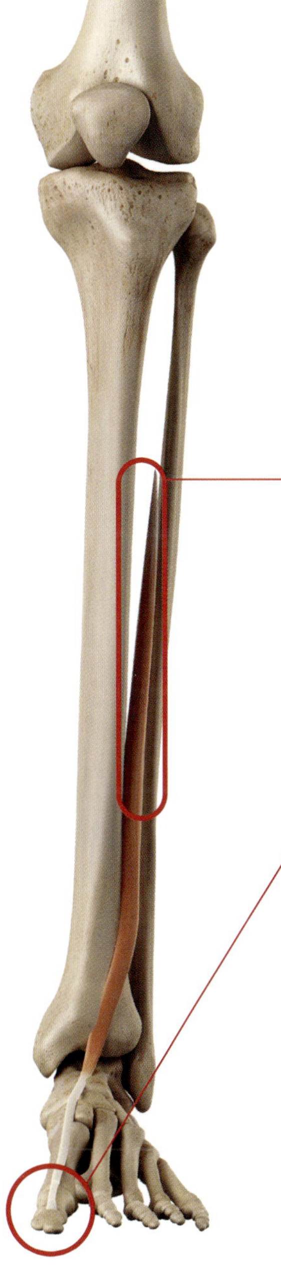

이는곳 origin

- 종아리뼈비골 앞쪽표면 중간 1/3
  Middle thrid medial surface of fibula
- 뼈사이막골간막
  Interosseous menbrane

닿는곳 insertion

- 엄지발가락 끝마디뼈바닥지골 말절골저
  Base of distal phalanx of the great toe

지배신경 innervation

- 깊은종아리신경심비골신경
  Deep peroneal nerve (L4,5, S1)

작용 action

- 발목관절 발등 굽힘, 엄지발가락 폄

앞정강근과 긴발가락폄근과 함께 종아리앞칸 근육을 형성하고 있으며, 깊은종아리신경의 지배를 받는다. 주작용은 엄지발가락을 폄하는 것이지만 종아리앞칸근육들과 함께 발목관절 발등굽힘에 작용하며 긴발가락굽힘근과는 다르게 앞정강근과 함께 발목관절 안쪽번짐에 작용한다.

짧은발가락폄근 (단지신근, Extensor digitorum brevis)

* (어원) 'Extensor' : 펴다, 'Digitorum' : 발가락, 'Brevi' : 짧다

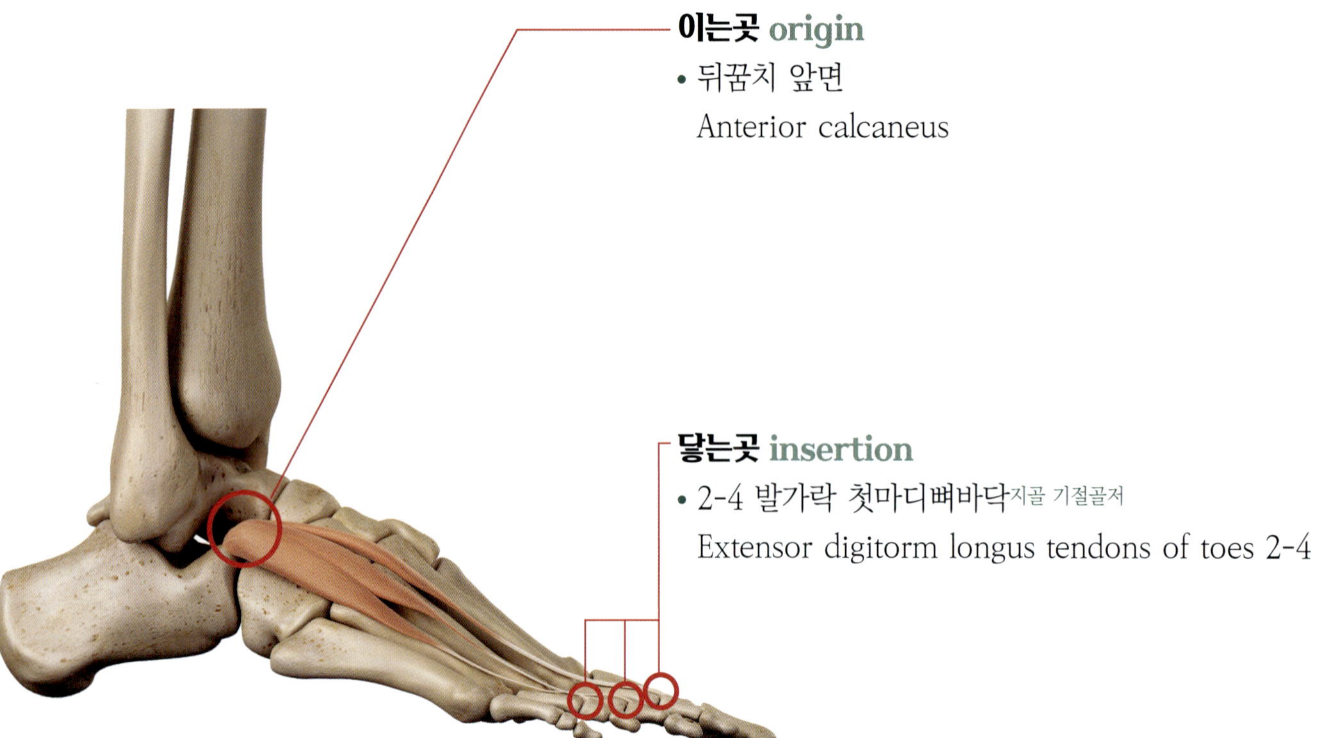

이는곳 origin

- 뒤꿈치 앞면
  Anterior calcaneus

닿는곳 insertion

- 2-4 발가락 첫마디뼈바닥_{지골 기절골저}
  Extensor digitorm longus tendons of toes 2-4

지배신경 innervation

- 깊은종아리신경_{심비골신경}
  Deep peroneal nerve (L4,5, S2)

작용 action

- 둘째~다섯째발가락 폄

긴발가락폄근 (장지신근, Extensor digitorum longus)

* (어원) 'Extensor' : 펴다, 'Digitorum' : 발가락, 'Longus' : 길다

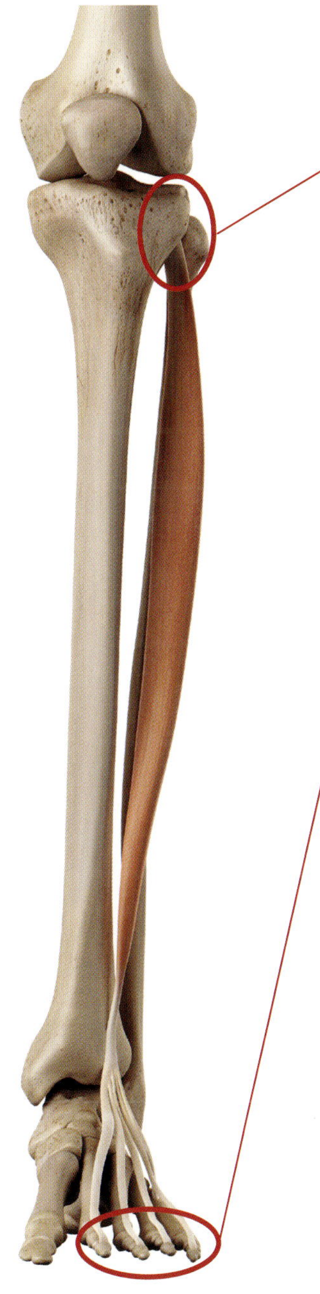

이는곳 origin

- 정강뼈 가쪽관절융기_{경골 외측과}
  Anterior lateral condyle of tibia
- 종아리뼈 안쪽 위3/4_{비골 내측 상부3/4}
  Anterior shaft of fibula and superior 3/4
- 뼈사이막_{골간막}
  Interosseous menbrane

닿는곳 insertion

- 둘째~다섯째발가락 중간·끝마디뼈_{지골 중·말절골}
  Distal and middle phalanges of digits 2-5

지배신경 innervation

- 깊은종아리신경_{심비골신경}
  Deep peroneal nerve (L5, S1)

작용 action

- 발등굽힘, 둘째~다섯째발가락 폄

종아리앞칸의 근육으로 깊은종아리신경의 지배를 받는다. 발가락과 발등굽힘에 작용하지만 긴엄지굽힘근 및 앞정강근과는 다르게 발목관절 가쪽번짐에 작용하는 근육이다. 이 근육의 약화는 발가락 폄의 기능이 약화될 것이다.

셋째종아리근 (제삼비골근, Peroneus tertius)

* (어원) 'Perone' : 종아리뼈, 'Terti' : 세번째

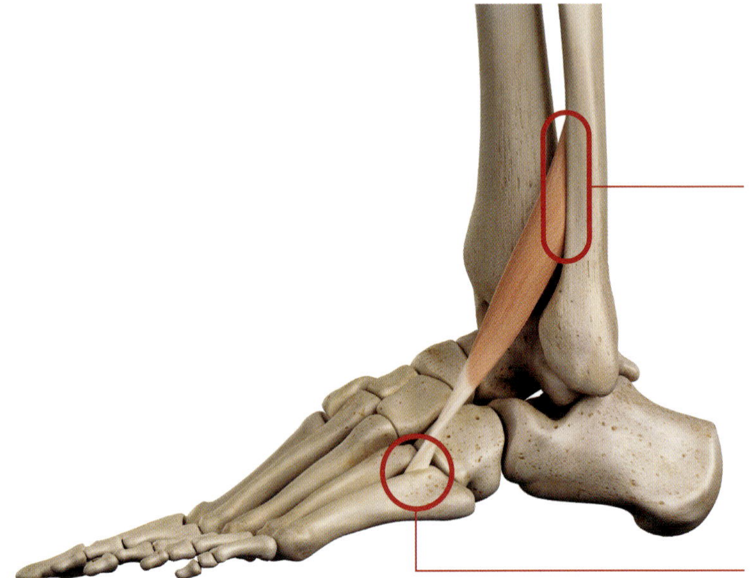

이는곳 origin
- 종아리뼈^{비골} 앞쪽면
  Anterior distal fibula

닿는곳 insertion
- 다섯째발허리뼈바닥^{중족골저}
  Base of 5th metatarsal

지배신경 innervation
- 깊은종아리신경^{심비골신경}
  Deep peroneal nerve (L4,5, S1)

작용 action
- 발목관절 발등굽힘, 가쪽번짐,
  움직임에 큰 역할 없음

짧은종아리근 (단비골근, Fibularis brevis(Perone brevis))

* (어원) 'Perone' : 종아리뼈, 'Brevi' : 짧다

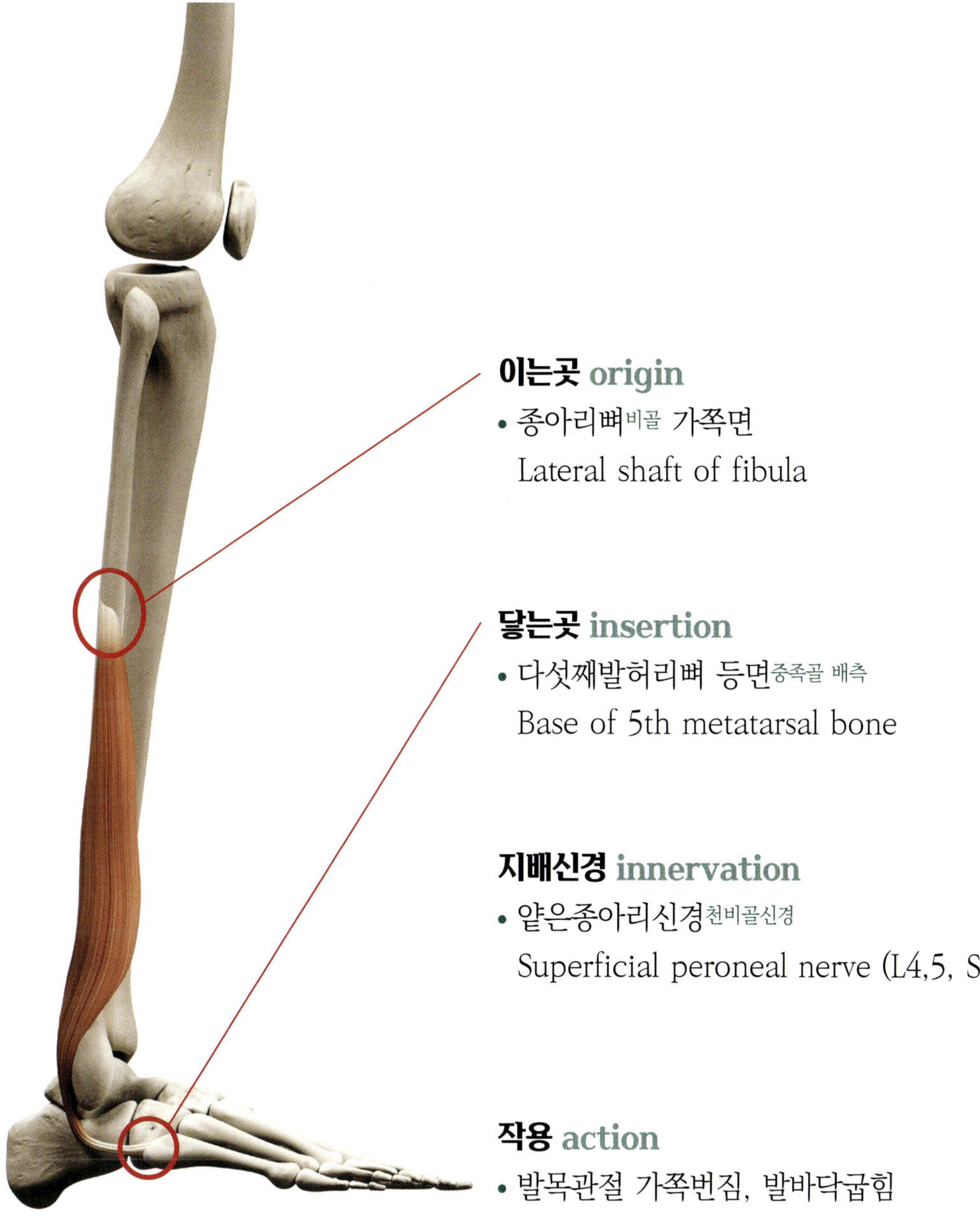

종아리가쪽칸의 근육으로 얕은종아리신경의 지배를 받는다. 이 근육의 약화는 가쪽번짐의 약화와 발바닥활의 감소의 원인이 된다. 긴종아리근과 짧은종아리근은 발목관절 가쪽번짐에 주작용근이나 발바닥굽힘작용시에도 작용을 하기 때문에 걷기, 뛰기, 점프하기와 같은 동작을 하는 동안 많이 사용되는 근육이다. 종아리신경병증(peroneal neuropathy)시 주로 약화증상이 있다.

긴종아리근 (장비골근, Fibularis longus(Perone longus))

* (어원) 'Perone' : 종아리뼈, 'Longus' : 길다

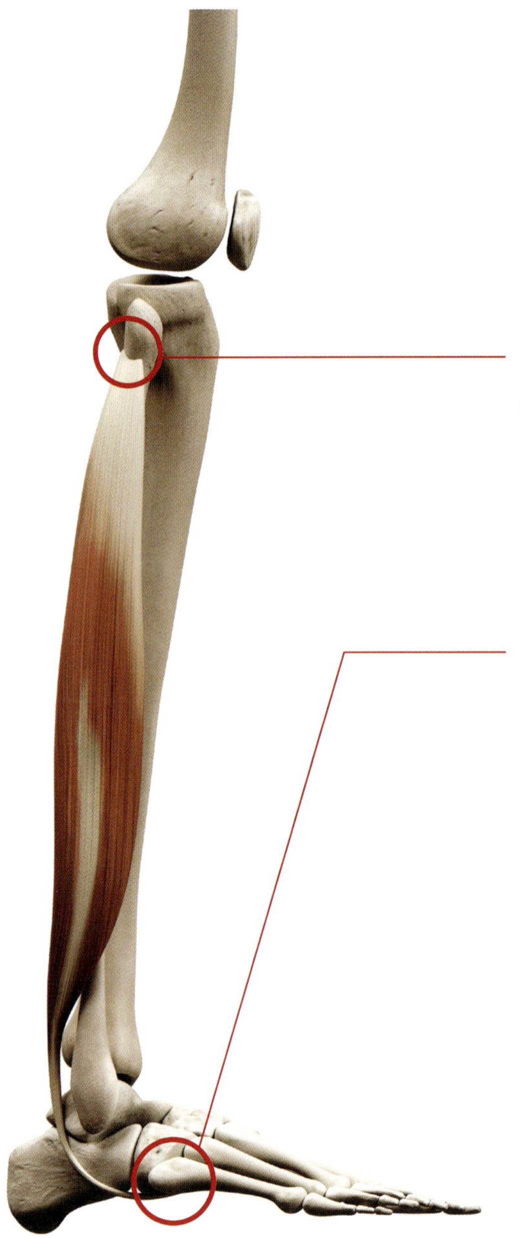

이는곳 origin

- 정강뼈경골 가쪽면, 종아리뼈몸통 위부분비골체 상부
  Superior and lateral surface of the fibula and the lateral tibial condyle

닿는곳 insertion

- 첫째발허리뼈중족골, 안쪽쐐기뼈내측설상골
  Base of 1st metatarsal, 1st (medial) cuneiform

지배신경 innervation

- 얕은종아리신경천비골신경
  Superficial peroneal nerve

작용 action

- 발목관절 가쪽번짐, 발바닥굽힘

종아리가쪽칸의 근육으로 얕은종아리신경의 지배를 받는다. 이 근육의 약화는 가쪽번짐의 약화와 발바닥활의 감소의 원인이 된다. 긴종아리근과 짧은종아리근은 발목관절 가쪽번짐에 주작용근이나 발바닥굽힘작용시에도 작용을 하기 때문에 걷기, 뛰기, 점프하기와 같은 동작을 하는 동안 많이 사용되는 근육이다. 종아리신경병증(peroneal neuropathy)시 주로 약화증상이 있다.

엄지벌림근 (무지외전근, Abductor hallucis)

* (어원) 'Abduct' : 벌림, 'Hallux' : 엄지

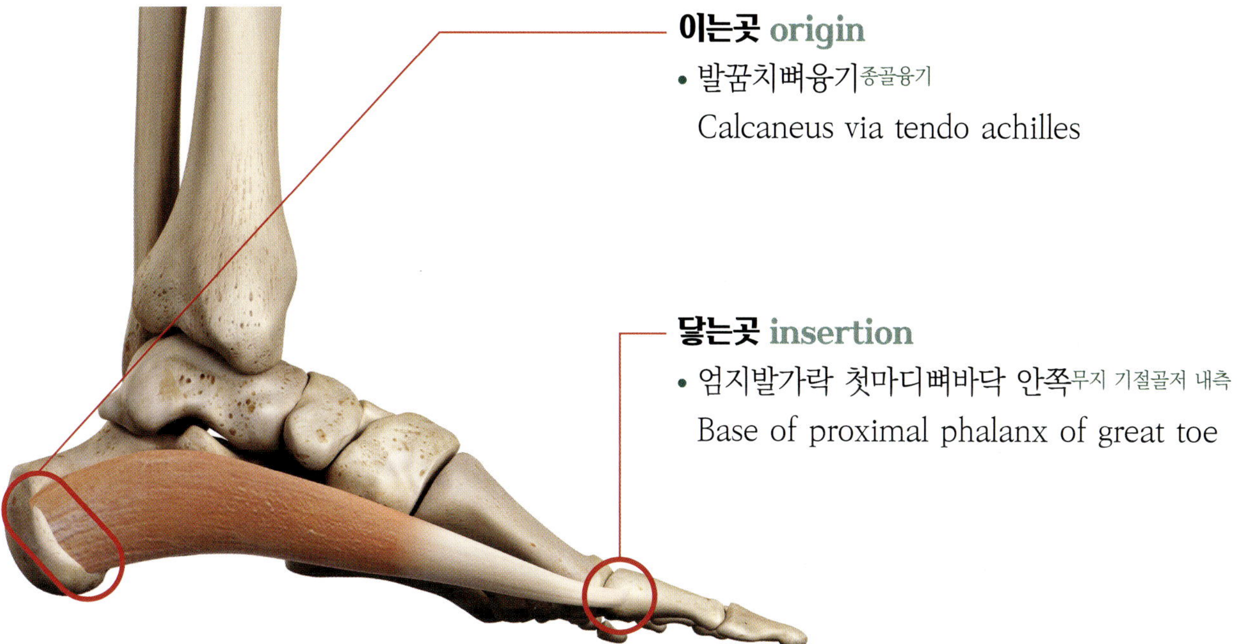

이는곳 origin

- 발꿈치뼈융기 종골융기
  Calcaneus via tendo achilles

닿는곳 insertion

- 엄지발가락 첫마디뼈바닥 안쪽 무지 기절골저 내측
  Base of proximal phalanx of great toe

지배신경 innervation

- 안쪽발바닥신경 내측족저신경
  Medial plantar nerve (L4,5)

작용 action

- 엄지발가락 벌림

짧은발가락굽힘근 (단지굴근, Flexor digitorum brevis)

* (어원) 'Flexor' : 굽히다, 'Digitorum' : 발가락, 'Brevi' : 짧다

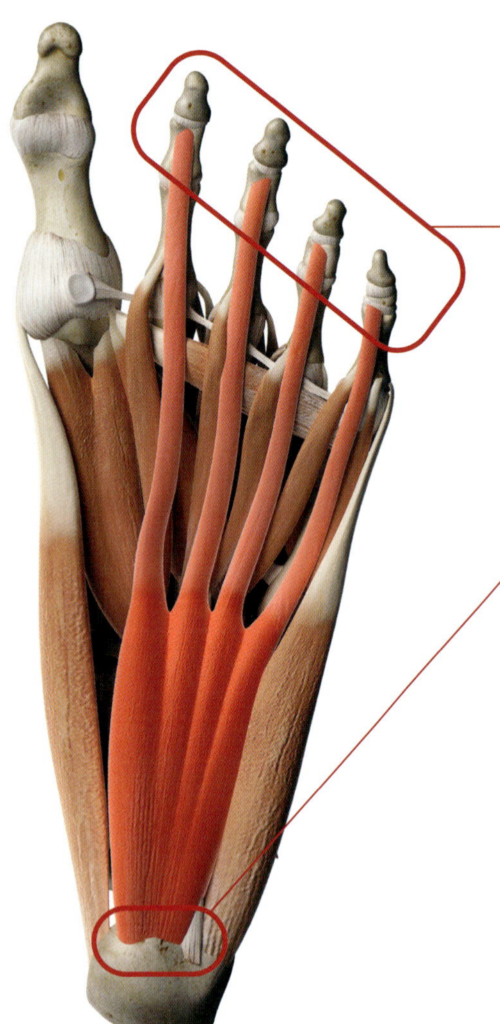

이는곳 origin

- 발꿈치뼈융기 아래^{종골융기 하부}
  Medial process of calcaneal tuberosity

닿는곳 insertion

- 둘째~다섯째발가락 중간마디뼈바닥^{중절골저}
  Middle phalanges of 2-5

지배신경 innervation

- 안쪽발바닥신경^{내측족저신경}
  Medial plantar nerve (L4,5)

작용 action

- 둘째~다섯째발가락 굽힘

새끼벌림근 (소지외전근, Abductor digiti minimi)

* (어원) 'Abdut' : 멀어지다, 'Digiti' : 발가락, 'Minimi' : 가장 작은

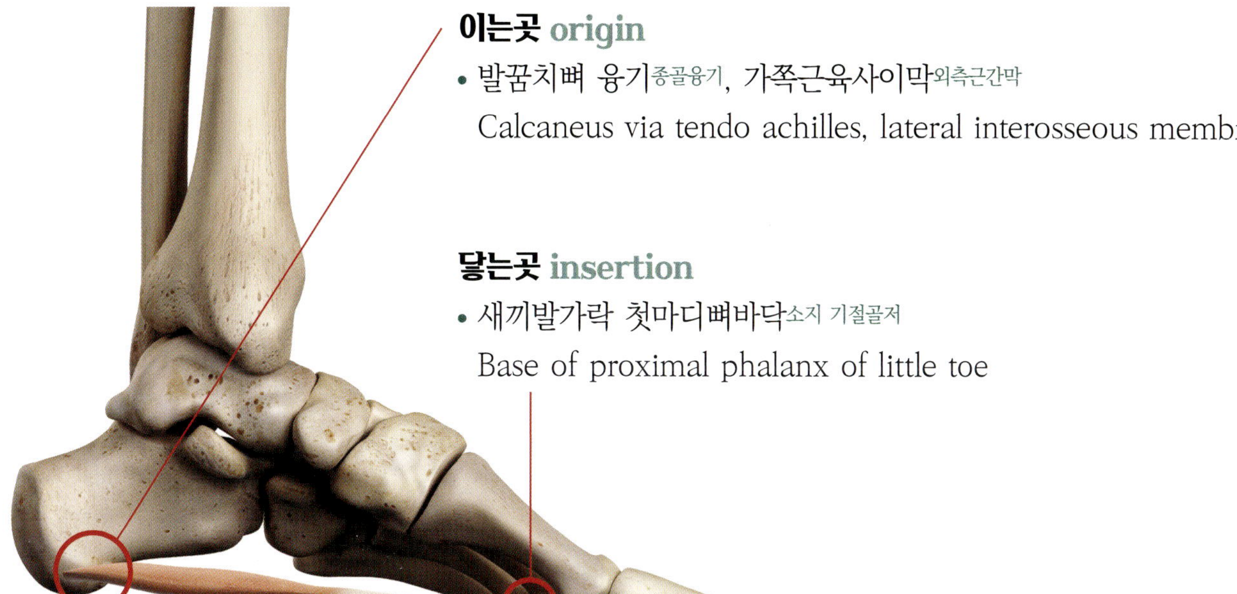

이는곳 origin

- 발꿈치뼈 융기_{종골융기}, 가쪽근육사이막_{외측근간막}
  Calcaneus via tendo achilles, lateral interosseous membrane

닿는곳 insertion

- 새끼발가락 첫마디뼈바닥_{소지 기절골저}
  Base of proximal phalanx of little toe

지배신경 innervation

- 가쪽발바닥신경_{외측족저신경}
  Lateral plantar nerve (S1,2)

작용 action

- 새끼발가락 벌림, 굽힘

발바닥네모근 (족척방형근, Quadratus plantae)

* (어원) 'Quadratus' : 사각형, 'Plantae' : 발바닥쪽면

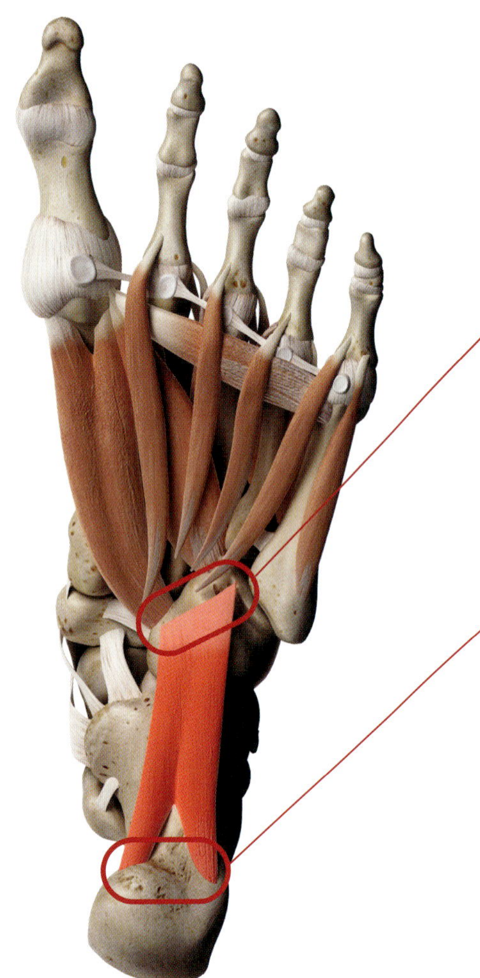

이는곳 origin

- 발꿈치뼈 안쪽면, 아래면_{종골 내측면, 하측면}
  Calcaneus (medial, Inferior)

닿는곳 insertion

- 긴발가락굽힘근힘줄_{장지굴근건}
  Tendons of flexor digitorum longus

지배신경 innervation

- 가쪽발바닥신경_{외측족저신경}
  Lateral plantar nerve (S1,2)

작용 action

- 긴발가락굽힘근 보조

벌레근 (충양근, Lumbrical)

* (어원) 'Lumbrical' : 벌레

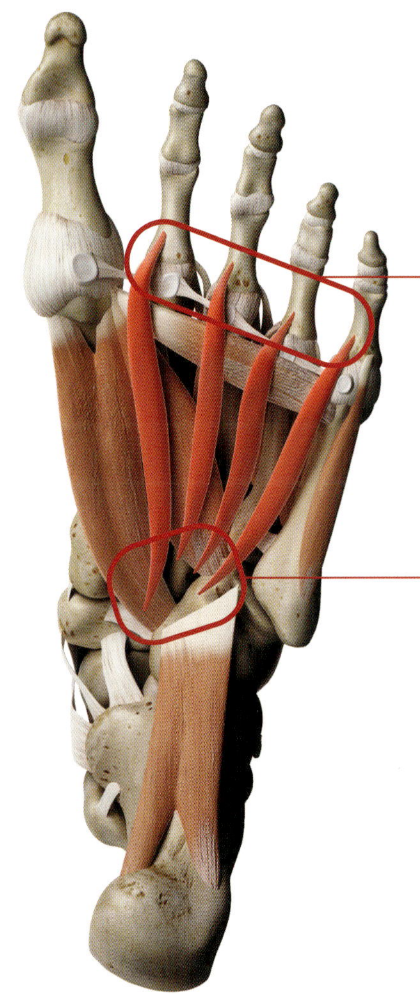

이는곳 origin

- 첫째벌레근 : 긴발가락굽힘근힘줄^{장지굴근건} 첫째 힘줄 안쪽면
- 둘째~넷째벌레근 : 긴발가락굽힘근^{장지굴근건} 네힘줄의 마주보는 면
  Tendons of flexor digitorum longus

닿는곳 insertion

- 둘째~다섯째발가락 위의 폄근널힘줄^{지골 상부의 신근건막}
  Extensor expansion to 4 lateral toes

지배신경 innervation

- 첫째벌레근 : 안쪽발바닥신경^{내측족저신경}
  Medial plantar nerve (L4,5)
- 둘째~넷째벌레근 : 가쪽발바닥신경^{외측족저신경}
  Lateral plantar nerve (S1,2)

작용 action

- 둘째~다섯째발가락 첫마디뼈 굽힘, 중간·끝마디뼈 폄

짧은엄지굽힘근 (단무지굴근, Flexor hallucis brevis)

* (어원) 'Flexor' : 굽히다, 'Hallux' : 엄지, 'Brevi' : 짧다

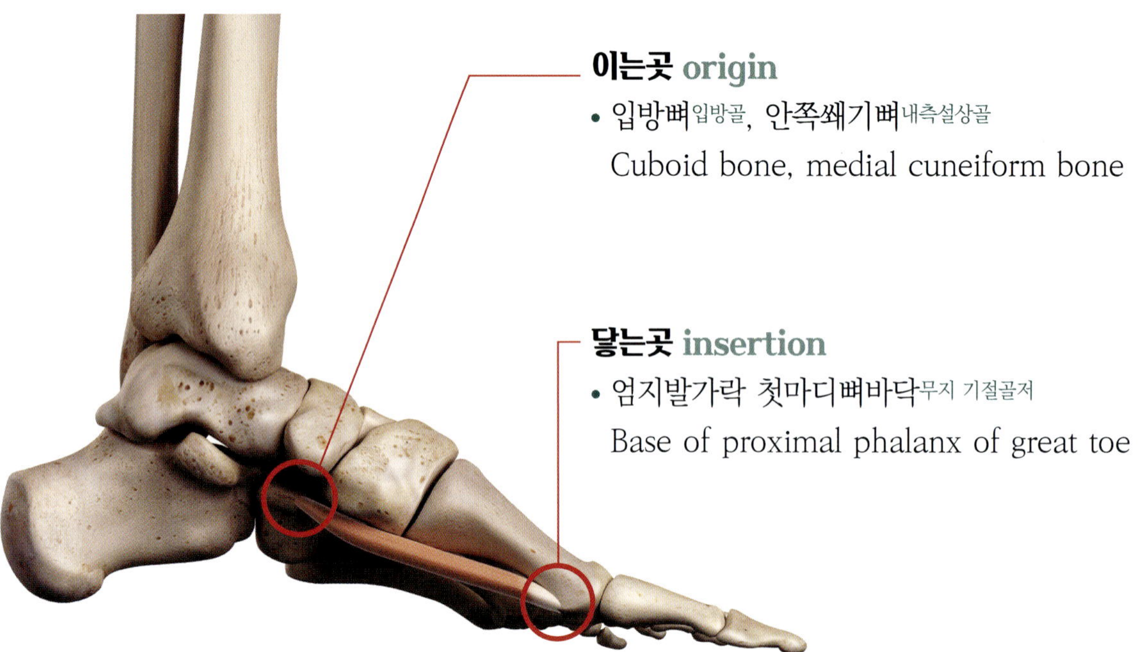

이는곳 origin

- 입방뼈^{입방골}, 안쪽쐐기뼈^{내측설상골}
  Cuboid bone, medial cuneiform bone

닿는곳 insertion

- 엄지발가락 첫마디뼈바닥^{무지 기절골저}
  Base of proximal phalanx of great toe

지배신경 innervation

- 안쪽발바닥신경^{내측족저신경}
  Medial plantar nerve (L4,5)

작용 action

- 엄지발가락 굽힘

엄지모음근 (무지내전근, Adductor hallucis)

* (어원) 'Ad' : 가깝게, 'Ducere' : 잡아당기다, 'Hallux' : 엄지

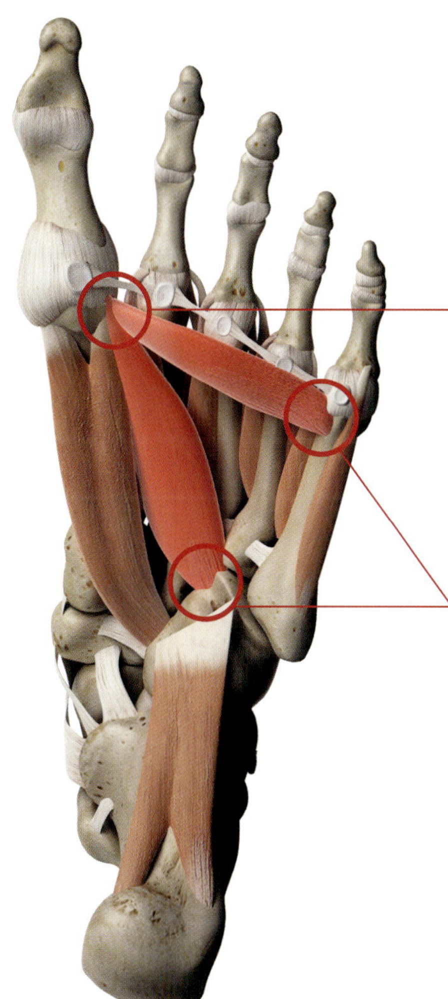

이는곳 origin

- 빗갈래 : 둘째~넷째발허리뼈바닥^{중족골저}
  Oblique : base of 2nd, 3rd metatarsal
- 가로갈래 : 셋째~다섯째발허리뼈머리^{중족골두}
  Transverse : 3rd, 4th, 5th MP joint capsules

닿는곳 insertion

- 엄지발가락 첫마디뼈바닥 가쪽^{무지 기절골저}
  Base of proximal phalanx of great toe

지배신경 innervation

- 가쪽발바닥신경^{외측족저신경}
  Lateral plantar nerve (S1,2)

작용 action

- 엄지발가락 모음

등쪽뼈사이근 (배측골간근, Dorsal interosseous)

* (어원) 'Dorsi' : 등쪽의, 'Inter' : ~사이, 'Os' : 뼈

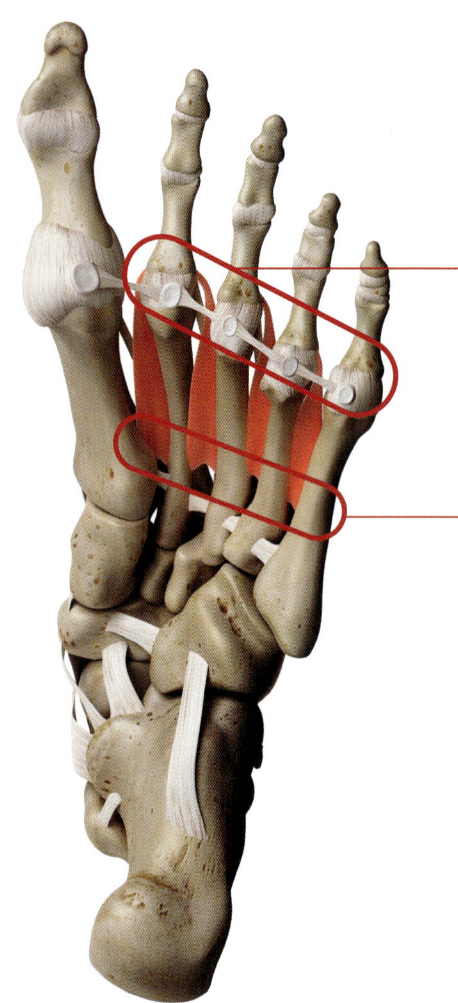

이는곳 origin

- 첫째~다섯째발허리뼈몸통^{중족골체}
  Metatarsal body (1-5)

닿는곳 insertion

- 둘째~다섯째발가락의 폄근널힘줄^{신근건막}, 첫마디뼈바닥^{기절골저}
  Extensor expansion of 2-5

지배신경 innervation

- 가쪽발바닥신경^{외측족저신경}
  Lateral plantar nerve (S1,2)

작용 action

- 둘째발가락을 중심으로 발가락벌림

바닥쪽뼈사이근 **(장측골간근, Plantar interosseous)**

* (어원) 'Plantae' : 발바닥쪽면, 'Inter' : ~사이, 'Os' : 뼈

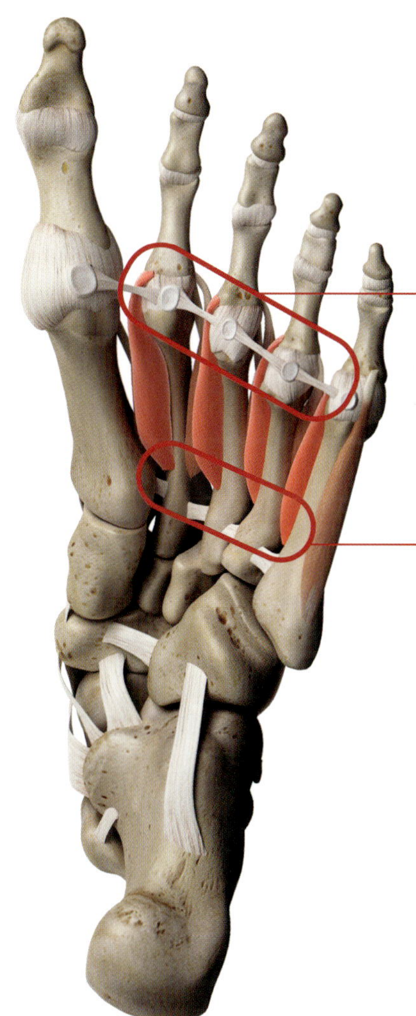

이는곳 origin

- 셋째~다섯째발허리뼈 몸통 안쪽면_{중족골체 내측면}
  Medial side of 3-5 metatarsal (1-5)

닿는곳 insertion

- 셋째~다섯째발가락 첫마디뼈바닥_{기절골저}
  Extensor expansion of 3-5

지배신경 innervation

- 가쪽발바닥신경_{외측족저신경}
  Lateral plantar nerve (S1,2)

작용 action

- 셋째~다섯째발가락 모음, 첫마디뼈 굽힘

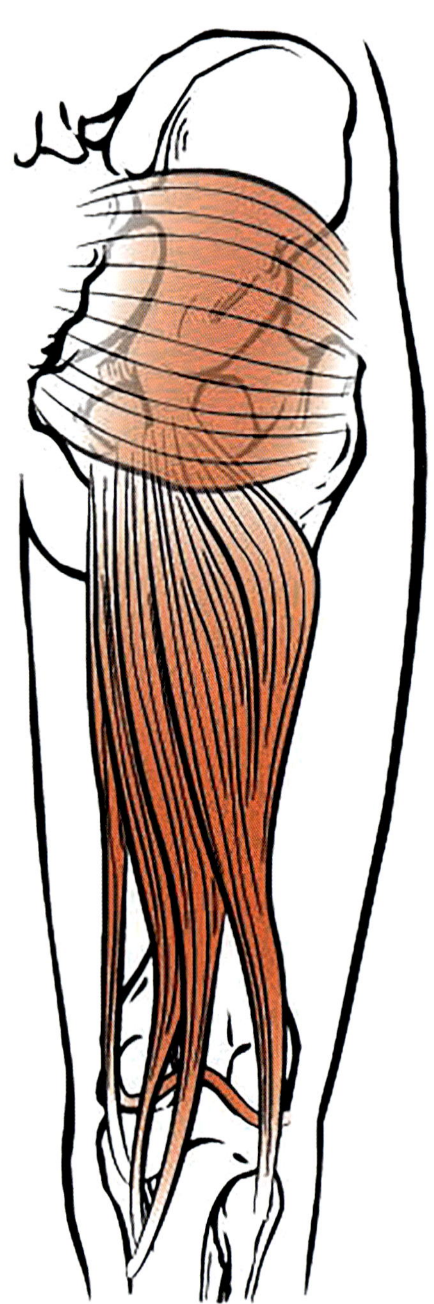

엉덩관절 폄근(고관절신전근) :

큰볼기근(대둔근), 넙다리두갈래근(대퇴이두근), 반힘줄근(반건양근), 반막근(반막양근),

큰모음근(대내전근)

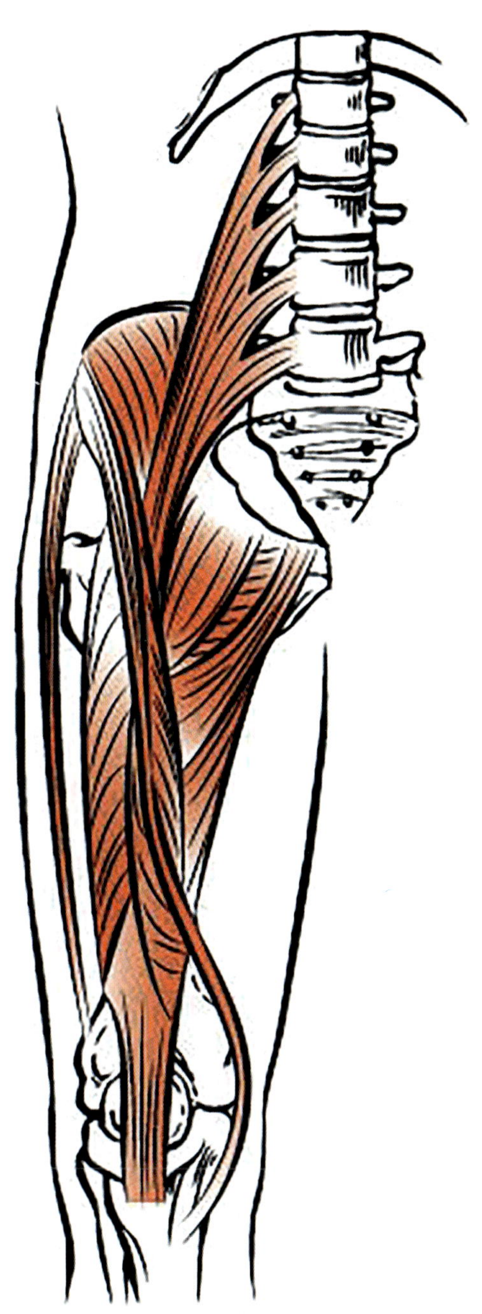

엉덩허리근(장요근), 두덩근(치골근), 넙다리근막긴장근(대퇴근막장근), 넙다리곧은근(대퇴직근),
넙다리빗근(봉공근)

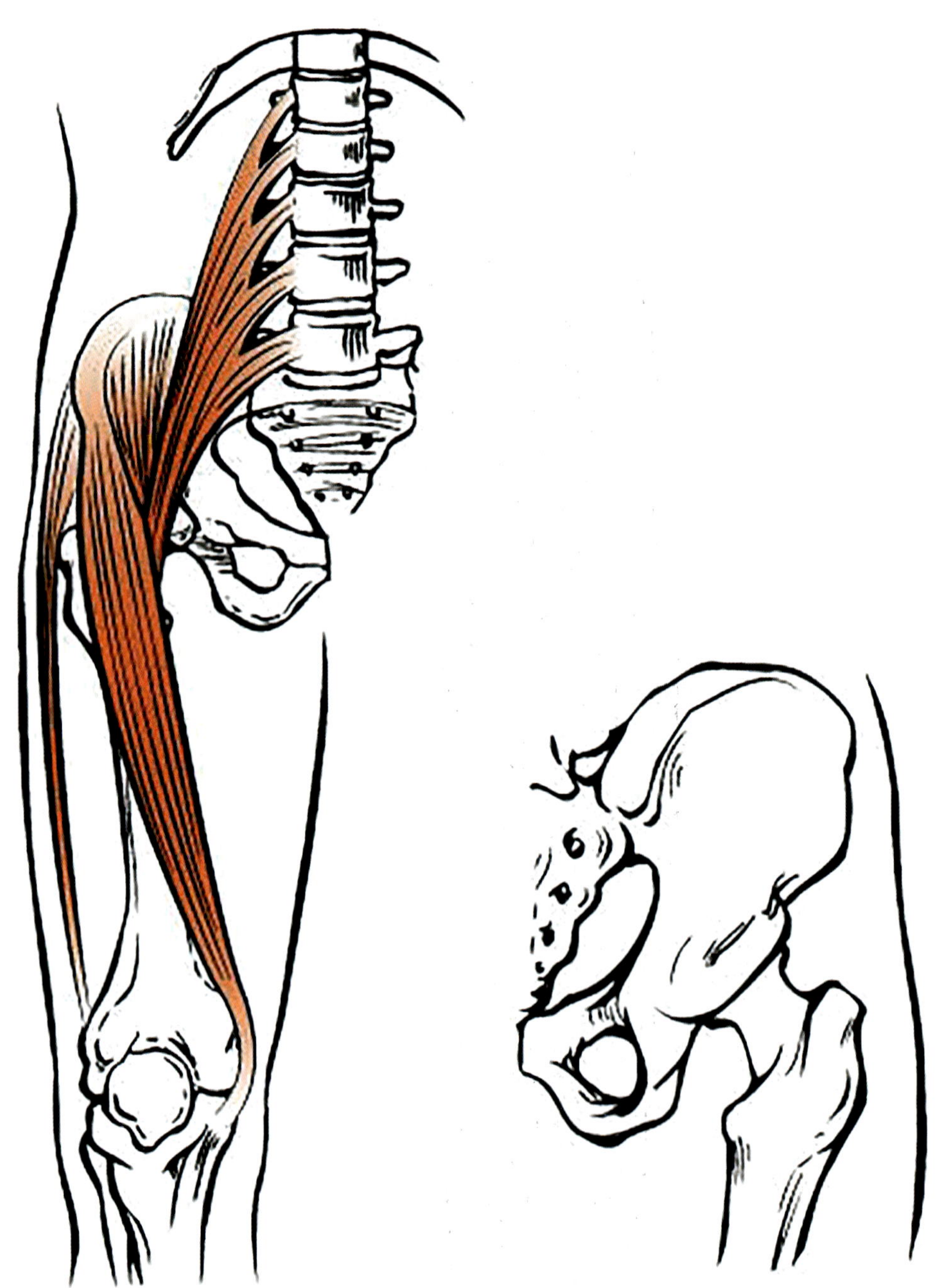

중간볼기근(중둔근), 작은볼기근(소둔근), 엉덩허리근(장요근), 넙다리근막긴장근(대퇴근막장근),

넙다리빗근(봉공근)

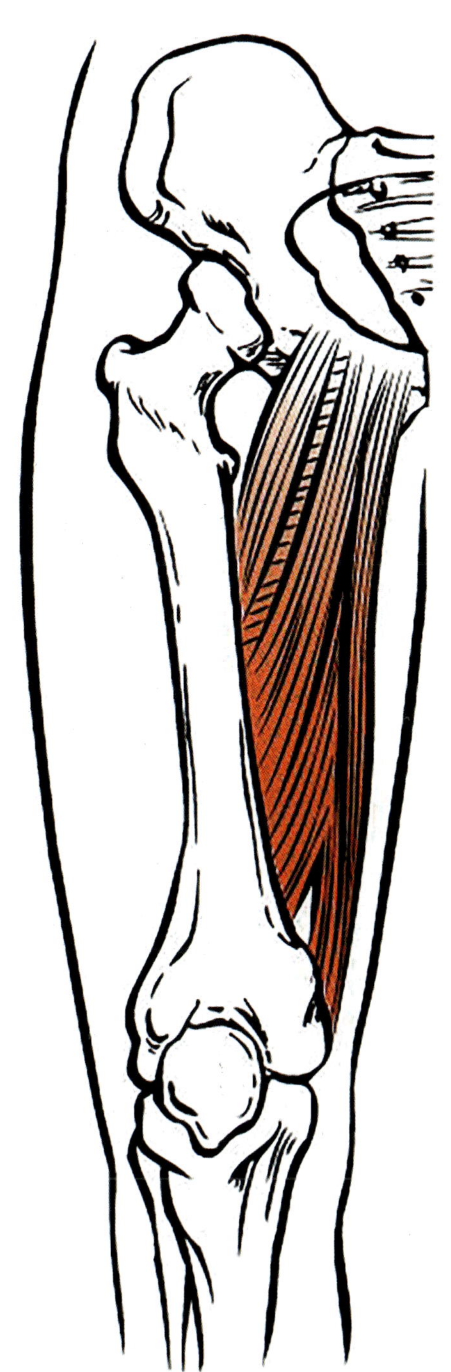

긴모음근(장내전근), 짧은모음근(단내전근), 큰모음근(대내전근), 두덩정강근(박근), 두덩근(치골근)

엉덩관절 가쪽돌림근

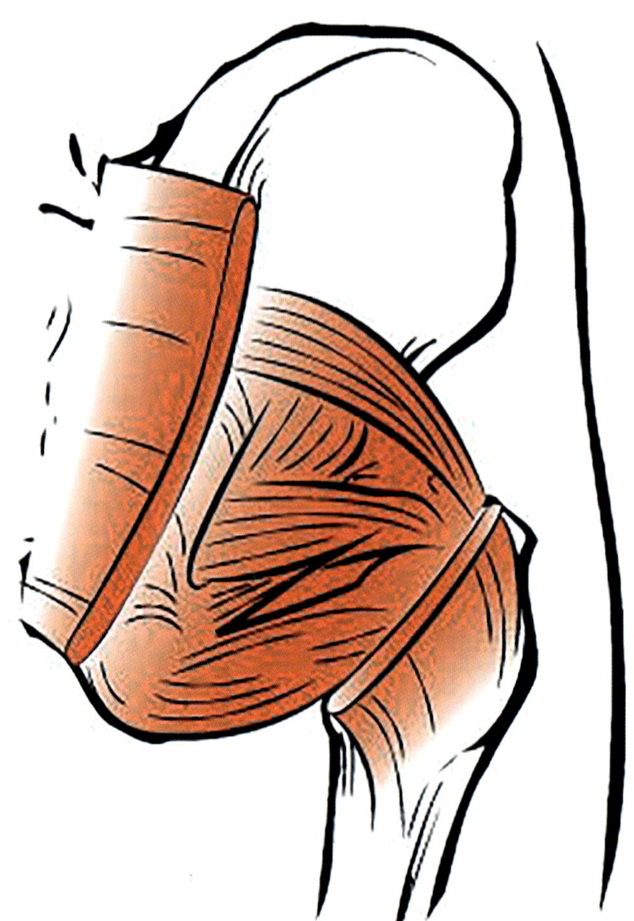

큰볼기근(대둔근), 궁둥구멍근(이상근), 위쌍둥이근(상쌍자근), 아래쌍둥이근(하쌍자근),

속폐쇄근(내폐쇄근), 바깥폐쇄근(외폐쇄근), 넙다리네모근(대퇴방형근), 넙다리빗근(봉공근)

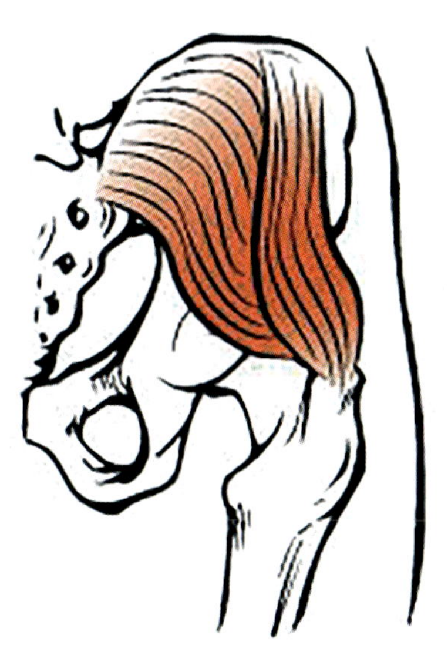

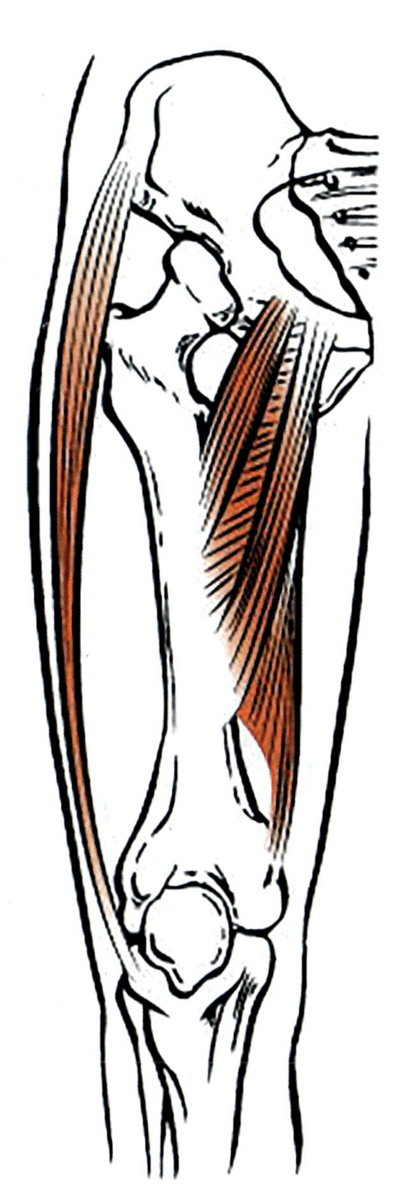

넙다리근막긴장근(대퇴근막장근), 중간볼기근(중둔근), 작은볼기근(소둔근)

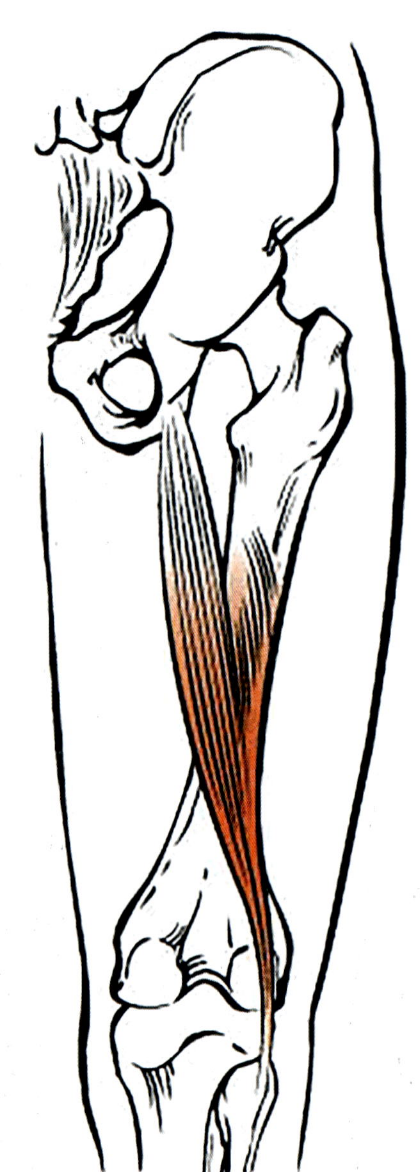

무릎관절 가쪽돌림근육(슬관절외회전근) :
넙다리두갈래근(대퇴이두근)

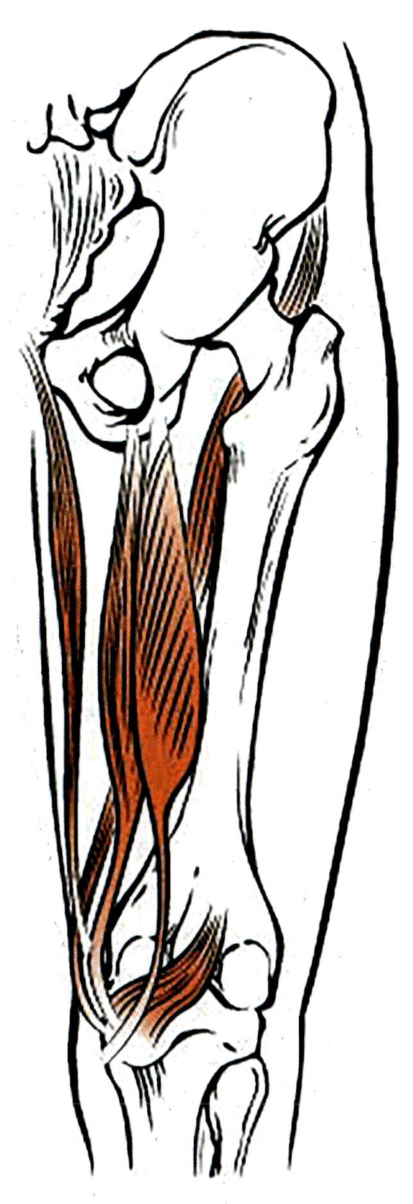

넙다리빗근(봉공근), 두덩정강근(박근), 반힘줄근(반건양근), 반막근(반막양근), 오금근(슬와근)

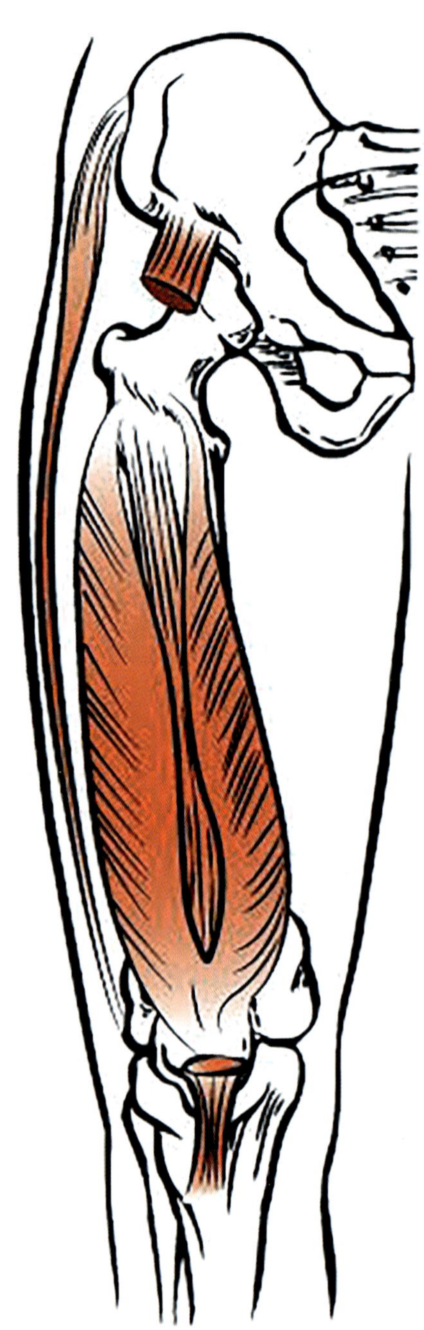

무릎관절 폄근(슬관절신전근) :

넙다리네갈래근(대퇴사두근)

무릎관절 굽힘근

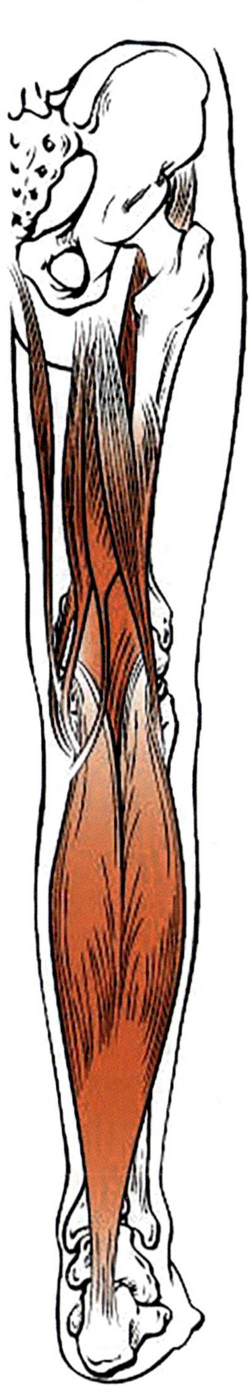

무릎관절 굽힘근(슬관절굴곡근):

넙다리두갈래근(대퇴이두근), 반힘줄근(반건양근), 반막근(반막양근), 두덩정강근(박근),

넙다리빗근(봉공근), 오금근(슬와근), 장딴지근(비복근)

발목관절 발등굽힘근

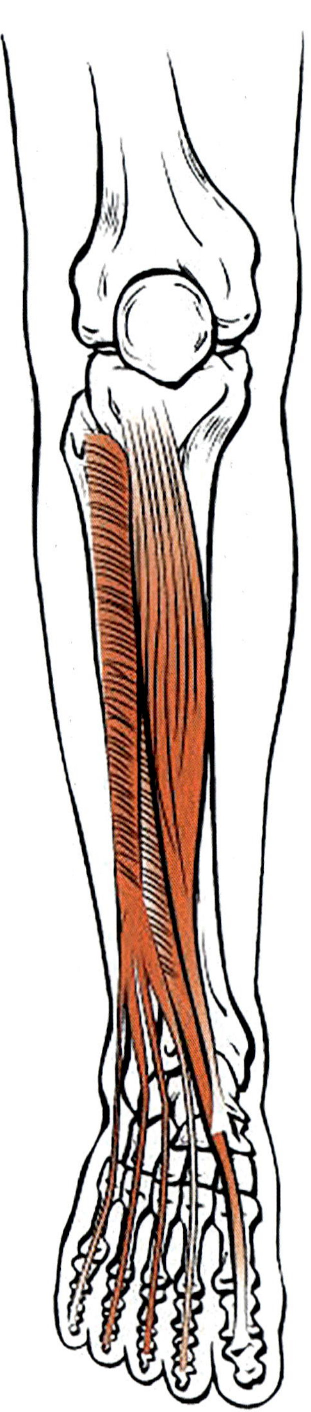

앞정강근(전경골근), 긴발가락폄근(장지신근), 긴엄지폄근(장무지신근), 셋째종아리근(제삼비골근)

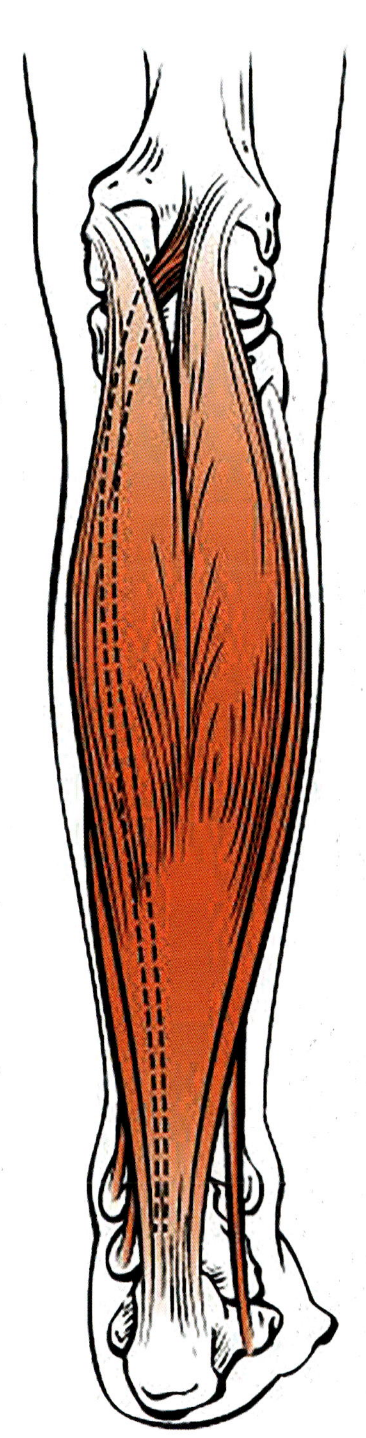

발목관절 발바닥굽힘근(족관절저측굴근) :

종아리세갈래근(하퇴삼두근), 장판지빗근(족척근), 긴발가락굽힘근(장지굴근), 뒤정강근(후경골근)

발의 안쪽번짐근

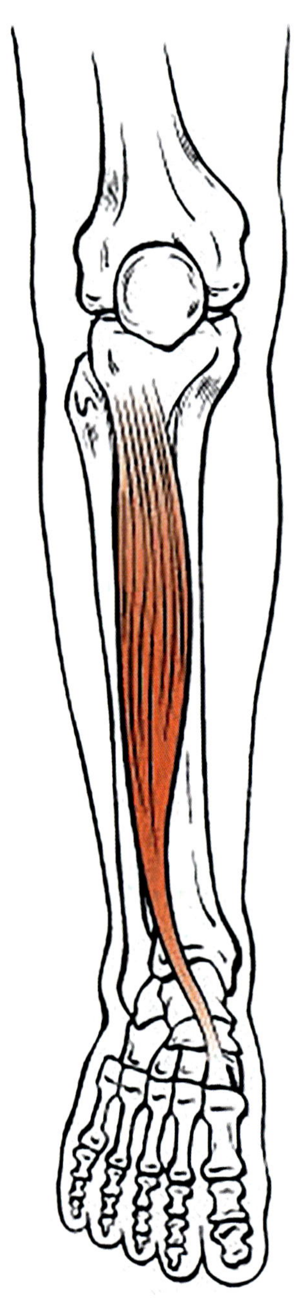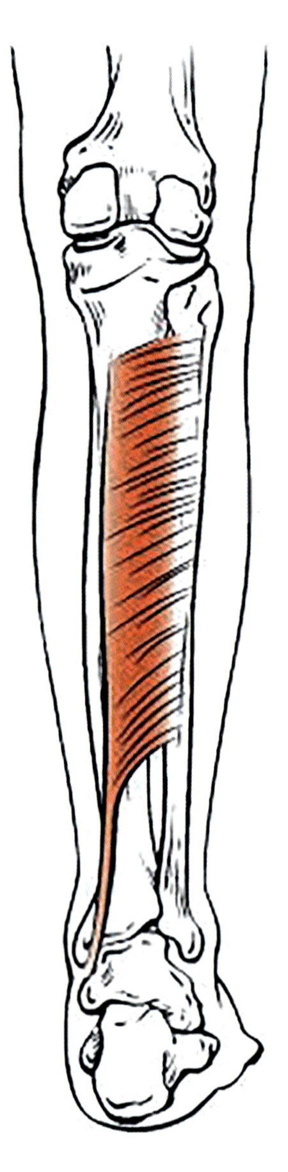

발의 안쪽번짐근(내번근):

앞정강근(전경골근), 뒤정강근(후경골근), 긴엄지굽힘근(장무지굴근)

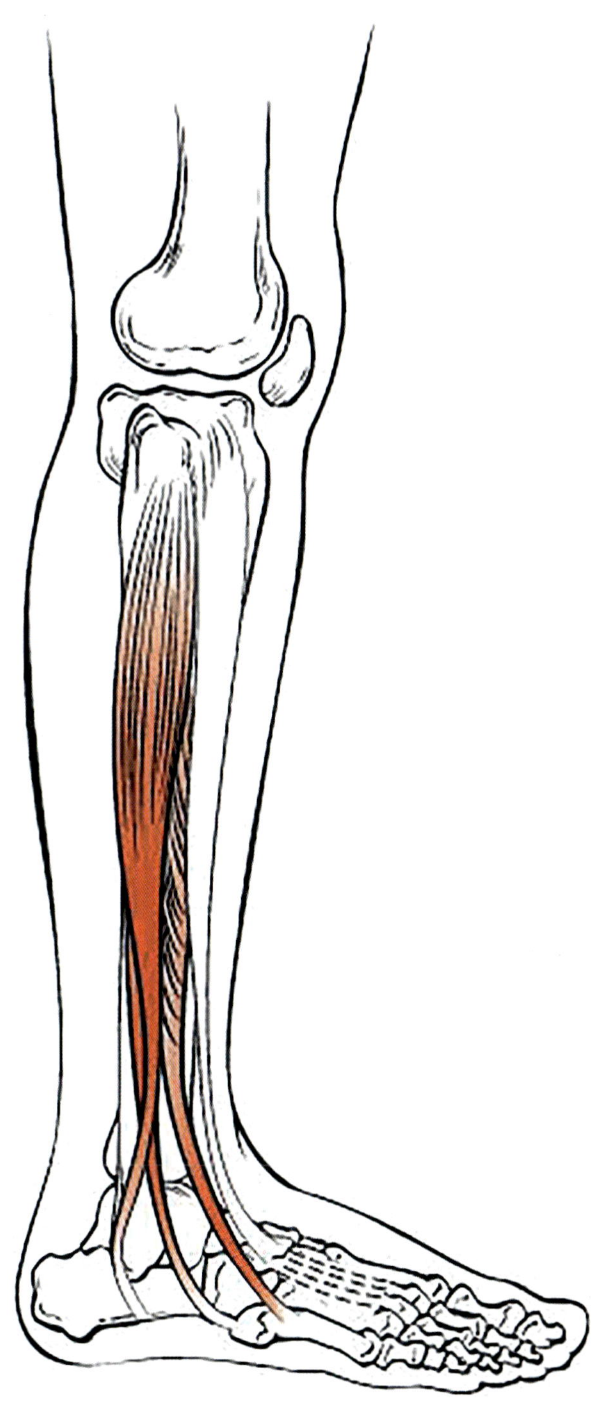

발의 가쪽번짐근(외번근):

긴종아리근(장비골근), 짧은종아리근(단비골근), 셋째종아리근(제삼비골근)

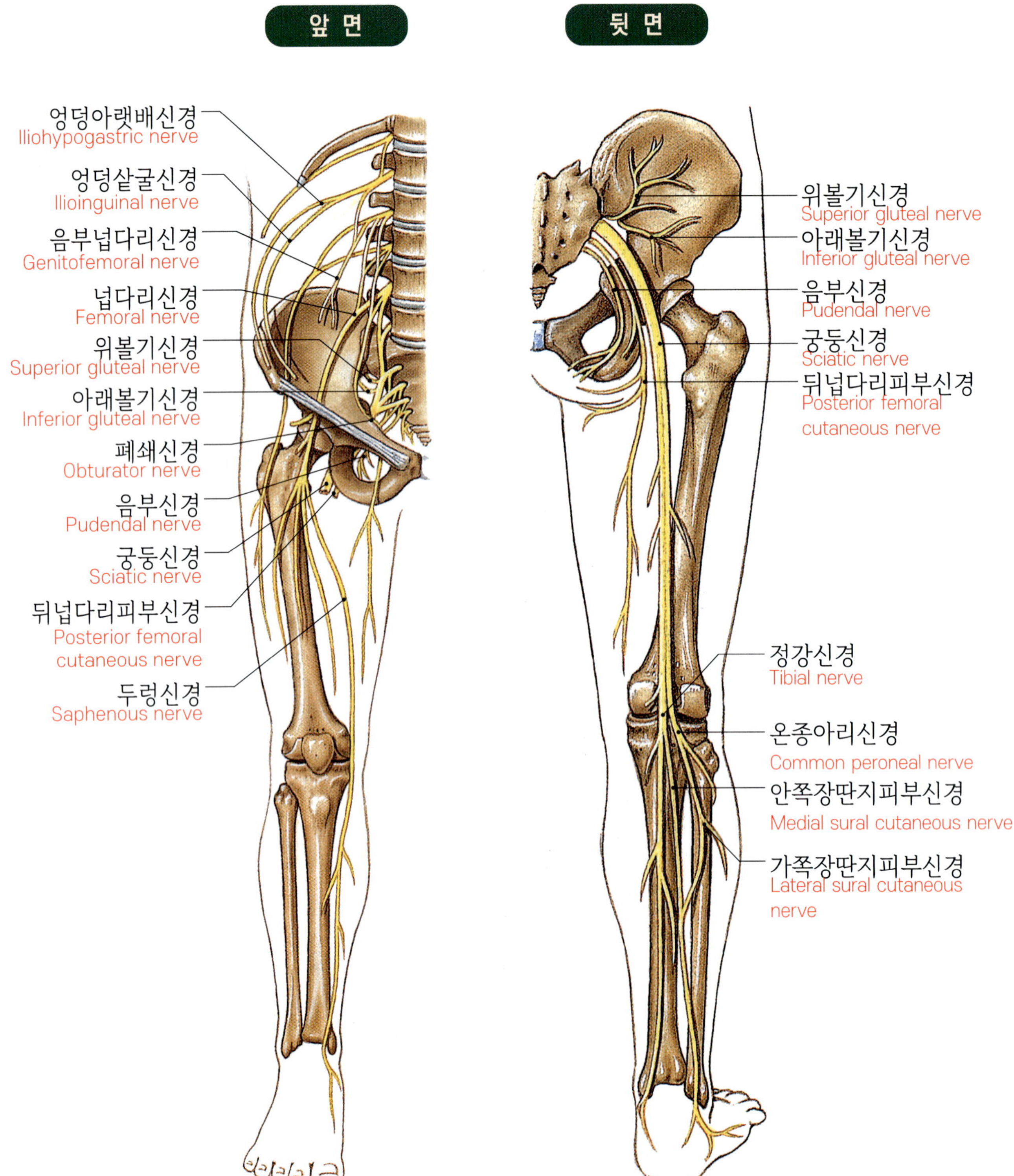

앞 면
뒷 면
엉덩아랫배신경
Iliohypogastric nerve
엉덩샅굴신경
Ilioinguinal nerve
음부넙다리신경
Genitofemoral nerve
넙다리신경
Femoral nerve
위볼기신경
Superior gluteal nerve
아래볼기신경
Inferior gluteal nerve
폐쇄신경
Obturator nerve
음부신경
Pudendal nerve
궁둥신경
Sciatic nerve
뒤넙다리피부신경
Posterior femoral
cutaneous nerve
두렁신경
Saphenous nerve
위볼기신경
Superior gluteal nerve
아래볼기신경
Inferior gluteal nerve
음부신경
Pudendal nerve
궁둥신경
Sciatic nerve
뒤넙다리피부신경
Posterior femoral
cutaneous nerve
정강신경
Tibial nerve
온종아리신경
Common peroneal nerve
안쪽장딴지피부신경
Medial sural cutaneous nerve
가쪽장딴지피부신경
Lateral sural cutaneous
nerve

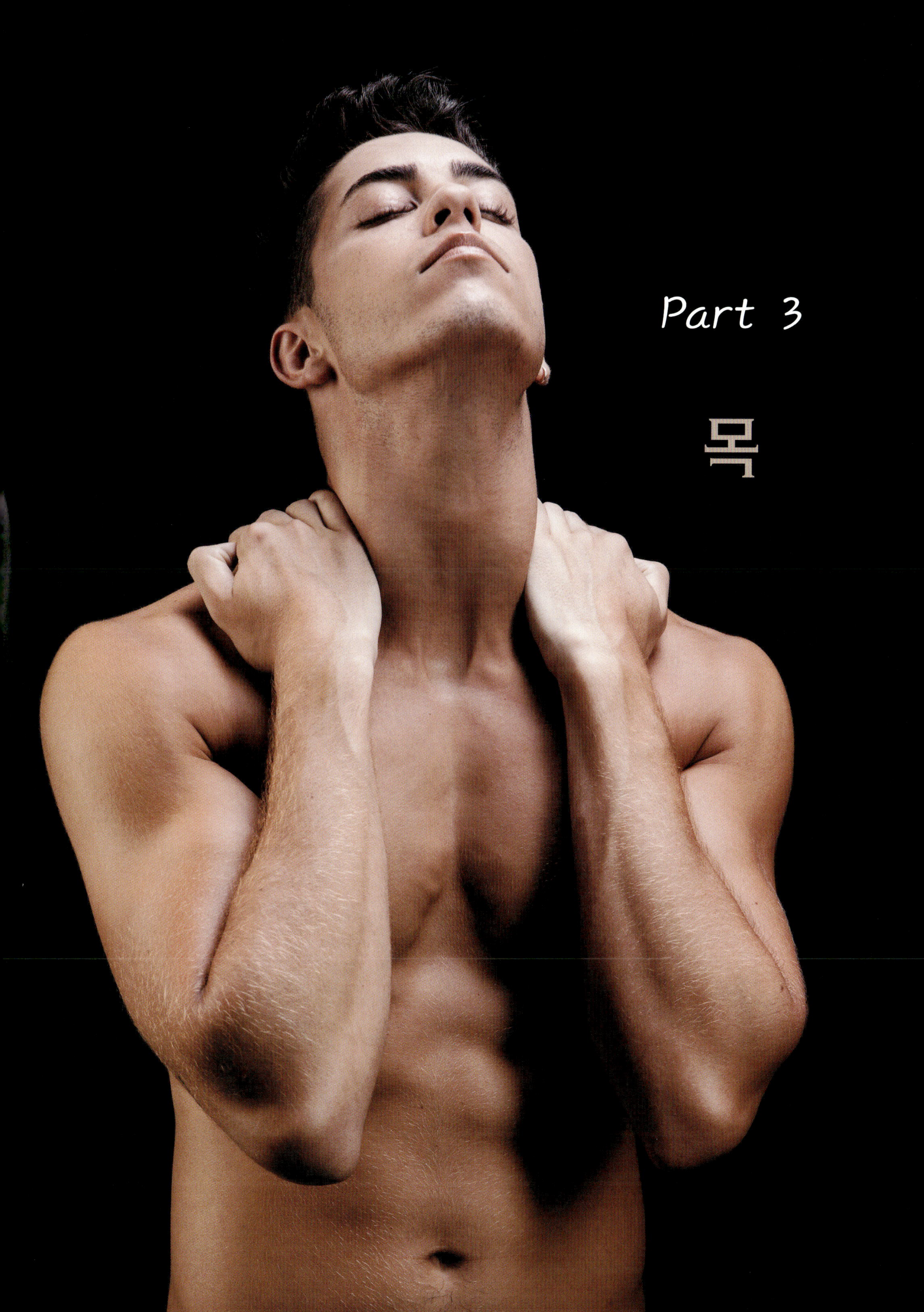
Part 3
목

목빗근 (흉쇄유돌근, Sternocleidomastoid)

* (어원) 'Sternon' : 가슴, 'Kleis' : 빗장뼈, 'Mastos' : 꼭지, 'Eidos' : 닮음

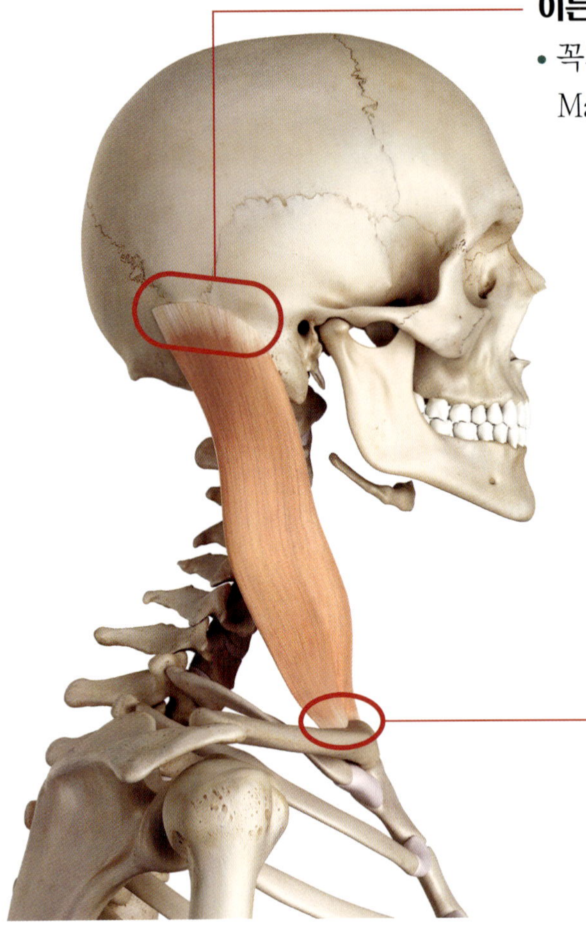

이는곳 origin

- 꼭지돌기유양돌기, 위목덜미선 가쪽부분상항선 외측부
  Mastoid process, lateral part of superior nuchal line

닿는곳 insertion

- 복장갈래흉골두 : 복장뼈자루 위모서리흉골병 상연
  Manubrium of sternum
- 빗장갈래쇄골두 : 빗장뼈 안쪽 1/3쇄골 내측1/3
  Medial clavicle

지배신경 innervation

- 목신경, 더부신경
  Cervical nerves, accessory nerve (C2,3)

작용 action

- 한쪽만 작용하면 머리를 굽히고 돌림,
  양쪽이 같이 작용하면 머리를 굽힘

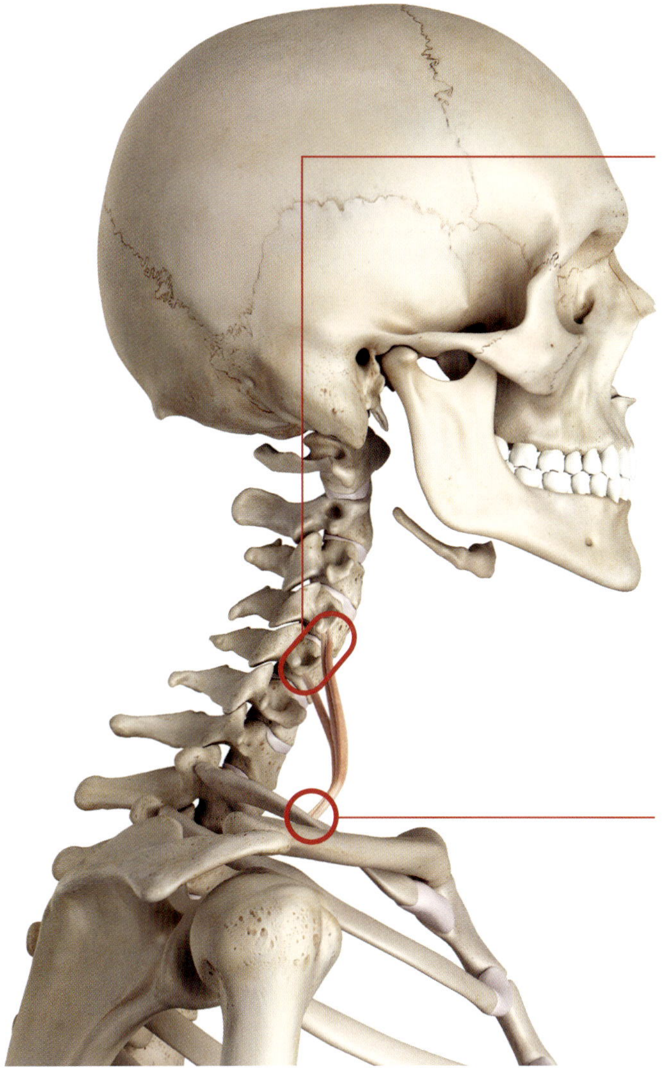

이는곳 origin

- 셋째~여섯째 목뼈 가로돌기셋째~여섯째 경추골 횡돌기
  Transverse processes of cevical vertebrae 3-6

닿는곳 insertion

- 첫째갈비뼈 앞목갈비근 결절첫째늑골 전사각근 결절
  First rib canterior and medial scalenus

지배신경 innervation

- 셋째~여섯째목신경 앞가지 C5-8
  Branches of C5-8

작용 action

- 위에서 작용하면 첫째갈비뼈를 올림,
  아래에서 작용하면 목뼈를 굽히고 돌림

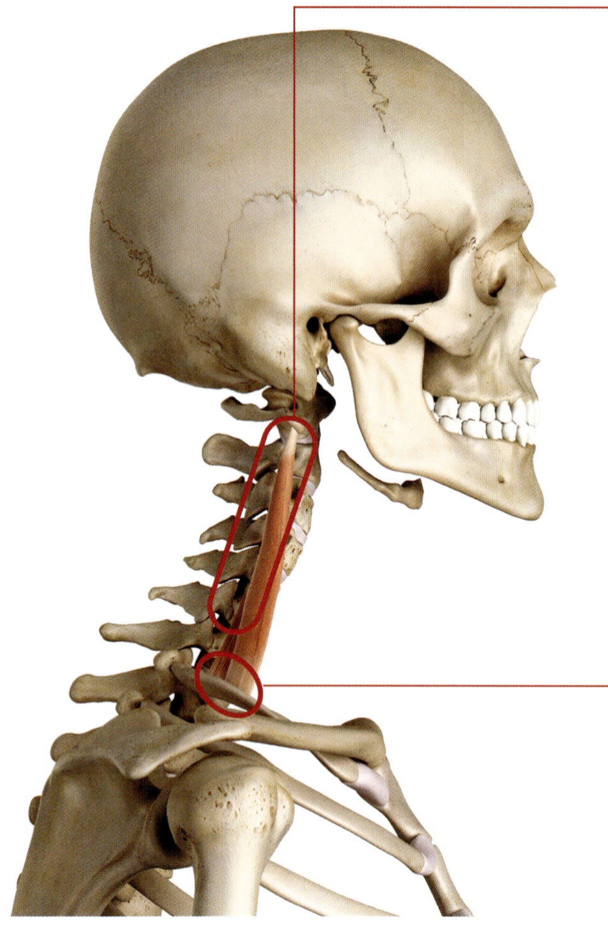

이는곳 origin

- 둘째~일곱째 목뼈 가로돌기둘째~일곱째 경추골 횡돌기
  Transverse processes of cervical vertebrae (C2-7)

닿는곳 insertion

- 첫째갈비뼈 위면첫째늑골 상부
  First rib (superior)

지배신경 innervation

- 셋째 및 넷째목신경의 앞가지 C3-8
  Branches of C3-8

작용 action

- 목뼈와 머리를 굽힘, 돌리는데 도움을 줌,
  목뼈의 가쪽굽힘, 호흡할 때 첫째갈비뼈를 올림

뒤목갈비근 (후사각근, Scalenus posterior)

* (어원) 'Skalenos' : 울퉁불퉁한, 'Posterior' : 뒤쪽의

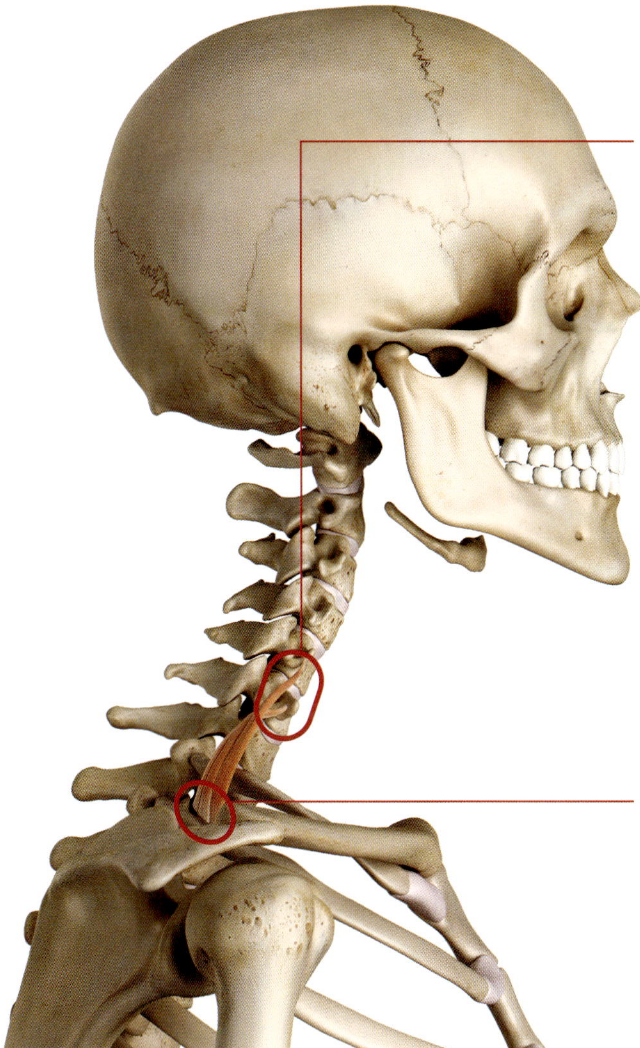

이는곳 origin

- 다섯째~일곱째 목뼈 가로돌기 _{다섯째~일곱째 경추골 횡돌기}
  Transverse processes of cervical vertebrae (C5-7)

닿는곳 insertion

- 둘째갈비뼈 가쪽면 _{둘째늑골 외측면}
  Posterior to 2nd rib

지배신경 innervation

- 아래 4개 목신경의 앞가지
  Branches of C4 (inferior, anterior)
- 셋째 및 넷째목신경의 가쪽근육가지 C7, 8
  Branches of C7,8 (lateral)

작용 action

- 목뼈와 머리를 굽힘, 돌리는데 도움을 줌,
  한쪽만 작용하면 목뼈의 가쪽 굽힘,
  위쪽이 작용하면 호흡할 때 둘째갈비뼈를 올림

위뒤톱니근 (상후거근, Serratus posterior superior)

* (어원) 'Serra' : 톱날, 'Posterior' : 뒤, 'Superior' : 위

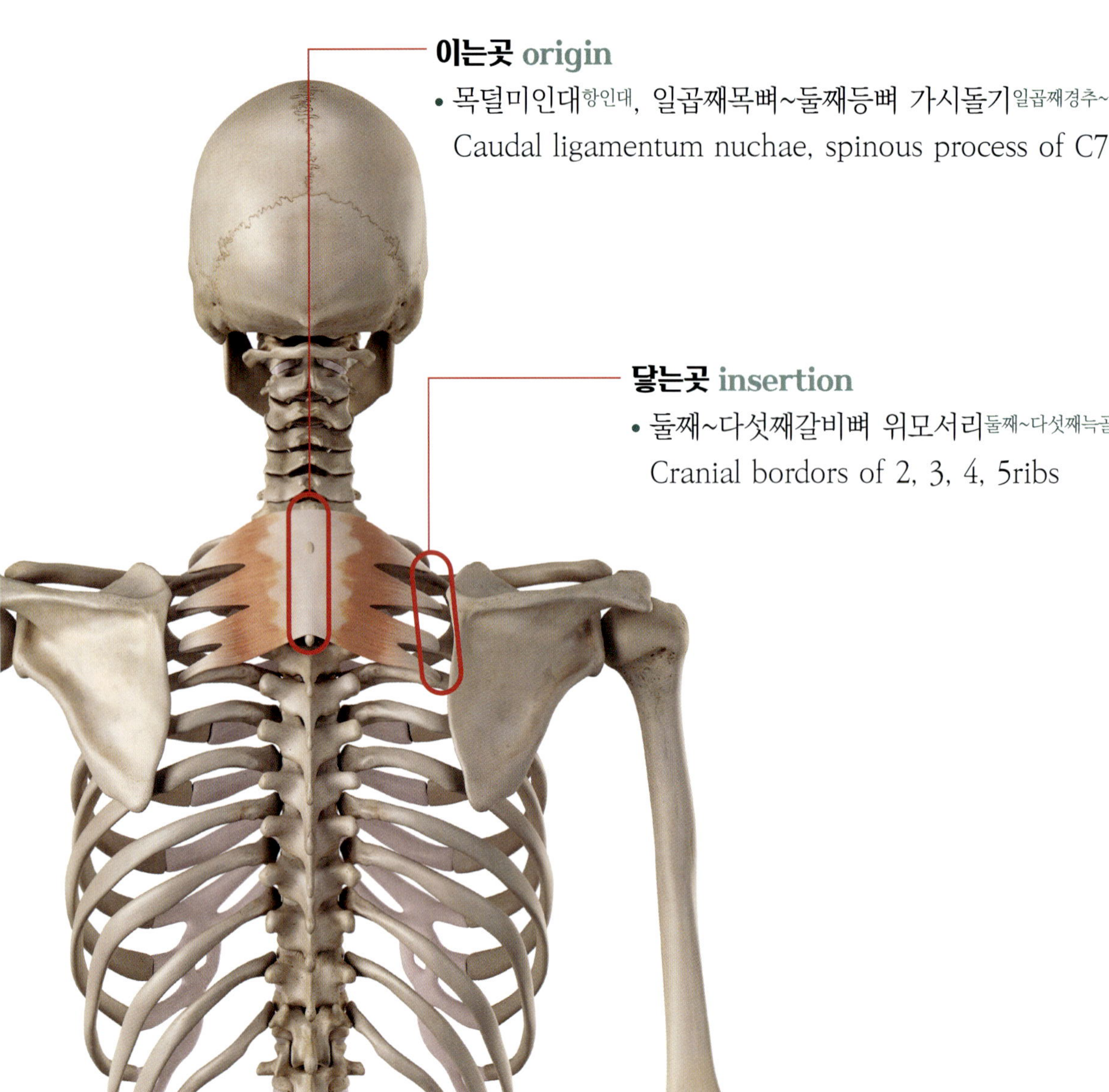

지배신경 innervation

● 첫째~넷째 갈비사이신경늑간신경
  1-4 intercostal nerve

작용 action

● 둘째~다섯째갈비뼈를 위로 올림

아래뒤톱니근 (하후거근, Serratus posterior inferior)

* (어원) 'Serra' : 톱날, 'Posterior' : 뒤, 'Inferior' : 아래

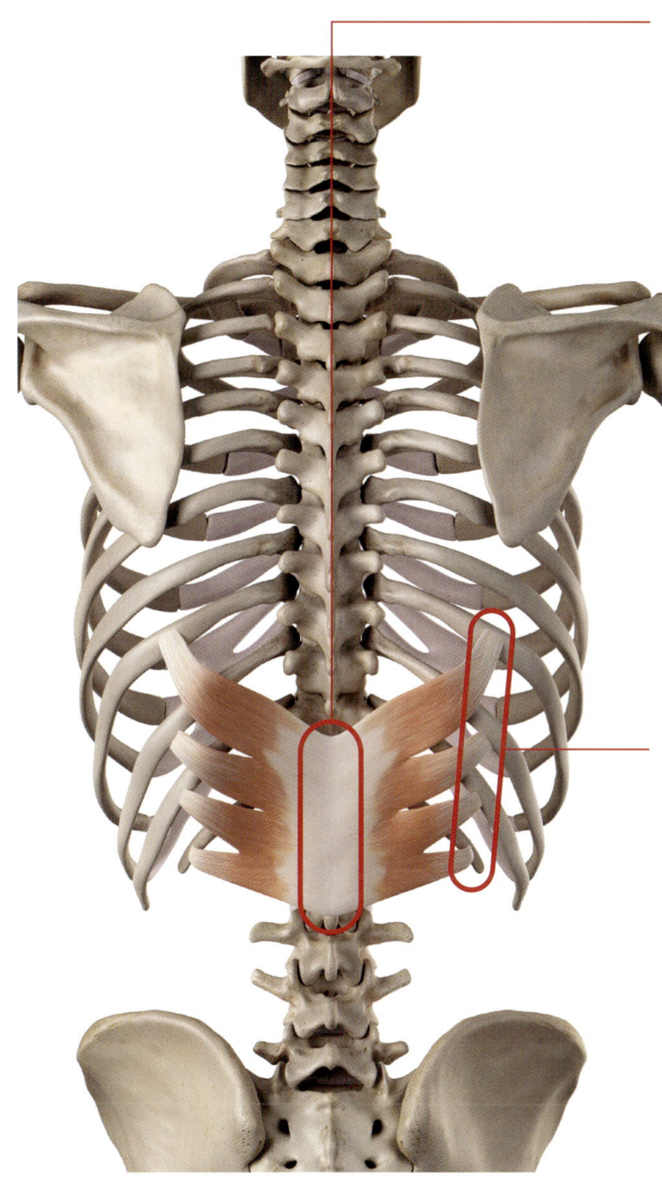

이는곳 origin

- 열한째등뼈~둘째허리뼈 가시돌기열한째흉추~둘째요추 극돌기
  Spinous process of T7-L2

닿는곳 insertion

- 아홉째~열두째갈비뼈 위모서리아홉째~열두째늑골 상연
  Cranial bordors of 9, 10, 11, 12ribs

지배신경 innervation

- 2-5 갈비사이신경늑간신경
  Intercostal nerve T2-T5

작용 action

- 아홉째~열두째 갈비뼈를 아래로 내림

허리네모근 (요방형근, Quadratus lumborum)

* (어원) 'Quadratus' : 정사각형, 'Lumborum' : 허리

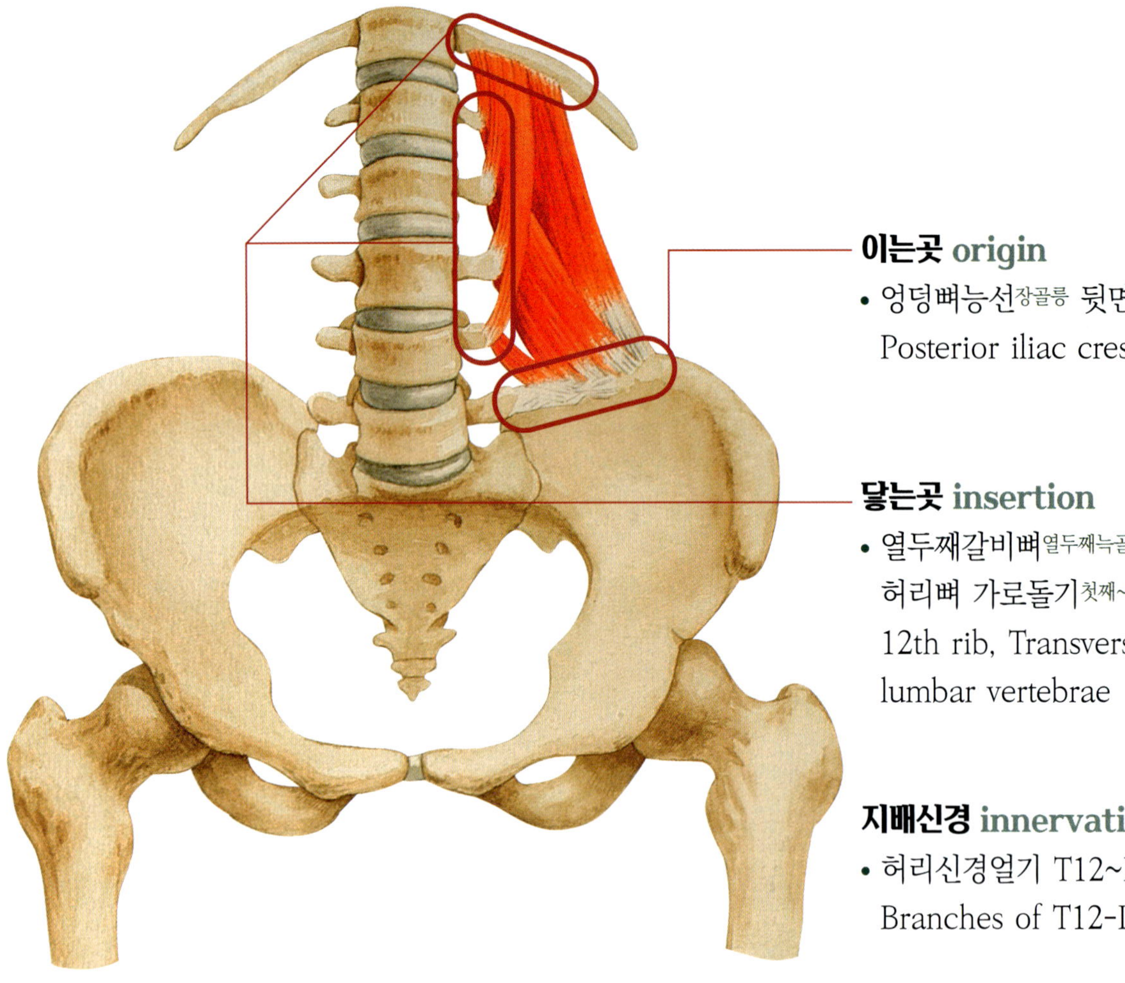

이는곳 origin

- 엉덩뼈능선_{장골릉} 뒷면
  Posterior iliac crest

닿는곳 insertion

- 열두째갈비뼈_{열두째늑골}, 첫째~넷째
  허리뼈 가로돌기_{첫째~넷째요추 횡돌기}
  12th rib, Transverse process of
  lumbar vertebrae

지배신경 innervation

- 허리신경얼기 T12~L1_{요신경총}
  Branches of T12-L1 nerve

작용 action

- 척주 가쪽굽힘, 뒤굽힘

두힘살근 (악이복근, Digastric)

* (어원) 'Di' : 두, 'Gaster' : 힘살

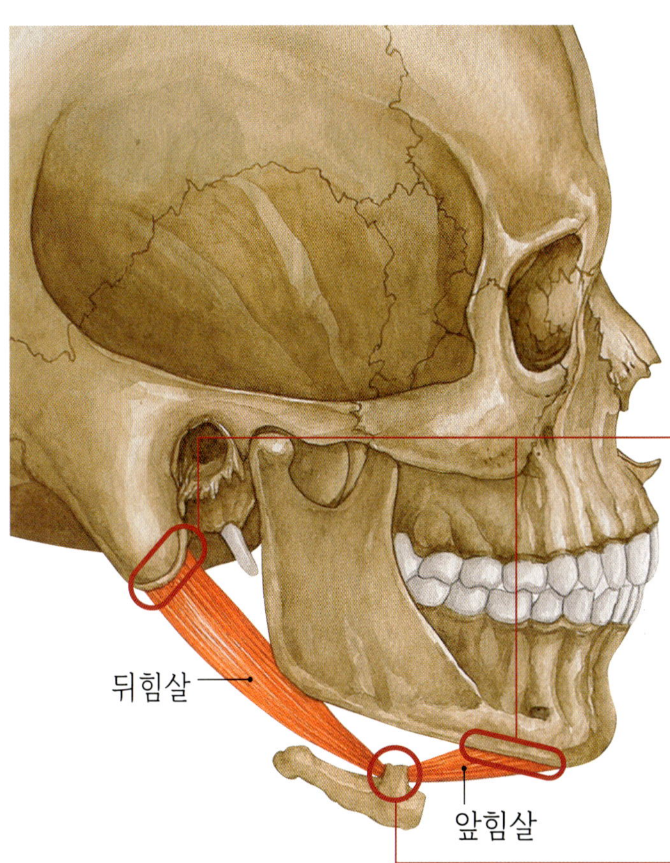

이는곳 origin

- 앞힘살 : 아래턱뼈 두힘살근오목_{하악골 악이복근와}
  Anterior belly : digastric fossa of mandible
- 뒤힘살 : 관자뼈 꼭지돌기_{측두골 유양돌기}
  Posterior belly : mastoid process of temporal bone

닿는곳 insertion

- 중간힘줄에서 합쳐져 목뿔뼈몸통_{설골체}과 큰뿔_{대각}
  Body of hyoid bone and greater horn

지배신경 innervation

- 앞힘살 : 아래턱신경_{하악신경}
  Anterior belly : mandibular nerve
- 뒤힘살 : 얼굴신경_{안면신경}
  Posterior belly : facial nerve

작용 action

- 목뿔뼈를 위로 당김, 아래턱을 내림

붓목뿔근 (경상설골근, Stylohyoid)
* (어원) 'Stylo' : 붓, 'Hyoeides' : U-형

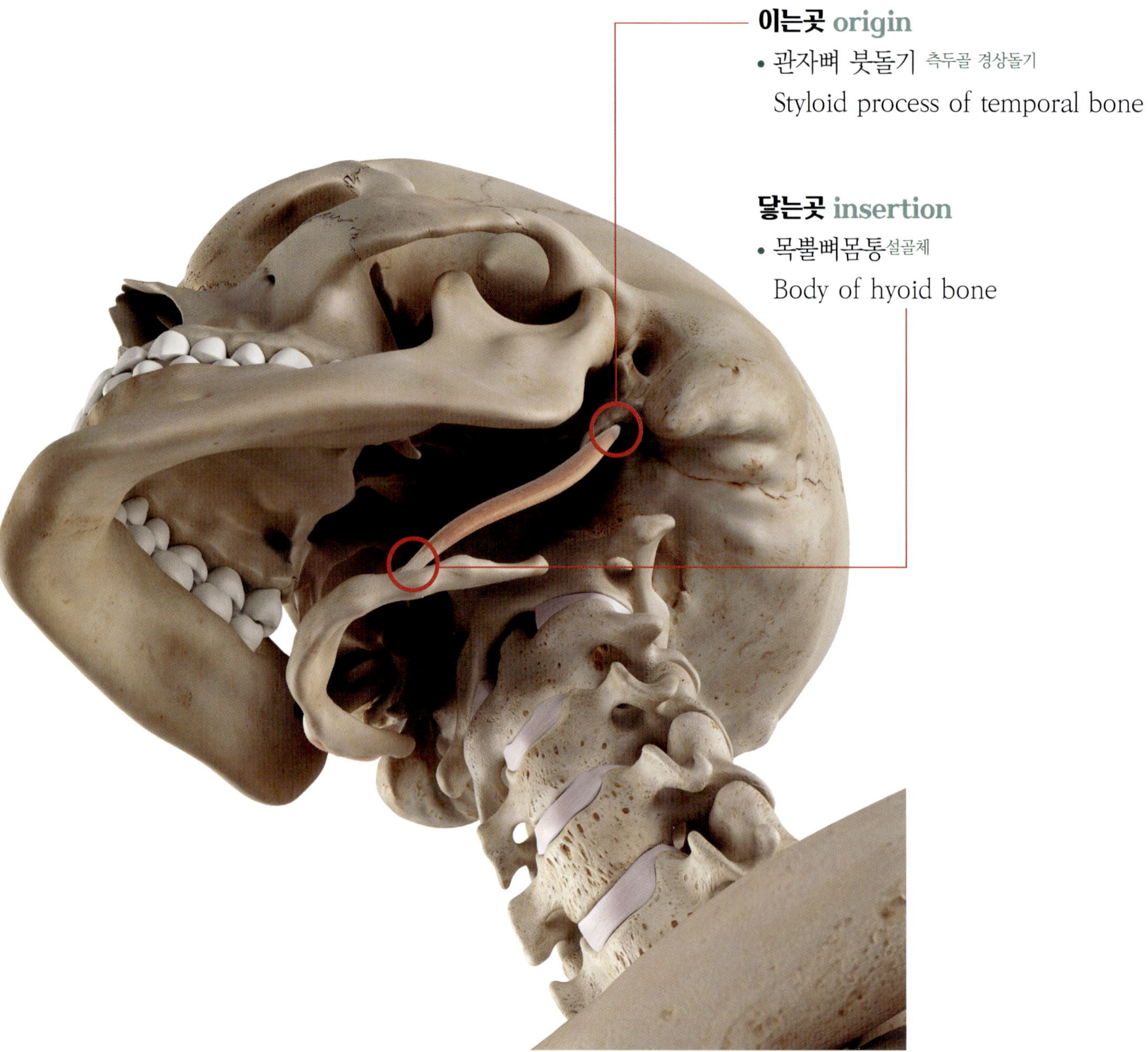

이는곳 origin
- 관자뼈 붓돌기 _{측두골 경상돌기}
  Styloid process of temporal bone

닿는곳 insertion
- 목뿔뼈몸통 _{설골체}
  Body of hyoid bone

지배신경 innervation
- 얼굴신경_{안면신경} Facial nerve

작용 action
- 목뿔뼈를 뒤위로 당기고 혀를 밀어 올림

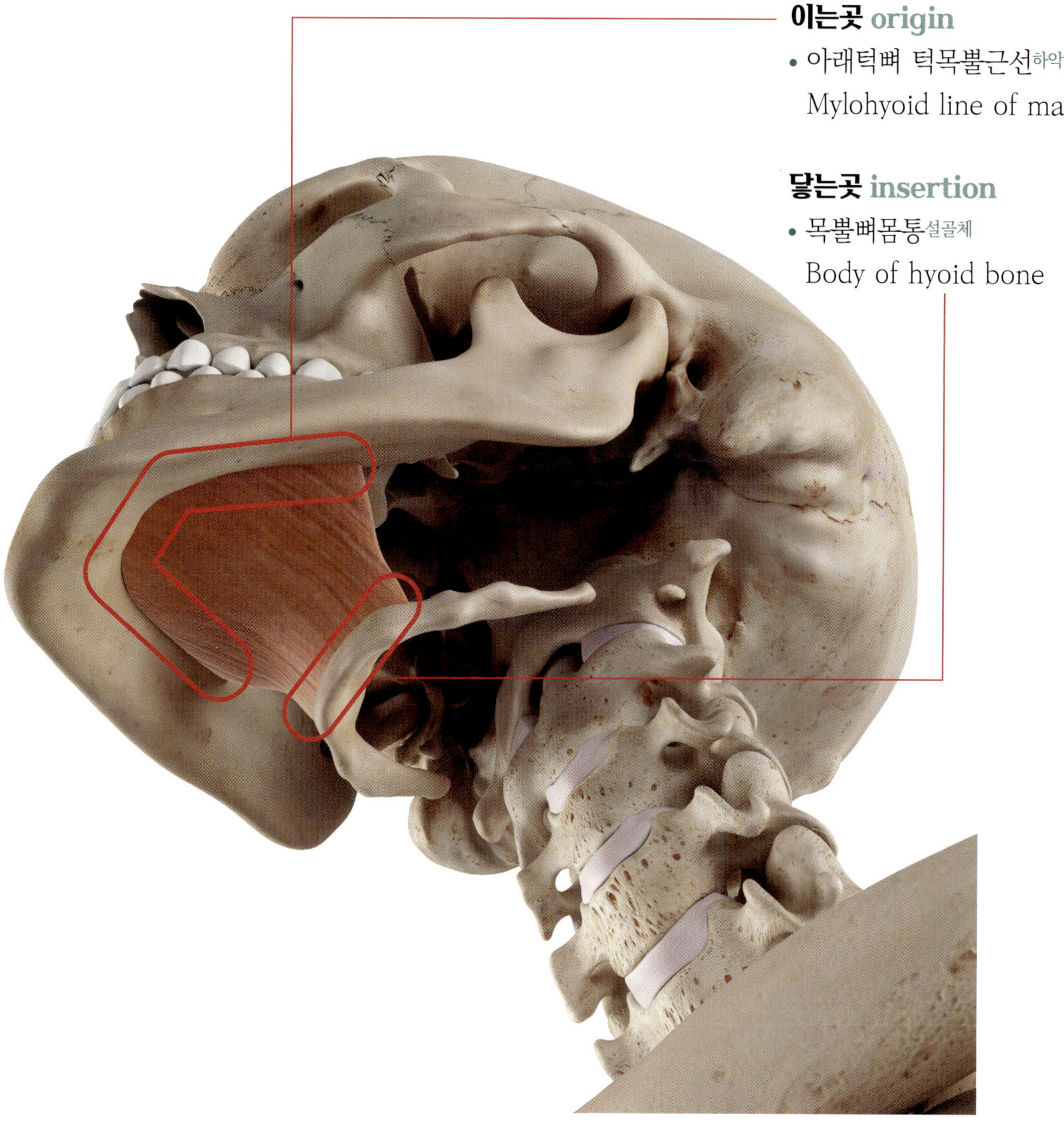

턱목뿔근 (악설골근, Mylohyoid)

* (어원) 'Mylo' : 어금니, 'Hyoeides' : U-형

지배신경 innervation
- 아래턱신경하악신경 Mandibular nerve

작용 action
- 목뿔뼈와 혀를 들어 올림

턱끝목뿔근 (이설골근, Geniohyoid)

* (어원) 'Genio' : 턱, 'Hyoeides' : U-형

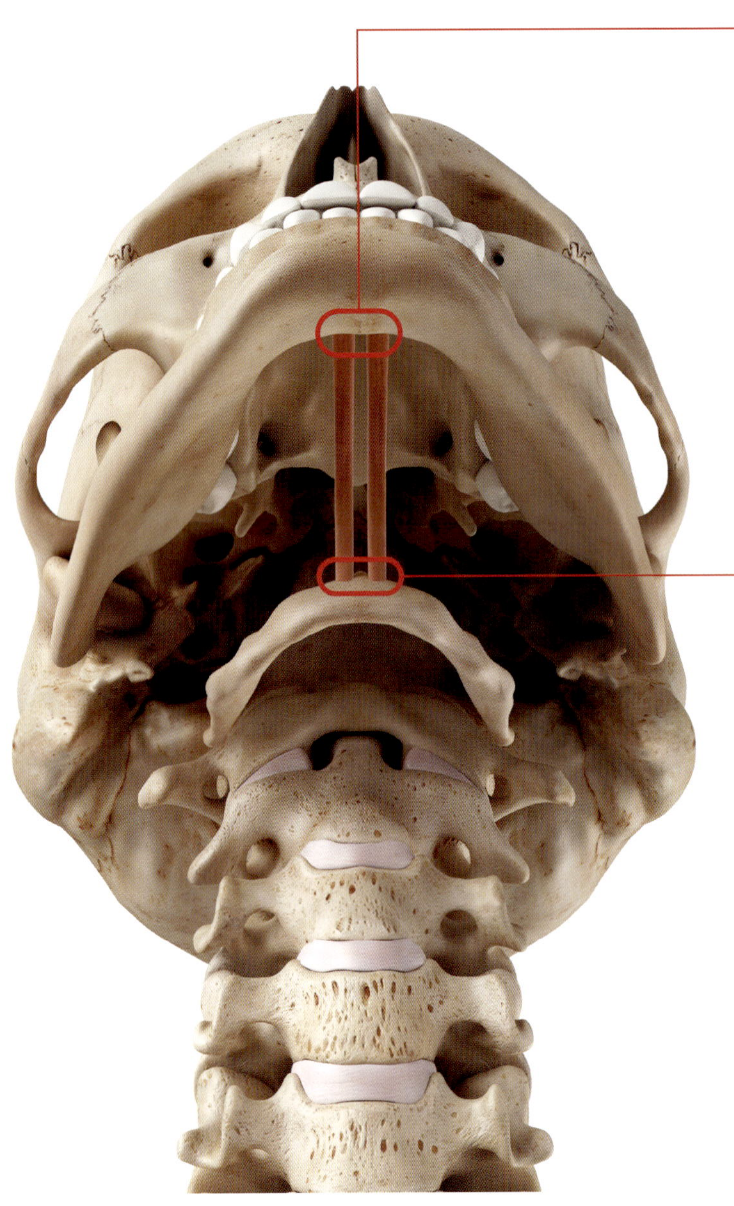

이는곳 origin

- 아래턱뼈 턱끝가시_{하악골 이극}
  Spinae mandibulae

닿는곳 insertion

- 목뿔뼈몸통_{설골체}
  Body of hyoid bone

지배신경 innervation

- 첫째목신경 (C1)

작용 action

- 목뿔뼈와 혀를 들어 올림

복장목뿔근 (흉골설골근, Sternohyoid)

* (어원) 'Sternon' : 가슴, 'Hyoeides' : U-형

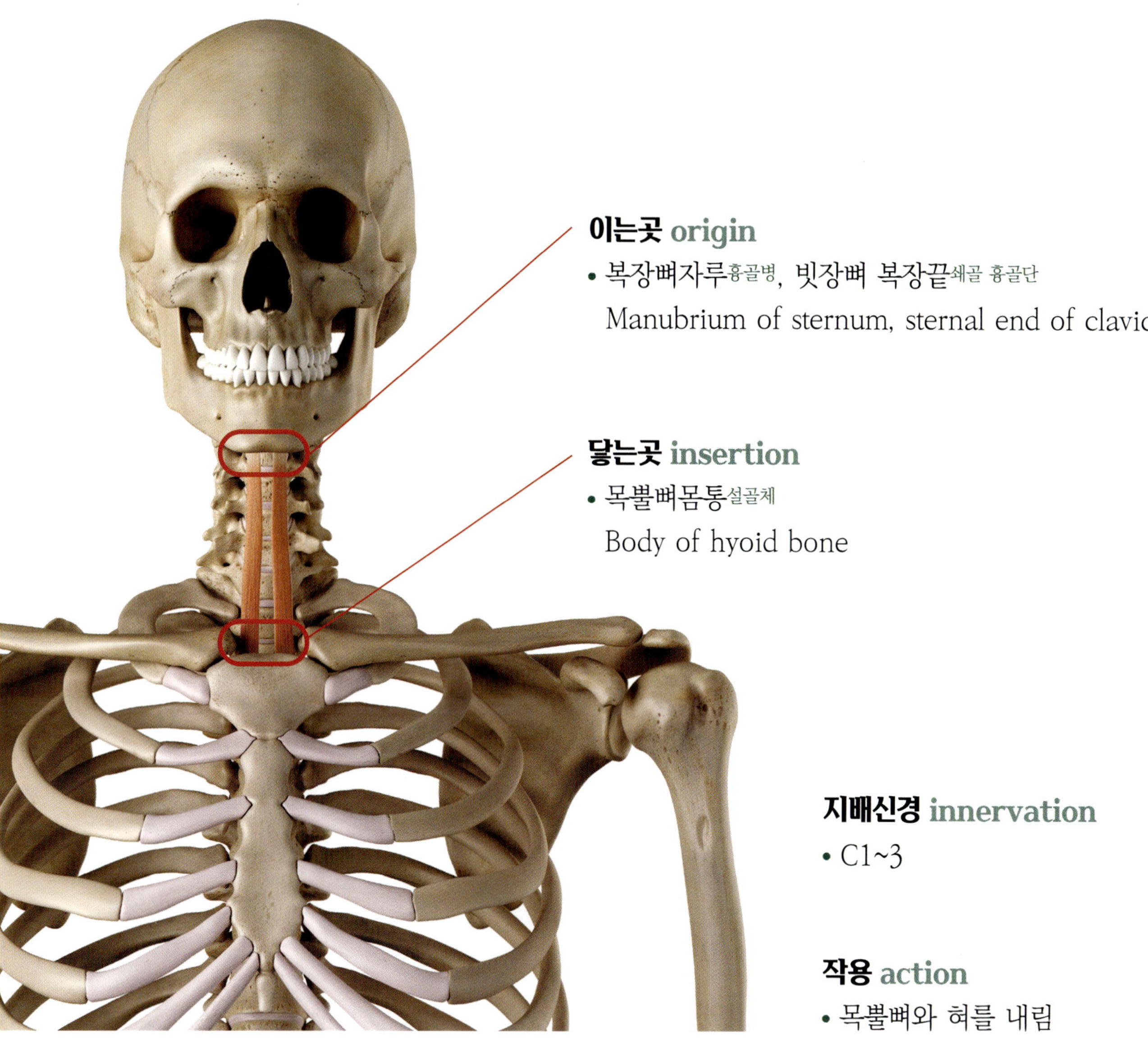

이는곳 origin
- 복장뼈자루흉골병, 빗장뼈 복장끝쇄골 흉골단
  Manubrium of sternum, sternal end of clavicle

닿는곳 insertion
- 목뿔뼈몸통설골체
  Body of hyoid bone

지배신경 innervation
- C1~3

작용 action
- 목뿔뼈와 혀를 내림

어깨목뿔근 (견갑설골근, Omohyoid)

* (어원) 'Omo' : 어깨, 'Hyoeides' : U-형

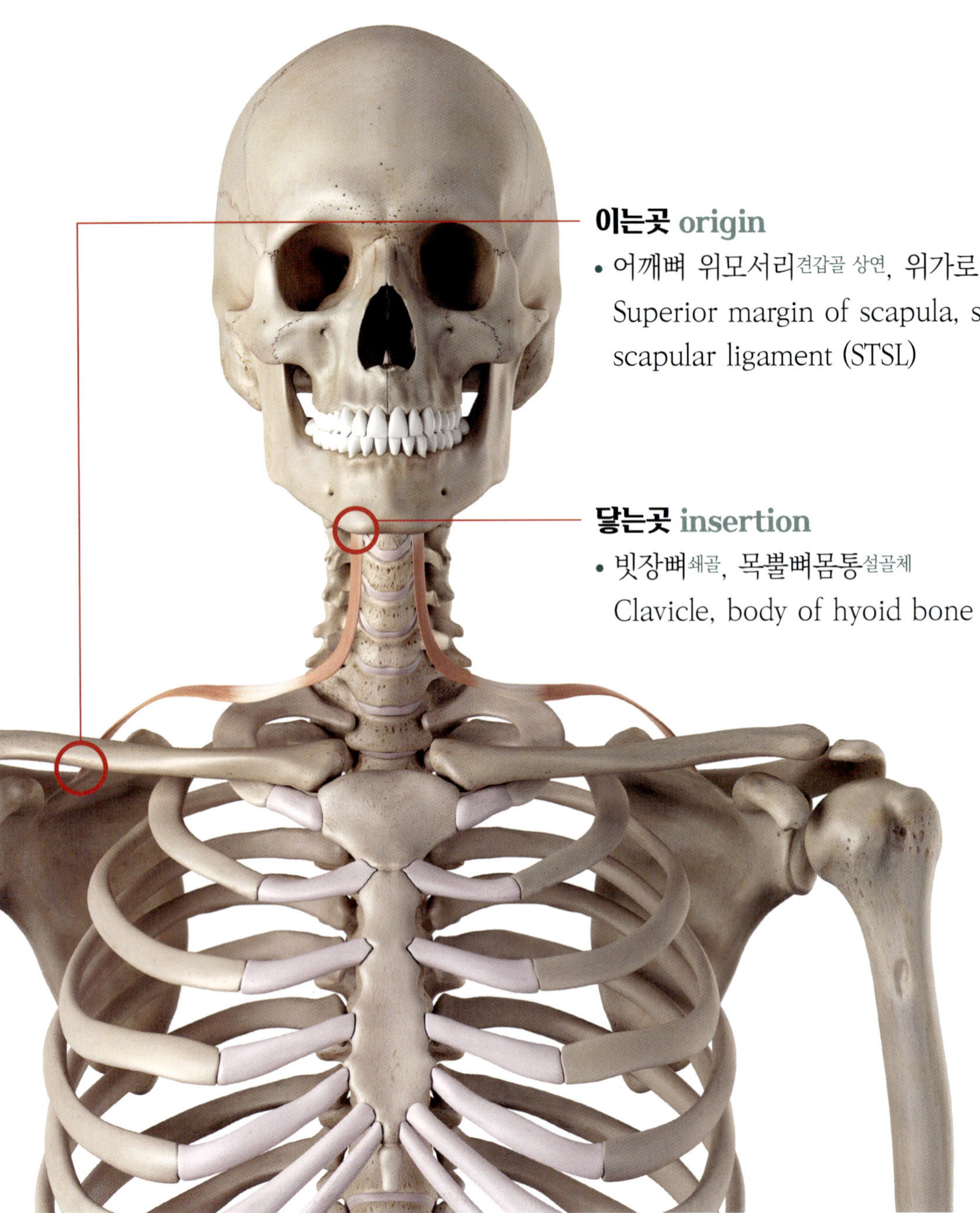

이는곳 origin

- 어깨뼈 위모서리_{견갑골 상연}, 위가로어깨인대_{상횡견갑인대}
  Superior margin of scapula, superior transverse scapular ligament (STSL)

닿는곳 insertion

- 빗장뼈_{쇄골}, 목뿔뼈몸통_{설골체}
  Clavicle, body of hyoid bone

지배신경 innervation

- C1~3

작용 action

- 목뿔뼈 내림

복장방패근 (흉골갑상근, Sternothyroid)

* (어원) 'Sternon' : 가슴, 'Hyoeides' : U-형

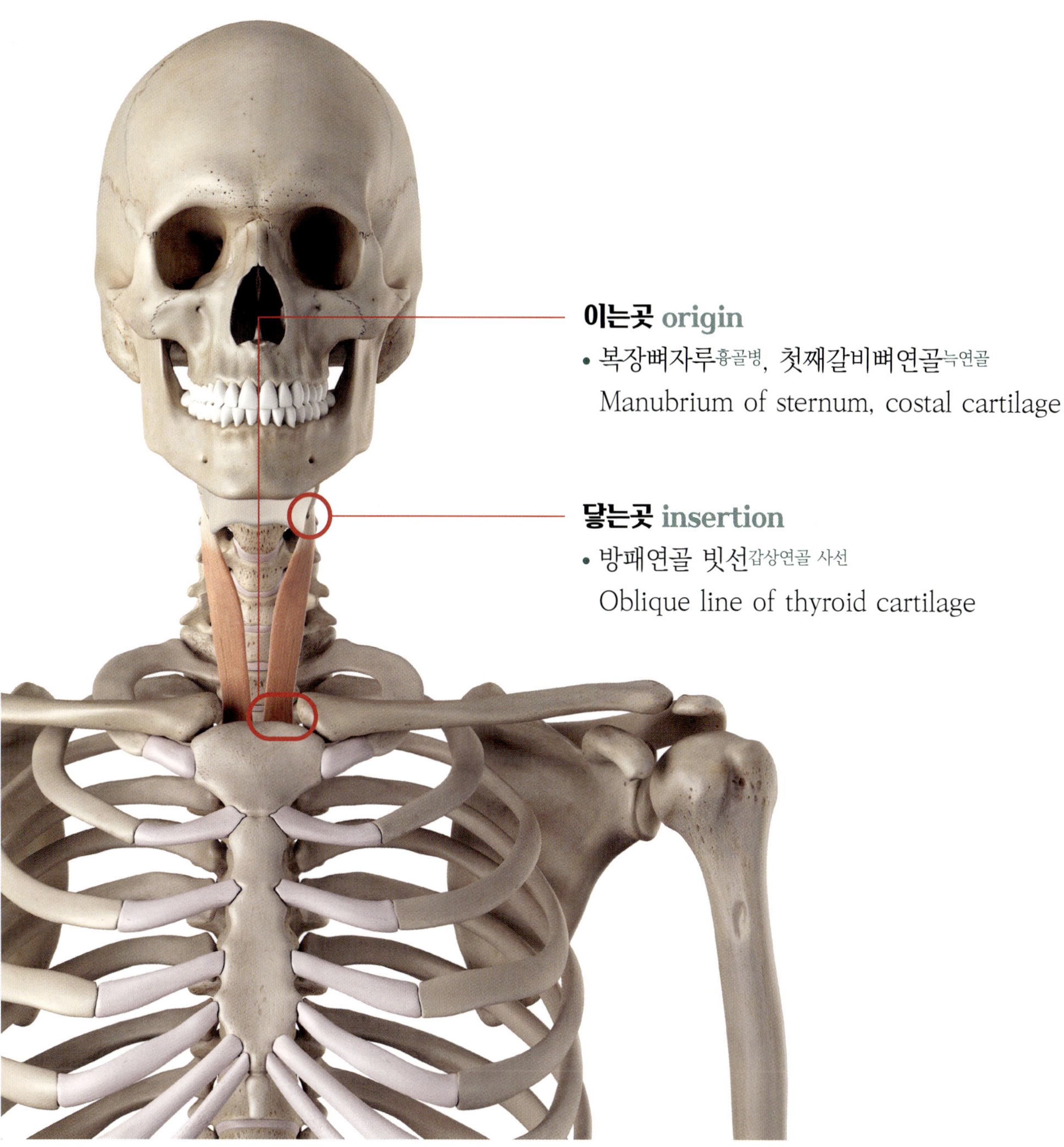

지배신경 innervation

• C2, 3

작용 action

• 방패연골, 목뿔뼈 내림

방패목뿔근 (갑상설골근, Thyrohyoid)

* (어원) 'Thureos' : 방패, 'Hyoeides' : U-형

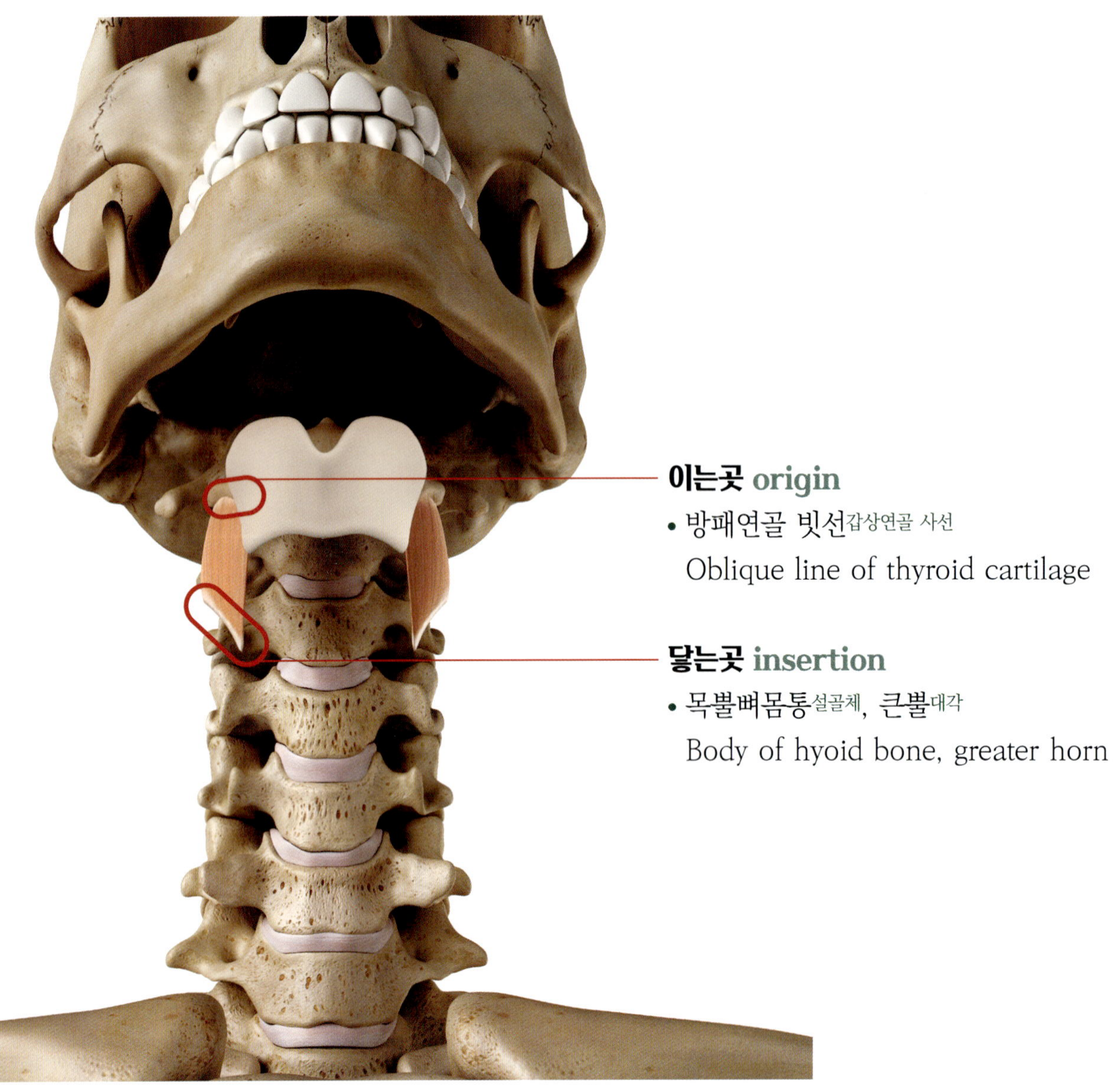

지배신경 innervation

- C1 (2)

작용 action

- 목뿔뼈 내림

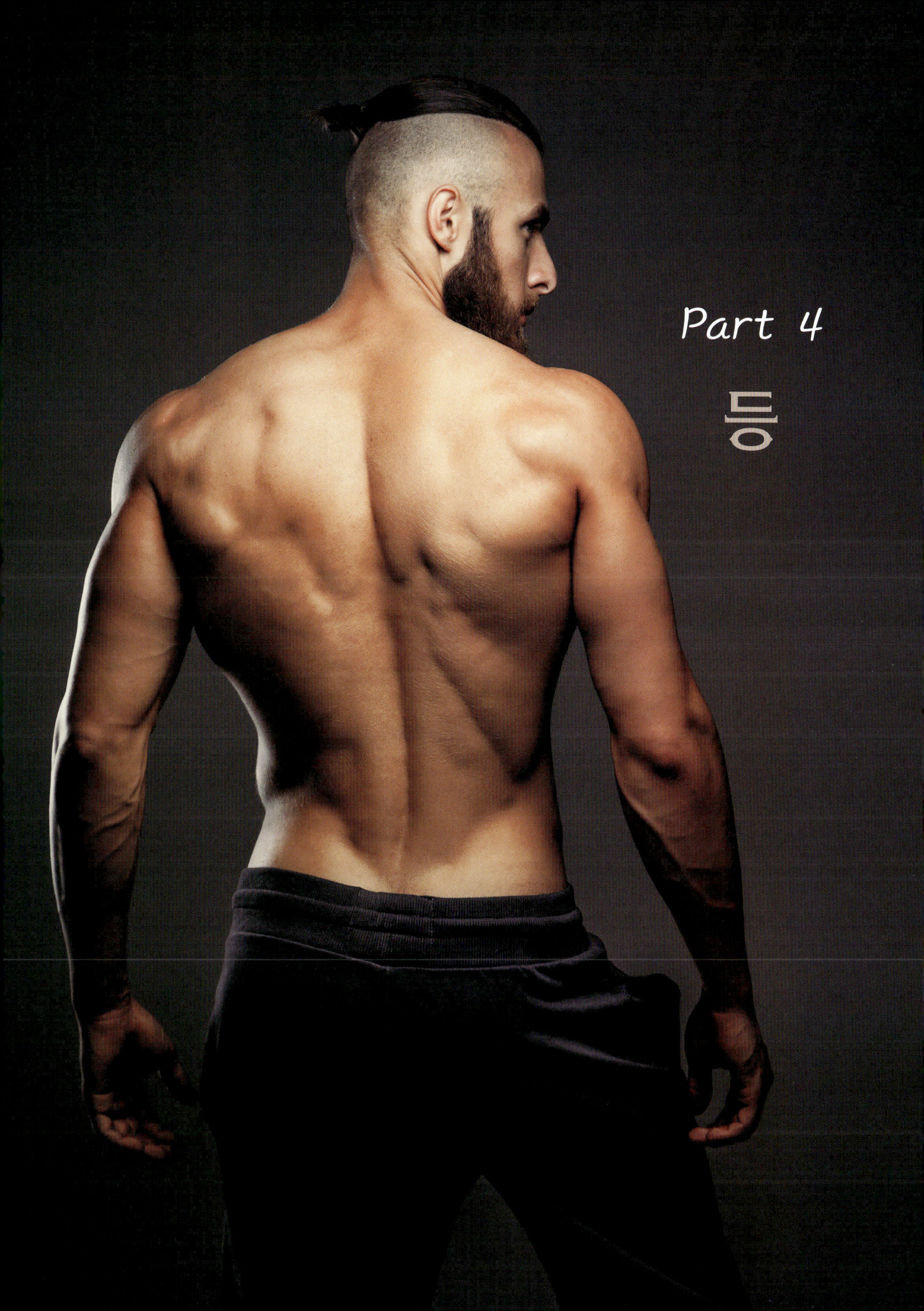
Part 4
등

머리널판근 (두판상근, Splenius capitis)

* (어원) 'Splenius' : 붕대, 'Capitus' : 머리

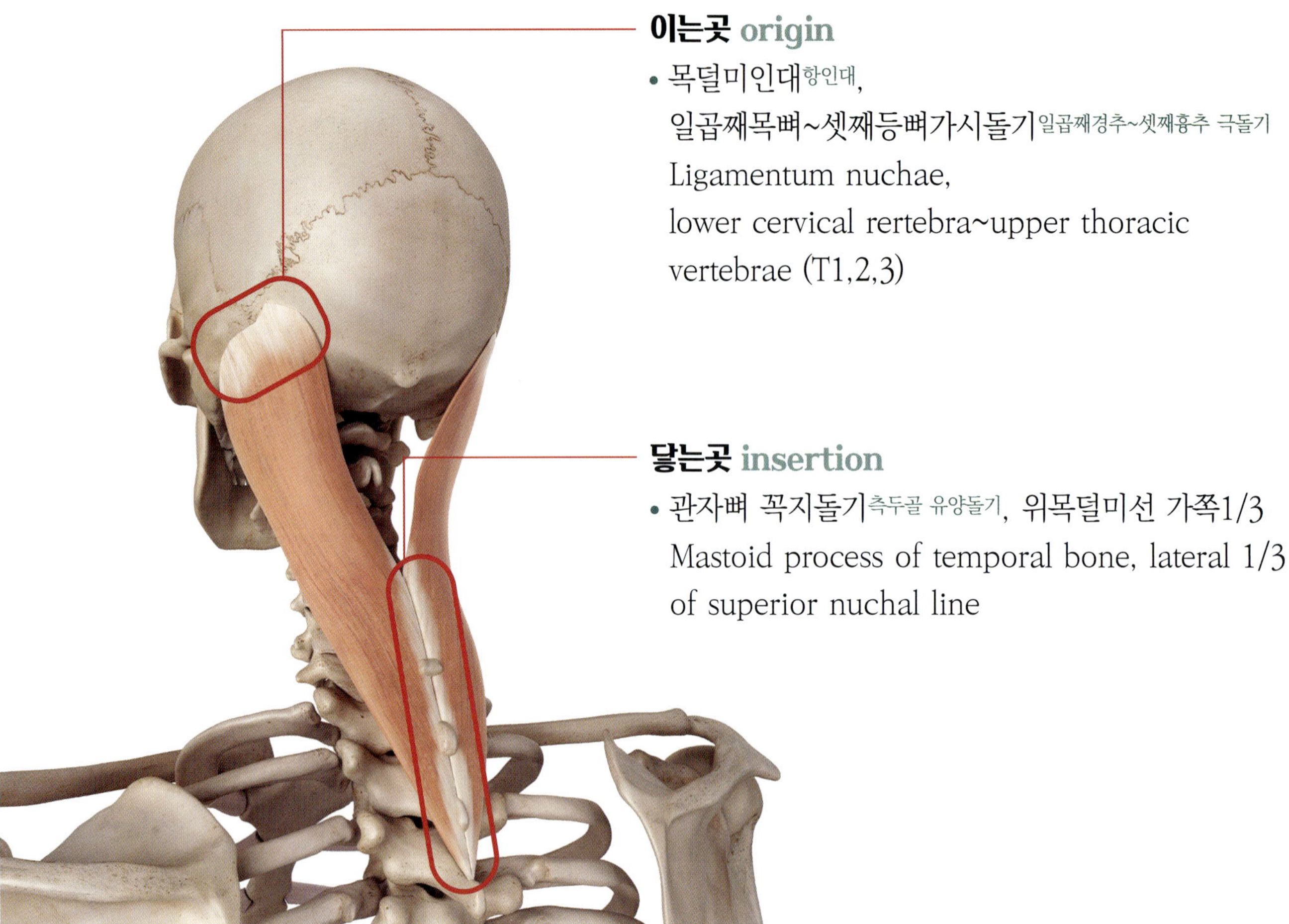

이는곳 origin

- 목덜미인대항인대,
  일곱째목뼈~셋째등뼈가시돌기일곱째경추~셋째흉추 극돌기
  Ligamentum nuchae,
  lower cervical rertebra~upper thoracic
  vertebrae (T1,2,3)

닿는곳 insertion

- 관자뼈 꼭지돌기측두골 유양돌기, 위목덜미선 가쪽1/3
  Mastoid process of temporal bone, lateral 1/3
  of superior nuchal line

지배신경 innervation

- 목신경 (C2~5)

작용 action

- 머리와 목을 폄, 한쪽 작용시 가쪽 굽힘

돌림근 (회선근, Rotator)

* (어원) 'Rotate' : 회전하다

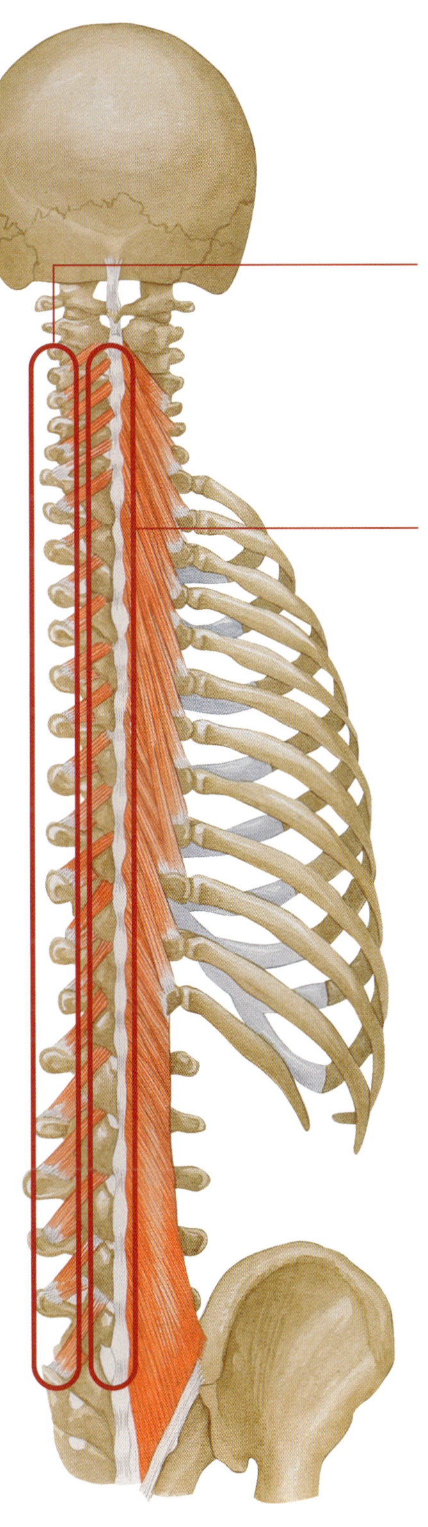

이는곳 origin

- 척추뼈의 가로돌기 [횡돌기]
  Transverse process of all vertebra

닿는곳 insertion

- 1~2개 위의 척추뼈 가시돌기 [극돌기]
  Spinous process of all vertebrae

지배신경 innervation

- 척수신경 뒤가지
  Posterior branches of spinal nerve

작용 action

- 척주 돌림

가시사이근 (극간근, Interspinalis)

* (어원) 'Inter' : ~사이에, 'Spinalis' : 척주

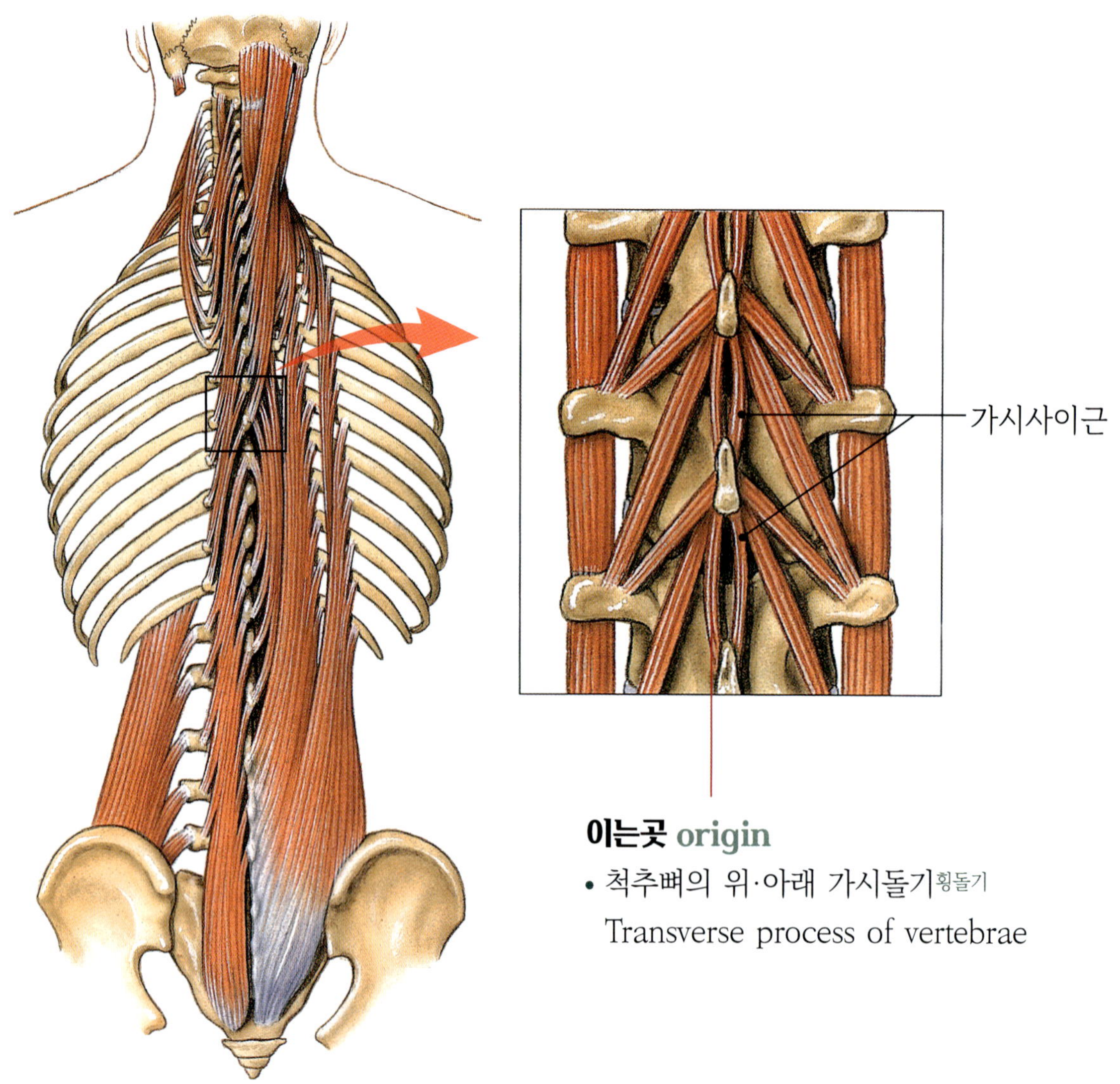

이는곳 origin

- 척추뼈의 위·아래 가시돌기^{횡돌기}
  Transverse process of vertebrae

지배신경 innervation

- 척수신경 뒤가지
  Posterior branches of spinal nerve

작용 action

- 척주 폄

가로돌기사이근 (횡돌기간근, Intertransversii)

* (어원) 'Inter' : ~사이에, 'Trans' : 가로지르는, 'Vers' : 선회, 'Ari' : 많은 것

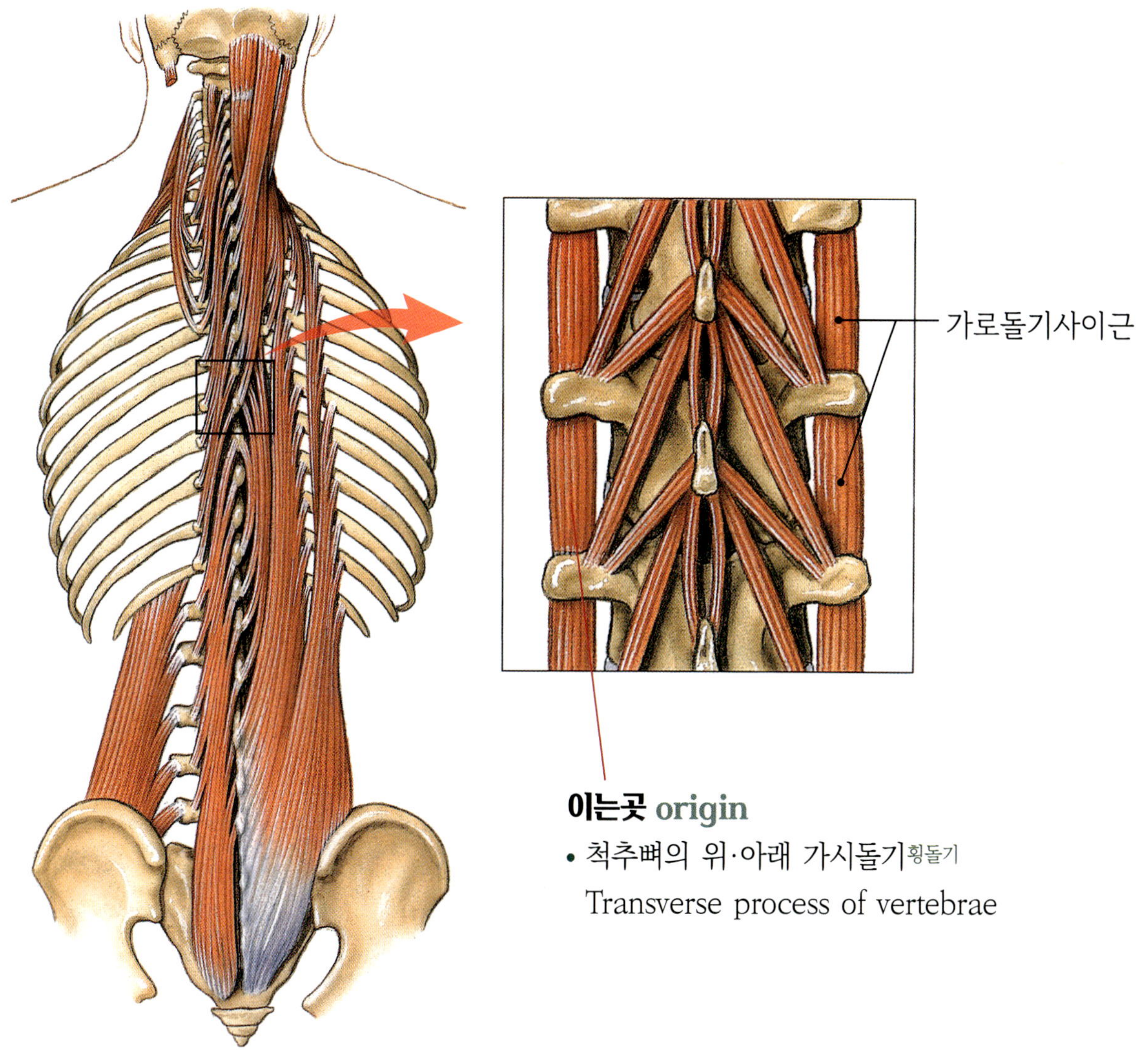

이는곳 origin

- 척추뼈의 위·아래 가시돌기_{횡돌기}

  Transverse process of vertebrae

지배신경 innervation

- 척수신경 뒤가지

  Posterior branches of spinal nerve

작용 action

- 척주 굽힘, 폄

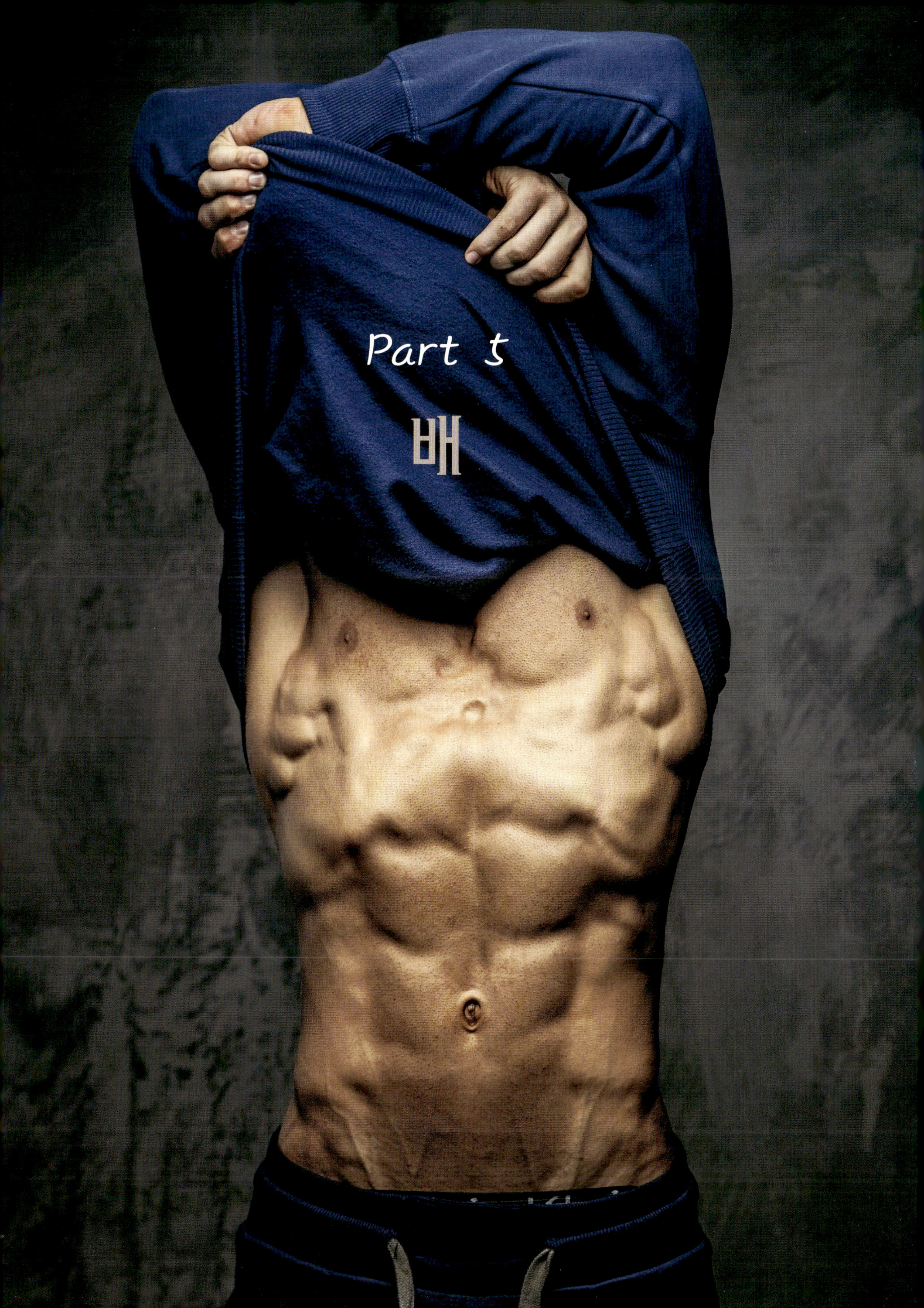
Part 5

배곧은근 (복직근, Rectus abdominis)

* (어원) 'Rectus' : 곧은, 'Abdominus' : 배

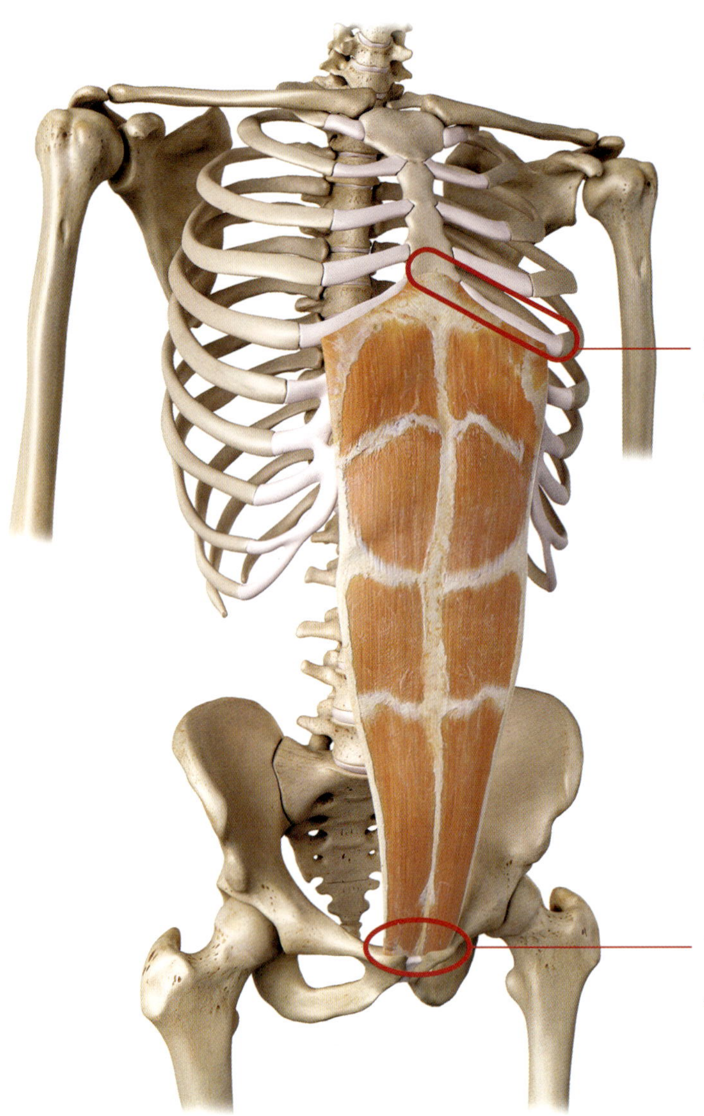

이는곳 origin

- 복장뼈 칼돌기흉골병, 다섯째~일곱째갈비연골늑연골
  Sternum xiphoid process, costal cartilages

닿는곳 insertion

- 두덩뼈능선치골릉, 두덩활치골궁
  Pubic crest, pubic arch

지배신경 innervation

- 갈비사이신경늑간신경 Intercostal nerve

작용 action

- 몸통굽힘, 복압 상승

배바깥빗근 (외복사근, External abdominis oblique)

* (어원) 'Extern' : 바깥, 'Obliquus' : 경사

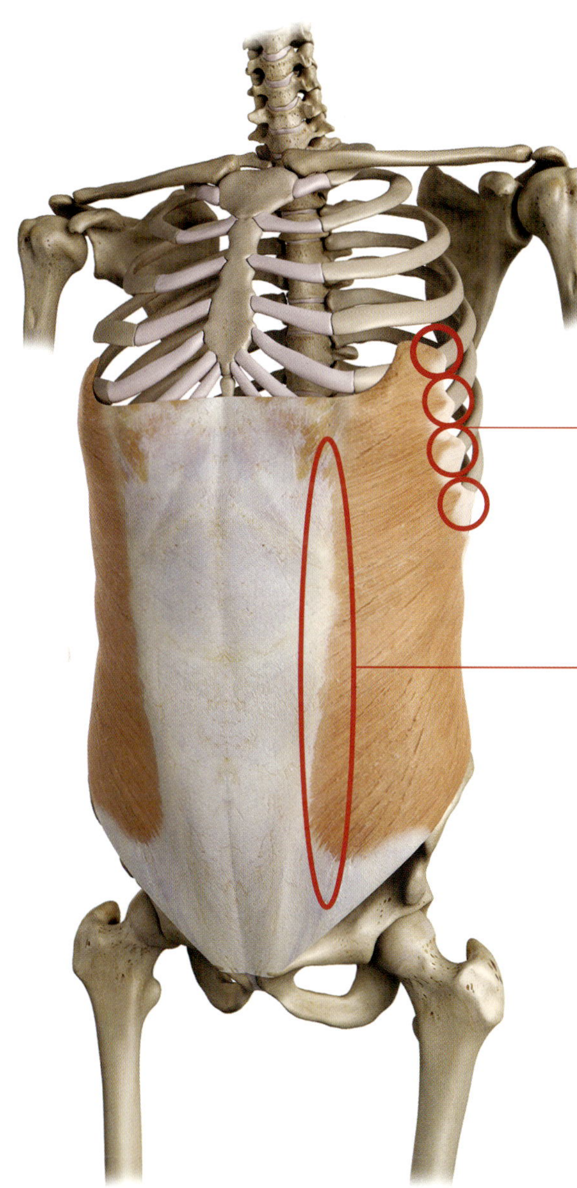

이는곳 origin

- 다섯째~열두째갈비뼈 바깥면늑골 외측면
  5-12 ribs

닿는곳 insertion

- 엉덩뼈능선장골릉, 배널힘줄복건막
  Iliac crest, abdominal aponeurosis

지배신경 innervation

- 갈비사이신경늑간신경 Intercostal nerve

작용 action

- 몸통굽힘, 한쪽작용시 돌림, 복압 상승

배속빗근 (내복사근, Internal abdominis oblique)

* (어원) ‘Intern’ : 안쪽, ‘Obliquus’ : 경사

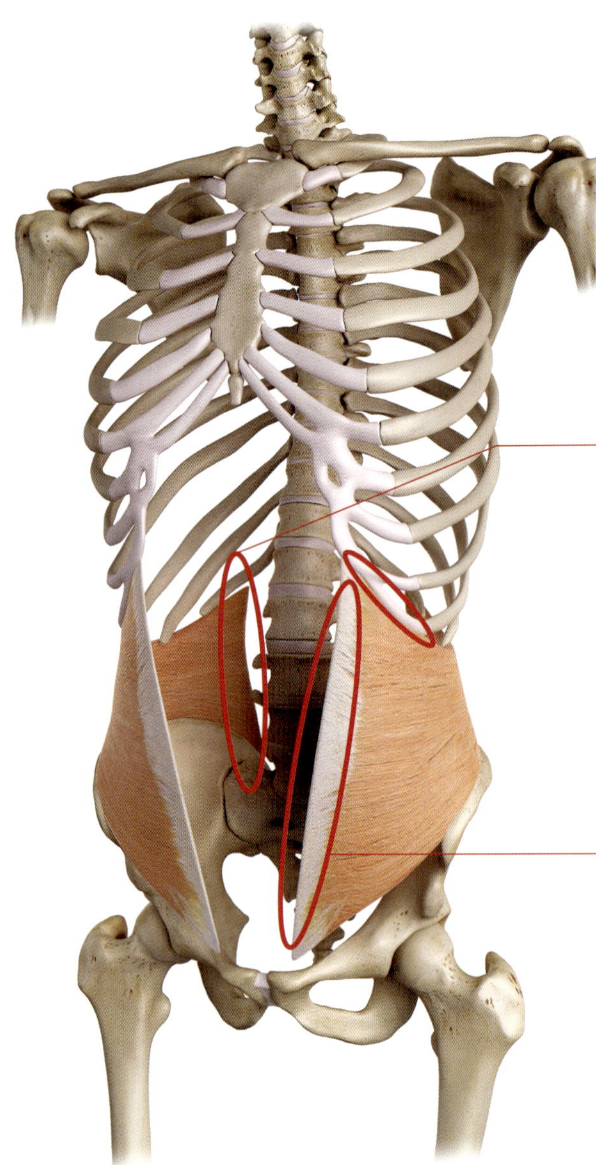

이는곳 origin

- 엉덩뼈능선^{장골릉}, 고샅인대^{서혜인대}
  Anterior iliac crest, inguinal ligament

닿는곳 insertion

- 열째~열두째갈비뼈, 엉덩뼈능선^{장골릉}, 배널힘줄^{복건막}
  10-12 ribs costal cartilage, iliac crest, abdominal
  aponeurosis

지배신경 innervation

- 갈비사이신경^{늑간신경} Intercostal nerve

작용 action

- 몸통굽힘, 한쪽 작용시 돌림, 복압 상승

배가로근 (복횡근, Transverse abdominis)

* (어원) 'Trans' : 가로지르는, 'Verse' : 선회, 'Abdominus' : 배

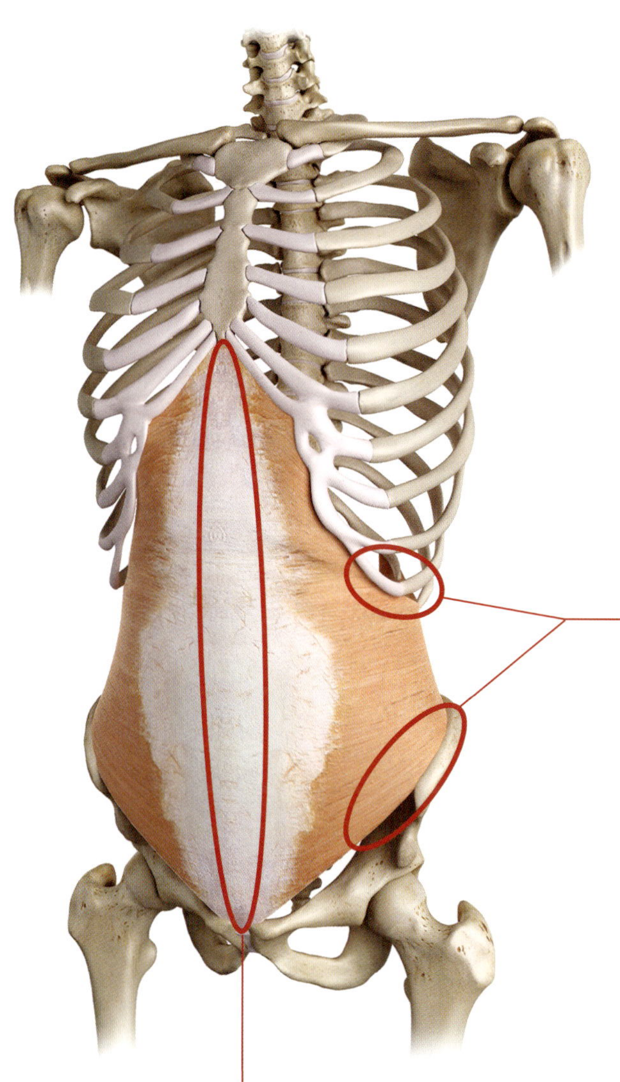

이는곳 origin

- 고샅인대서혜인대 Inguinal ligament
- 엉덩뼈능선장골릉 Iliac crest
- 복장허리근육막흉요근막 Thoracolumbar aponeurosis
  갈비통늑곽 Rib cage의 아래 가장자리

닿는곳 insertion

- 배널힘줄복건막 Abdominal aponeurosis
- 흰줄백선 Linea alba 두덩뼈치골 Pubis

지배신경 innervation

- 갈비사이신경늑간신경 Intercostal nerve

작용 action

- 복압 상승, 장기 지지

바깥갈비사이근 (외늑간근, External intercostal)

* (어원) 'Extern' : 바깥으로 향하는, 'Inter' : 사이의, 'Costal' : 갈비뼈

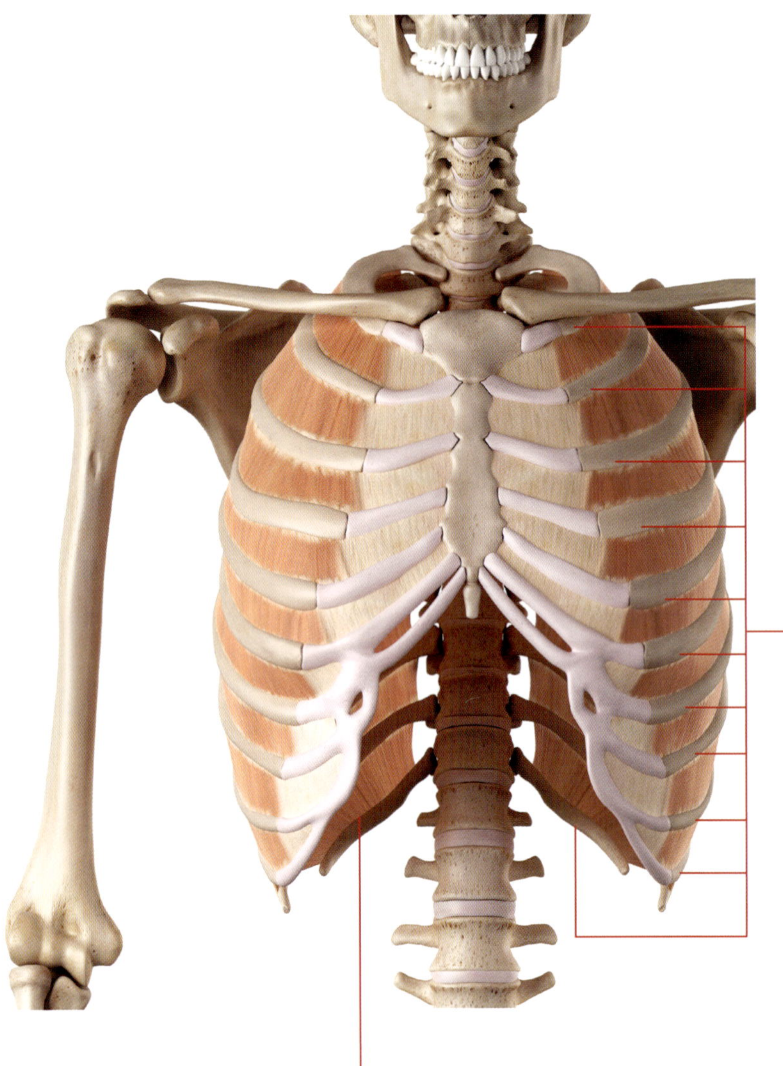

이는곳 origin
- 첫째~열한째갈비뼈 아래모서리늑골 하연
  1-11 ribs

닿는곳 insertion
- 아래 갈비뼈 위모서리늑골 상연

지배신경 innervation
- 갈비사이신경늑간신경 Intercostal nerve

작용 action
- 들숨시 갈비뼈 올림

속갈비사이근 (내늑간근, Internal intercostal)

* (어원) 'Inter' : 안쪽으로, 'Inter' : 사이의, 'Costal' : 갈비뼈

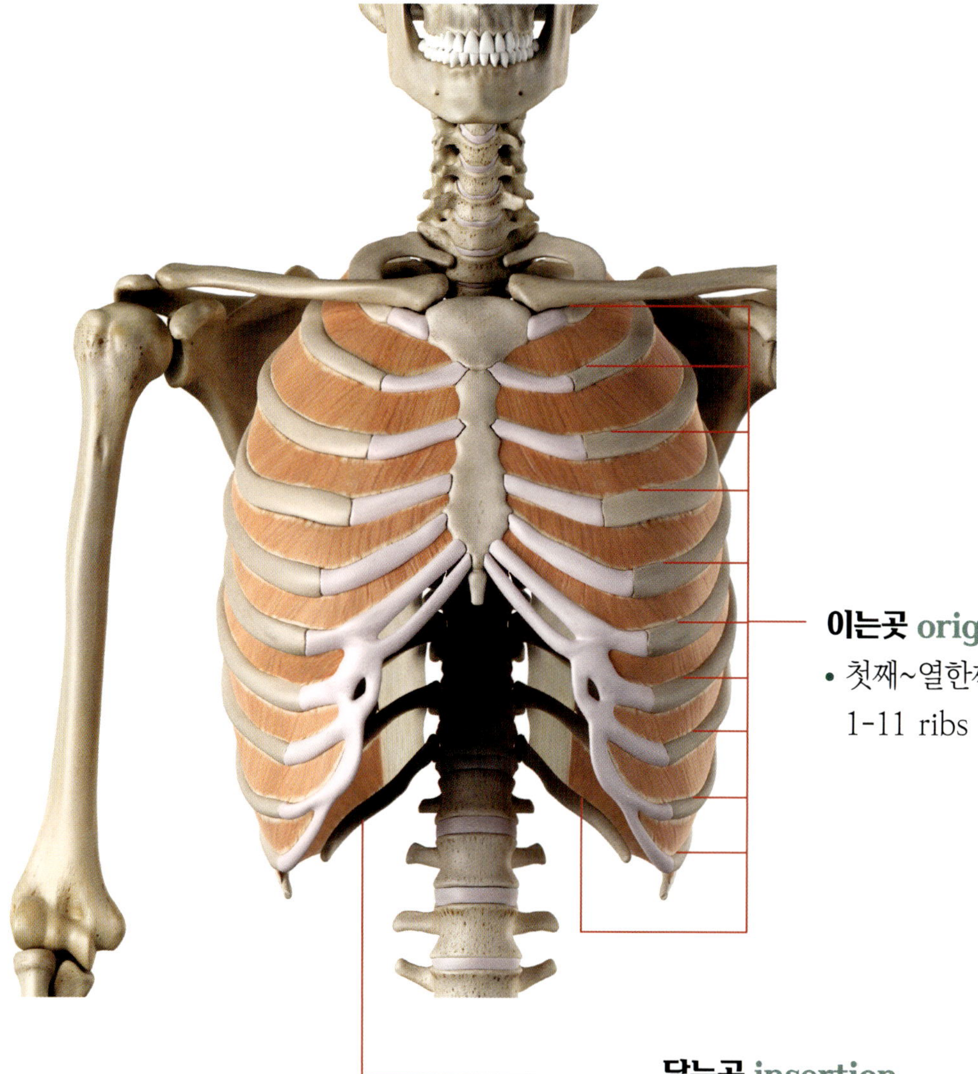

이는곳 origin

- 첫째~열한째갈비뼈 위모서리_{늑골 상연}
  1-11 ribs

닿는곳 insertion

- 위 갈비뼈 아래모서리_{늑골 하연}

지배신경 innervation

- 갈비사이신경_{늑간신경} Intercostal nerve

작용 action

- 날숨시 갈비뼈 내림

가로막 **(횡격막, Diaphragm)**

* (어원) 'Dia' : 관통한, 'Phragma' : 칸막이

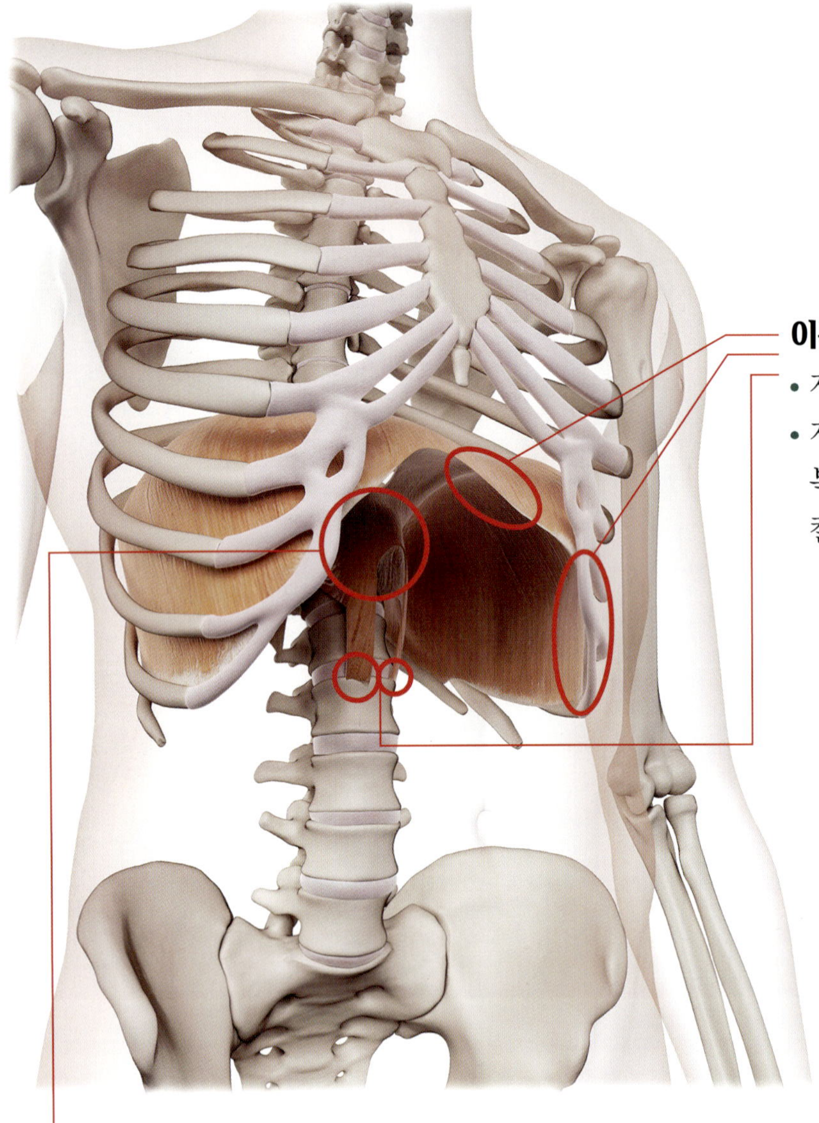

이는곳 origin

- 제 1-3 허리뼈요추 Lumbar vertebra
- 제 7-12 갈비물렁뼈늑연골 Costal cartilages
  복장뼈흉골sternum의
  칼돌기검상돌기xiphoid process

닿는곳 insertion

- 중심널힘줄건중심 Central tendon

지배신경 innervation

- 갈비사이신경늑간신경 Intercostal nerve

작용 action

- 들숨 (흡기) 운동

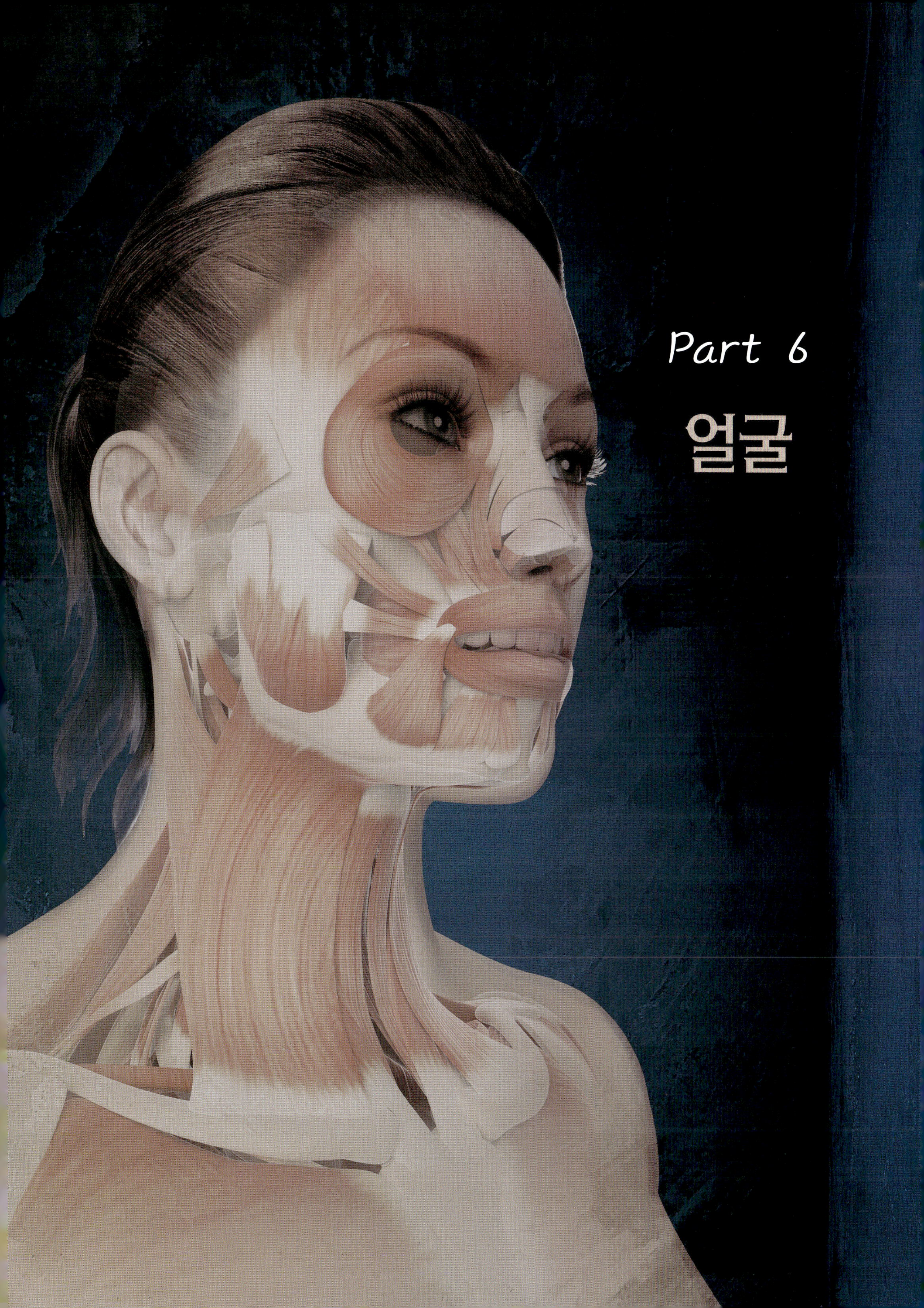
Part 6
얼굴

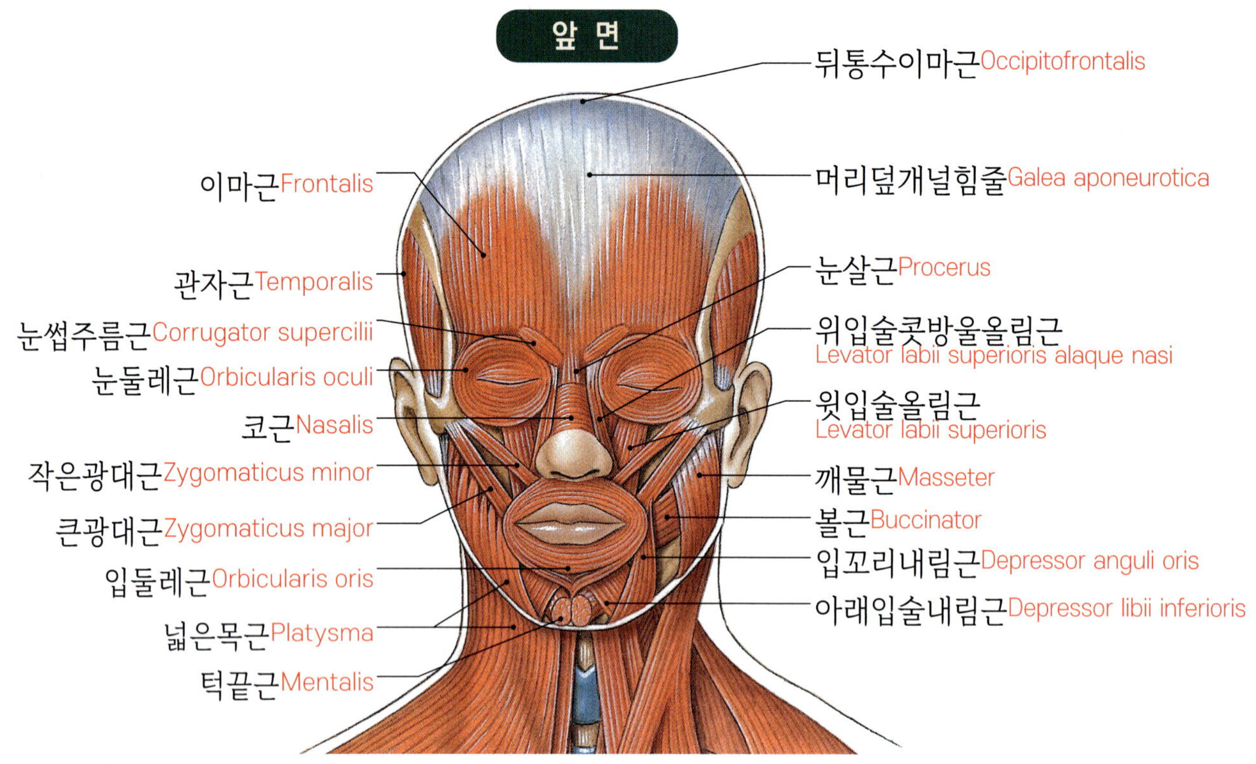

앞 면
뒤통수이마근Occipitofrontalis
머리덮개널힘줄Galea aponeurotica
이마근Frontalis
눈살근Procerus
관자근Temporalis
위입술콧방울올림근
Levator labii superioris alaque nasi
눈썹주름근Corrugator supercilii
눈둘레근Orbicularis oculi
윗입술올림근
Levator labii superioris
코근Nasalis
깨물근Masseter
작은광대근Zygomaticus minor
볼근Buccinator
큰광대근Zygomaticus major
입꼬리내림근Depressor anguli oris
입둘레근Orbicularis oris
아래입술내림근Depressor libii inferioris
넓은목근Platysma
턱끝근Mentalis

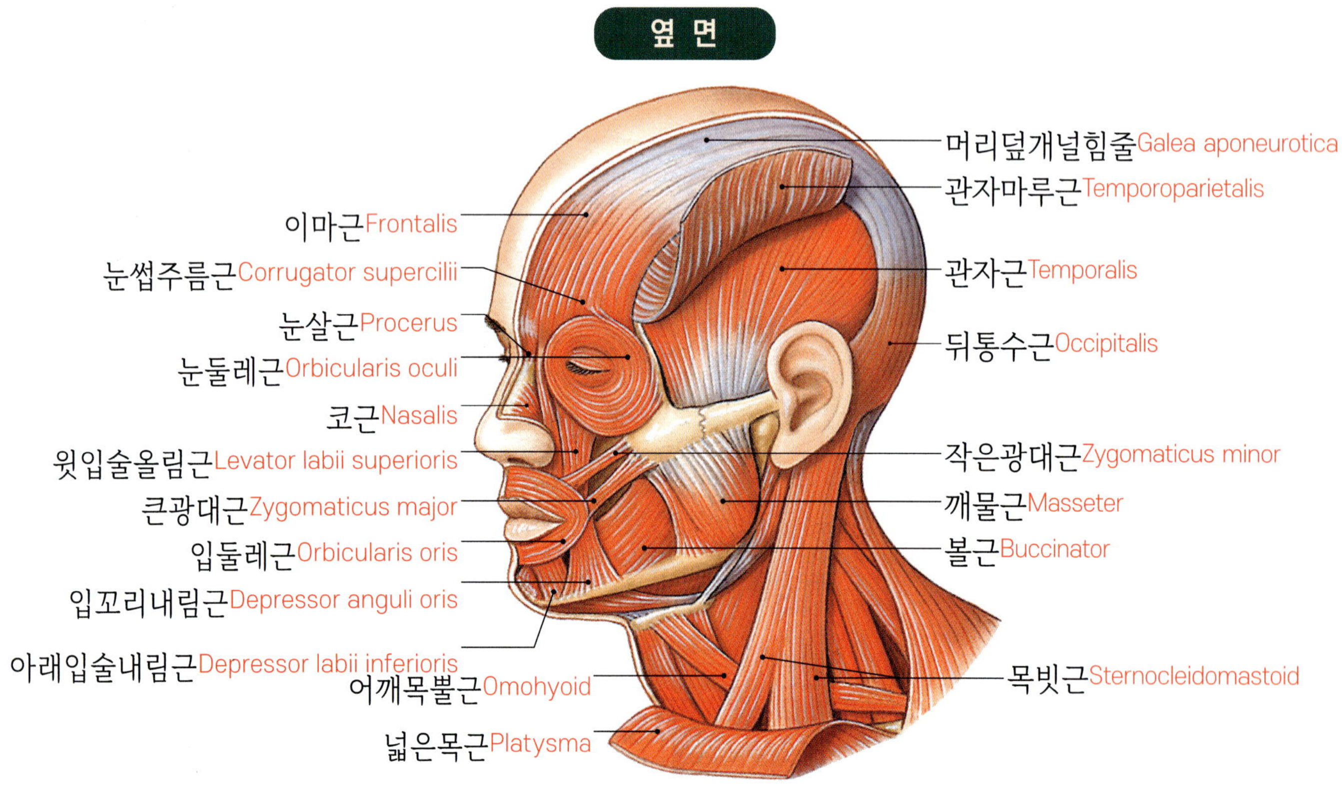

옆 면
머리덮개널힘줄Galea aponeurotica
관자마루근Temporoparietalis
이마근Frontalis
눈썹주름근Corrugator supercilii
관자근Temporalis
눈살근Procerus
눈둘레근Orbicularis oculi
뒤통수근Occipitalis
코근Nasalis
윗입술올림근Levator labii superioris
작은광대근Zygomaticus minor
큰광대근Zygomaticus major
깨물근Masseter
입둘레근Orbicularis oris
볼근Buccinator
입꼬리내림근Depressor anguli oris
아래입술내림근Depressor labii inferioris
어깨목뿔근Omohyoid
목빗근Sternocleidomastoid
넓은목근Platysma

눈의 근육

앞 면
위곧은근Superior rectus
가쪽곧은근Lateral rectus
아래빗근Inferior oblique
안쪽곧은근Medial rectus
아래곧은근Inferior rectus

눈의 가쪽면
눈의 안쪽면
도르래Trochlea
위빗근Superior oblique
위곧은근Superior rectus
가쪽곧은근Lateral rectus
안쪽빗근Inferior oblique
아래곧은근Inferior rectus

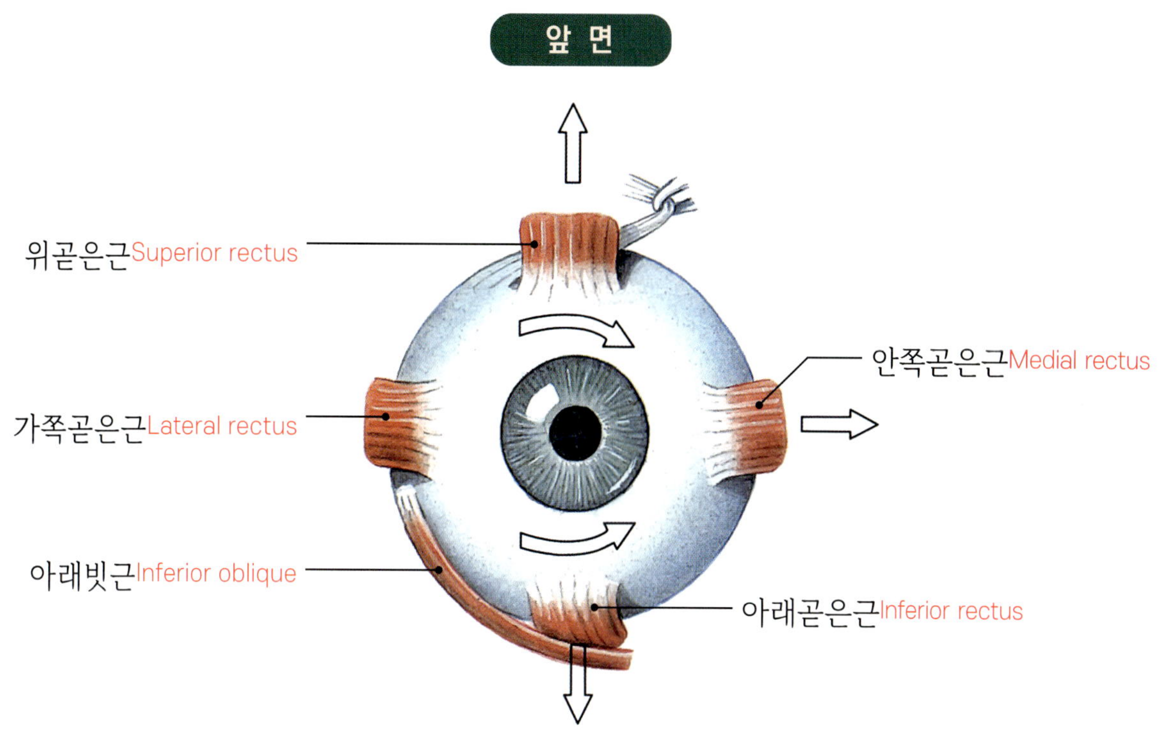

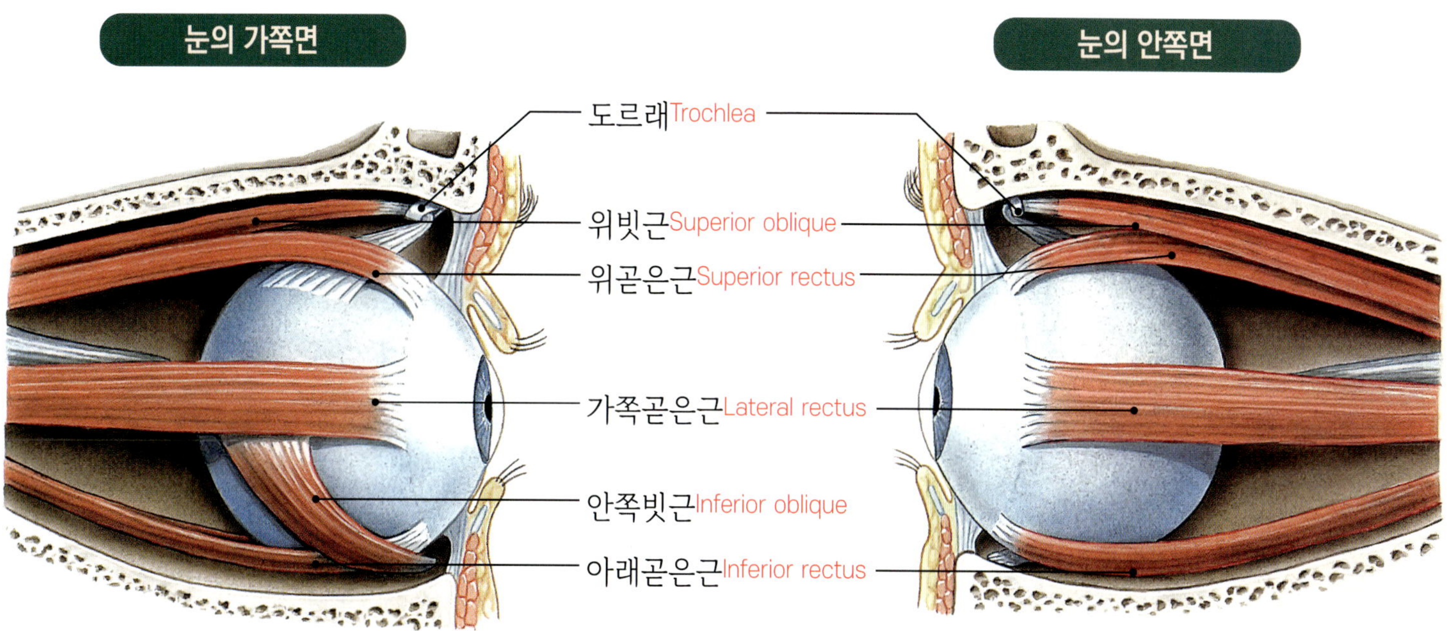

씹기 근육

관자근 Temporalis muscle
깨물근 Masseter muscle
아래턱뼈 Mandible
가쪽날개근
Lateral pterygoid muscle
안쪽날개근
Medial pterygoid muscle
아래턱뼈 Mandible

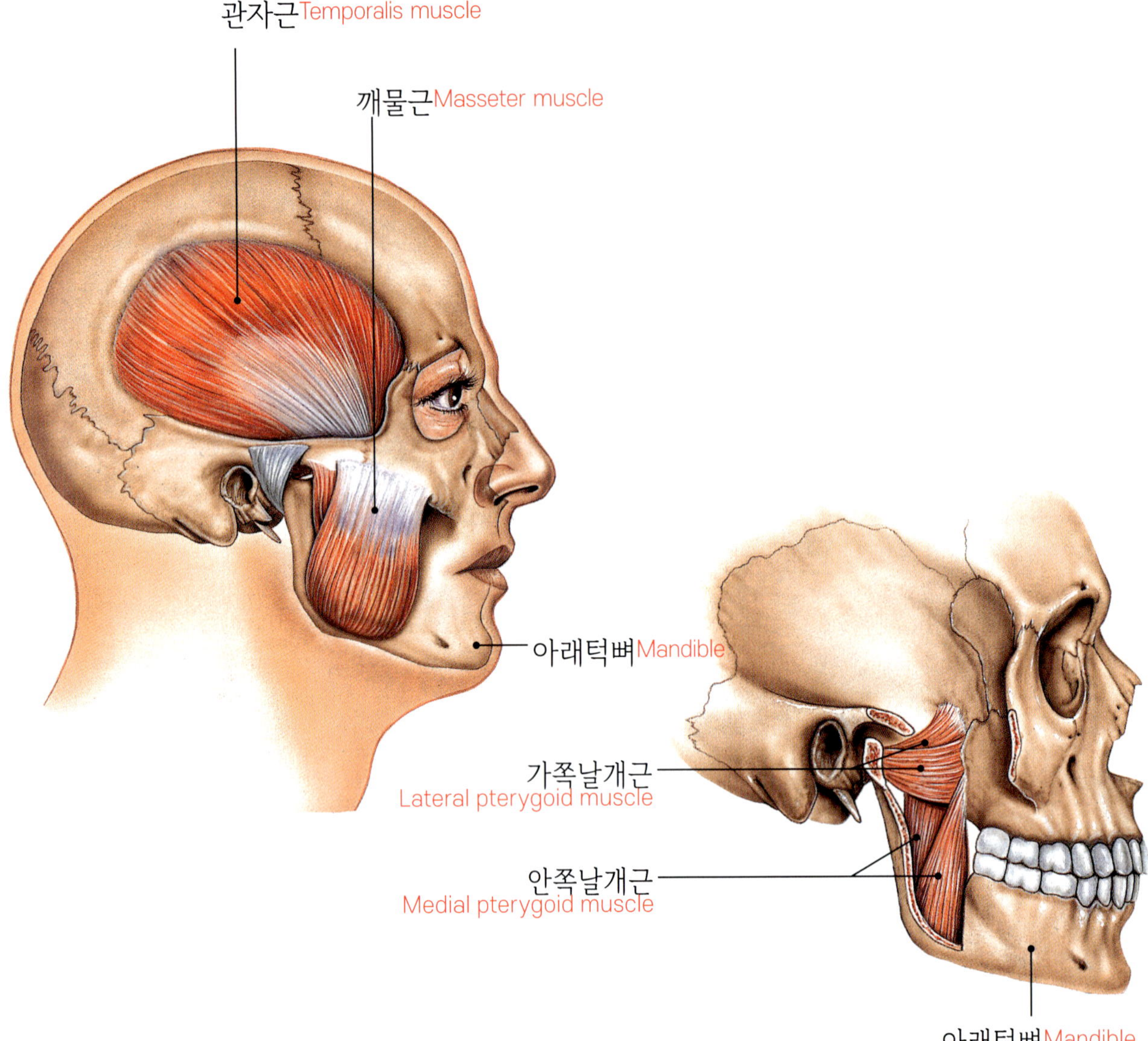

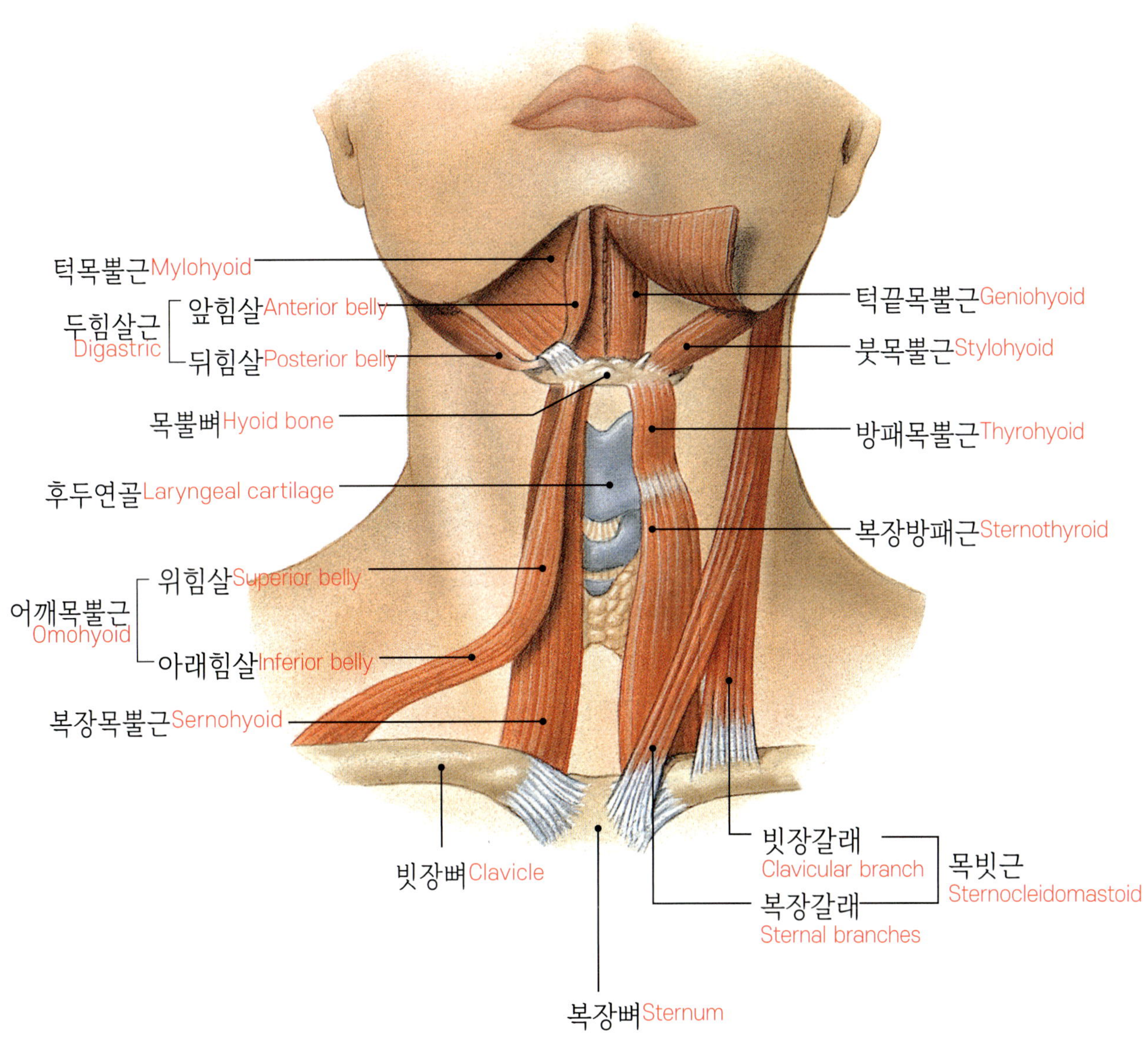
턱목뿔근Mylohyoid
두힘살근Digastric
앞힘살Anterior belly
뒤힘살Posterior belly
목뿔뼈Hyoid bone
후두연골Laryngeal cartilage
어깨목뿔근Omohyoid
위힘살Superior belly
아래힘살Inferior belly
복장목뿔근Sernohyoid
빗장뼈Clavicle
턱끝목뿔근Geniohyoid
붓목뿔근Stylohyoid
방패목뿔근Thyrohyoid
복장방패근Sternothyroid
빗장갈래Clavicular branch
복장갈래Sternal branches
목빗근Sternocleidomastoid
복장뼈Sternum

깨물근 (교근, Masseter)

* (어원) 'Masseter' : 씹기근육

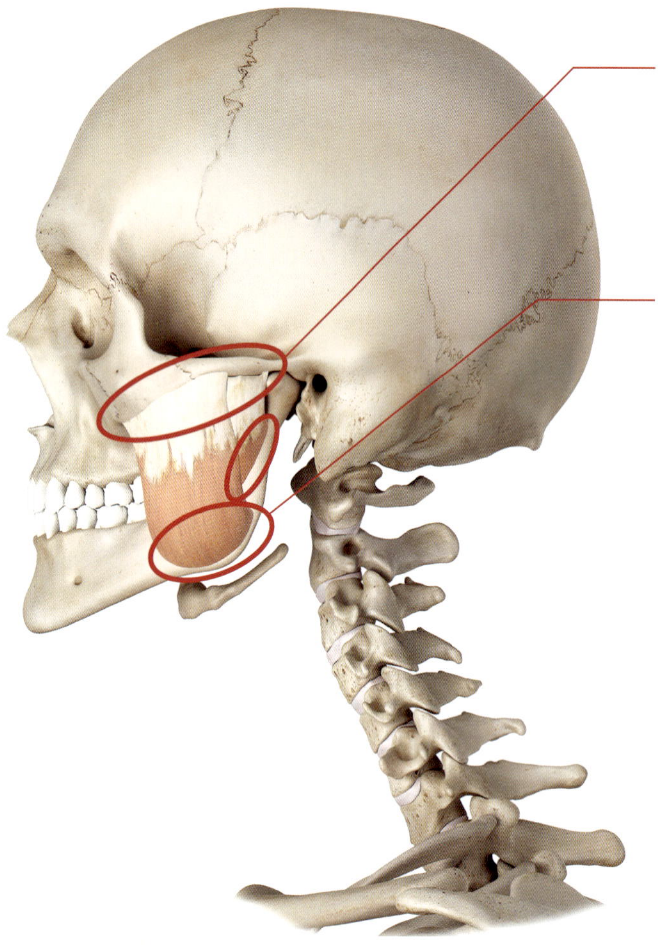

이는곳 origin

- 광대활관골궁

  Zygomatic arch

닿는곳 insertion

- 아래턱뼈 깨물근거친면하악골 교근조면

  Masseteric tuberosity of mandible

지배신경 innervation

- 아래턱신경하악신경

  Mandibular nerve

작용 action

- 아래턱뼈 위쪽 당김

관자근 (측두근, Temporalis)
* (어원) 'Temporal' : 측두

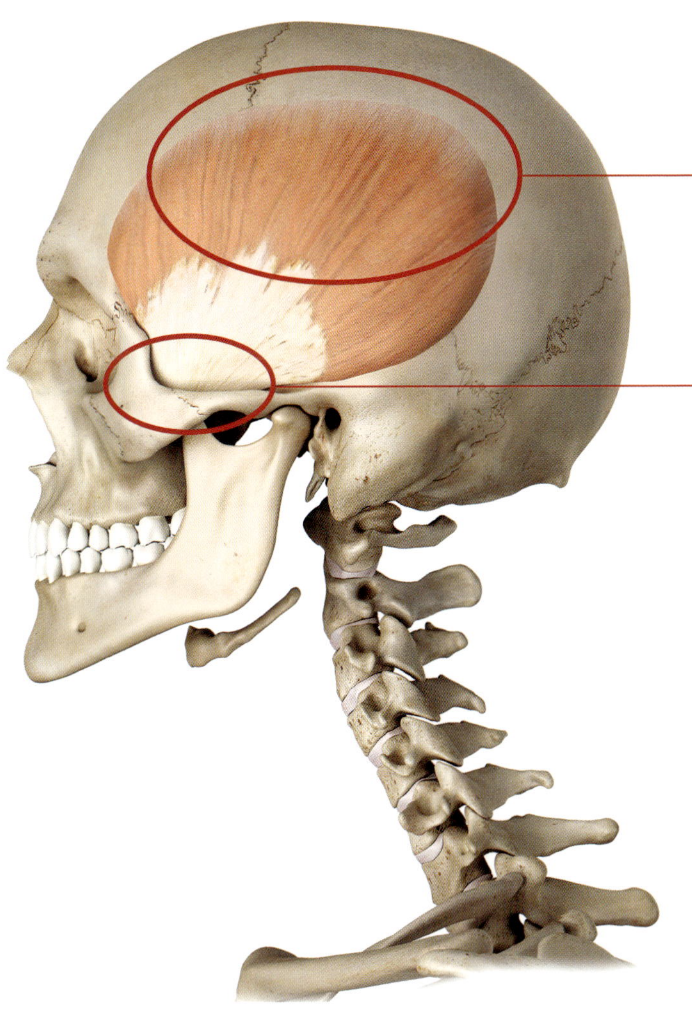

이는곳 origin
- 관자뼈 관자우묵_{측두골 측두와}
  Temporal fossa of temporal bone

닿는곳 insertion
- 아래턱뼈 근육돌기_{하악골 근돌기}
  Muscular process of mandible

지배신경 innervation
- 아래턱신경_{하악신경}
  Mandibular nerve

작용 action
- 아래턱뼈 위쪽 당김

가쪽날개근 (외측익돌근, Lateral pterygoid)

* (어원) 'Lateralis' : 가쪽, 'Pteryx' : 날개, 'Edios' : 유사

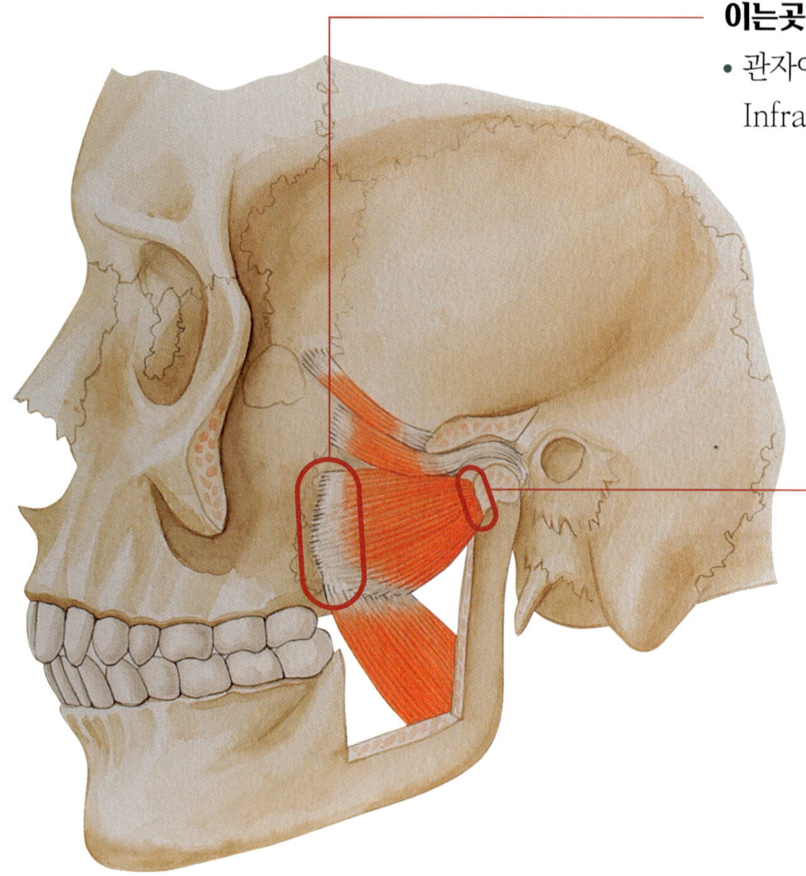

이는곳 origin

- 관자아래능선측두하능, 나비뼈접형골 가쪽판 가쪽면
  Infratemporal crest, sphenoid

닿는곳 insertion

- 아래턱뼈 날개근오목하악골 익돌근와
  Pterygoid fovea of mandible

지배신경 innervation

- 아래턱신경하악신경
  Mandibular nerve

작용 action

- 아래턱뼈 옆으로 당김, 내밈,
  한쪽 작용시 옆으로 움직임

* (어원) 'Temporal' : 측두

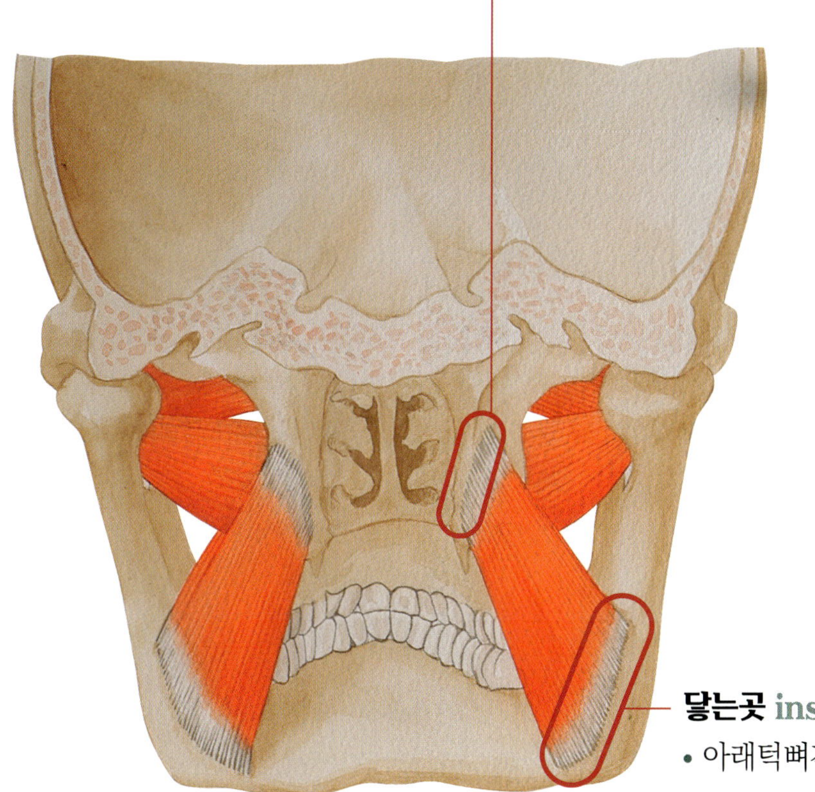

이는곳 origin

- 위턱뼈융기 하악골, 나비뼈 접형골 가쪽날개판 안쪽면
  Mandible, sphenoid

닿는곳 insertion

- 아래턱뼈각 안쪽의 날개근 거친면 하악각 내측 익돌근 조면

지배신경 innervation

- 아래턱신경 하악신경
  Mandibular nerve

작용 action

- 아래턱뼈 위쪽 당김, 내밈,
  한쪽 작용시 옆으로 움직임

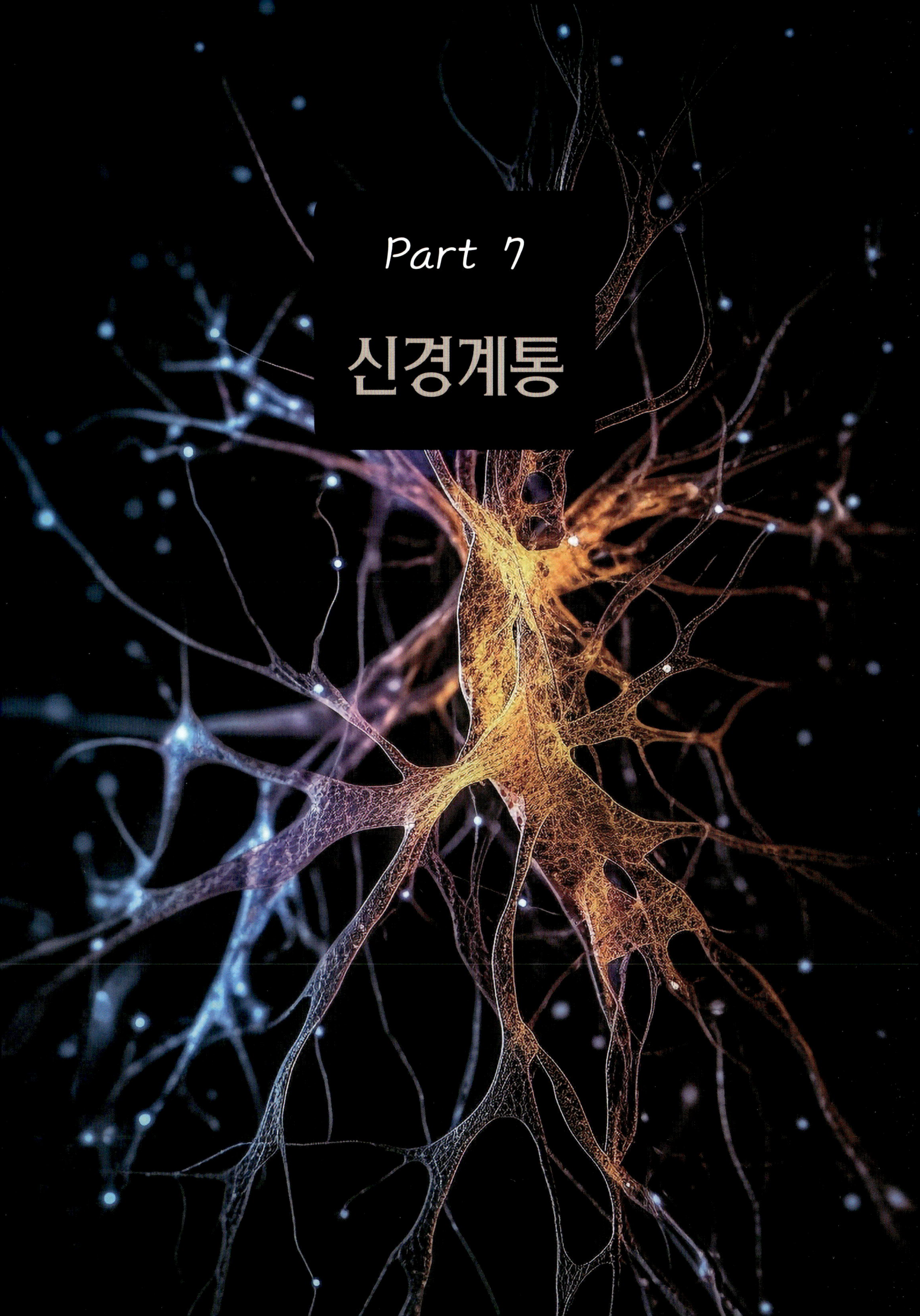

Part 7
신경계통

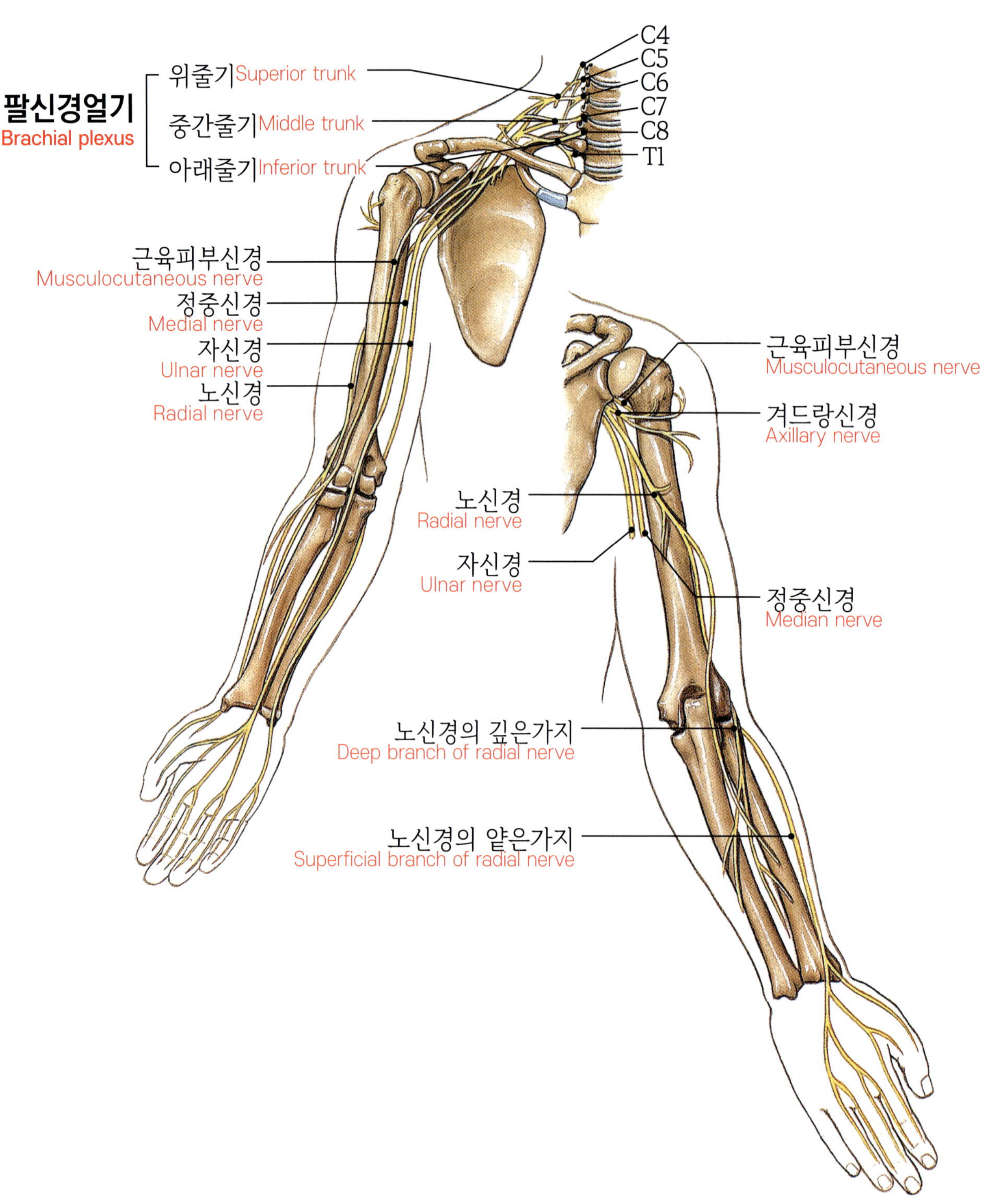
팔신경얼기
Brachial plexus
위줄기 Superior trunk
중간줄기 Middle trunk
아래줄기 Inferior trunk
C4
C5
C6
C7
C8
T1
근육피부신경
Musculocutaneous nerve
정중신경
Medial nerve
자신경
Ulnar nerve
노신경
Radial nerve
근육피부신경
Musculocutaneous nerve
겨드랑신경
Axillary nerve
노신경
Radial nerve
자신경
Ulnar nerve
정중신경
Median nerve
노신경의 깊은가지
Deep branch of radial nerve
노신경의 얕은가지
Superficial branch of radial nerve

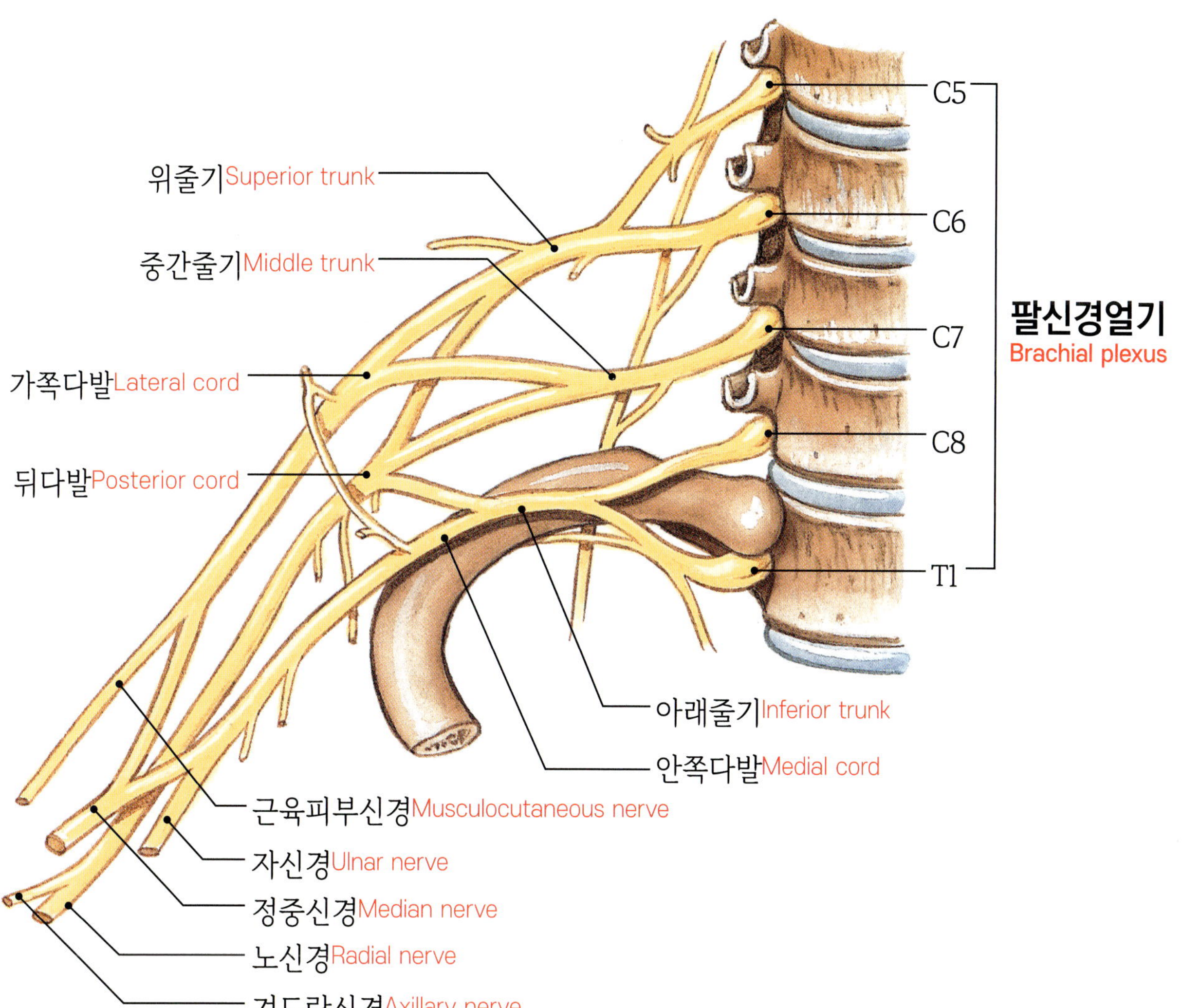
위줄기Superior trunk
중간줄기Middle trunk
가쪽다발Lateral cord
뒤다발Posterior cord
C5
C6
C7
C8
T1
팔신경얼기
Brachial plexus
아래줄기Inferior trunk
안쪽다발Medial cord
근육피부신경Musculocutaneous nerve
자신경Ulnar nerve
정중신경Median nerve
노신경Radial nerve
겨드랑신경Axillary nerve

신경계통 ^(nervous system)

신경계통은 구조적으로 중추신경과 말초신경으로 나뉜다. 중추신경은 머리뼈안cranial cavity과 척주관vertebral canal의 보호를 받는 뇌와 척수를 말하며, 뇌는 대뇌cerebrum와 뇌줄기brainstem, 소뇌cerebellum로 구성된다. 또한 대뇌는 대뇌반구와 사이뇌diencephalon로 구분하고 뇌줄기는 중간뇌midbrain와 다리뇌pons, 숨뇌medulla oblongata로 구분된다. 이러한 중추신경계통은 말초신경계통의 정보를 받아들여 종합적판단을 거쳐 우리 몸을 조절 및 조정을 하게한다.

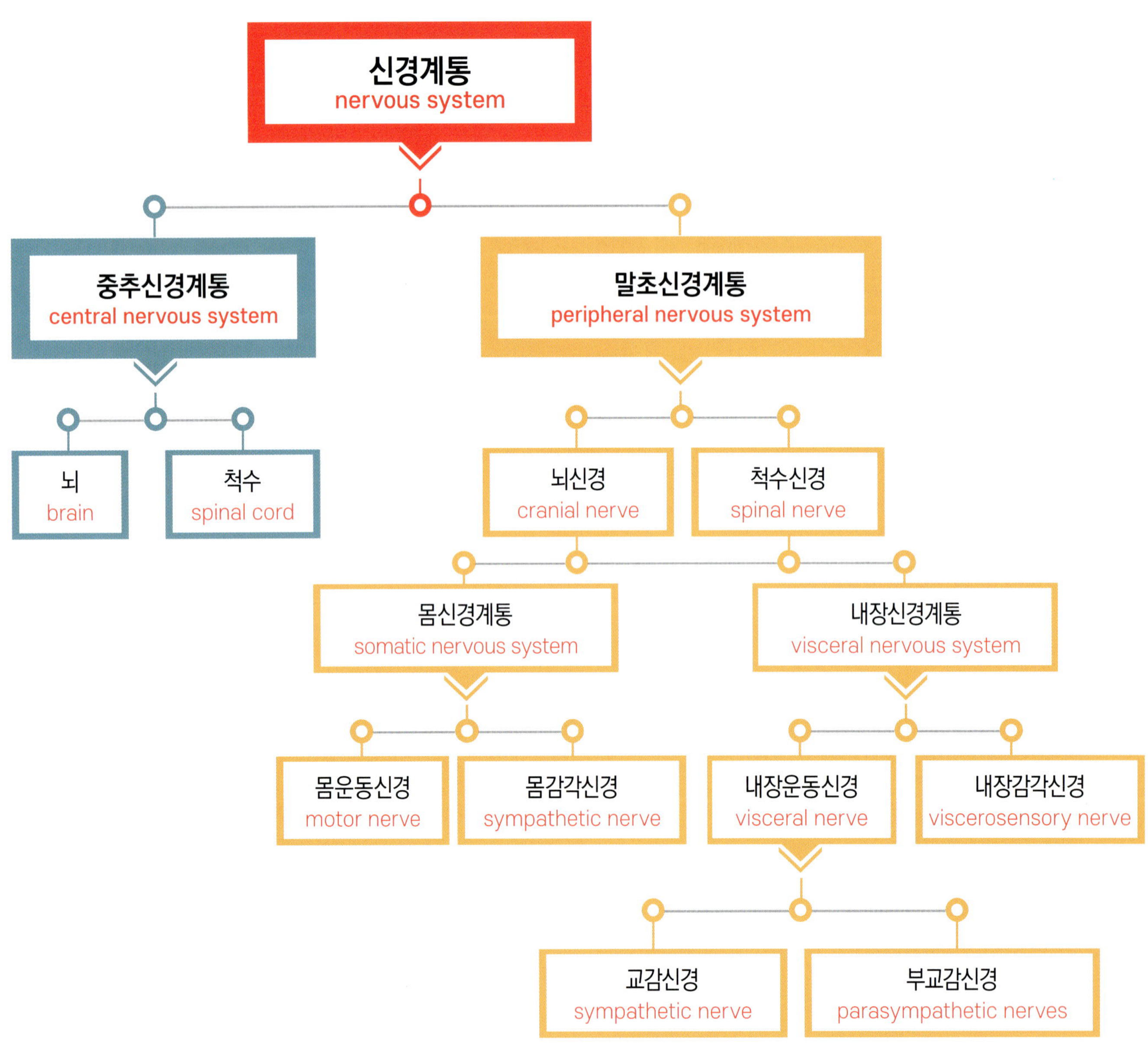

척수의 해부

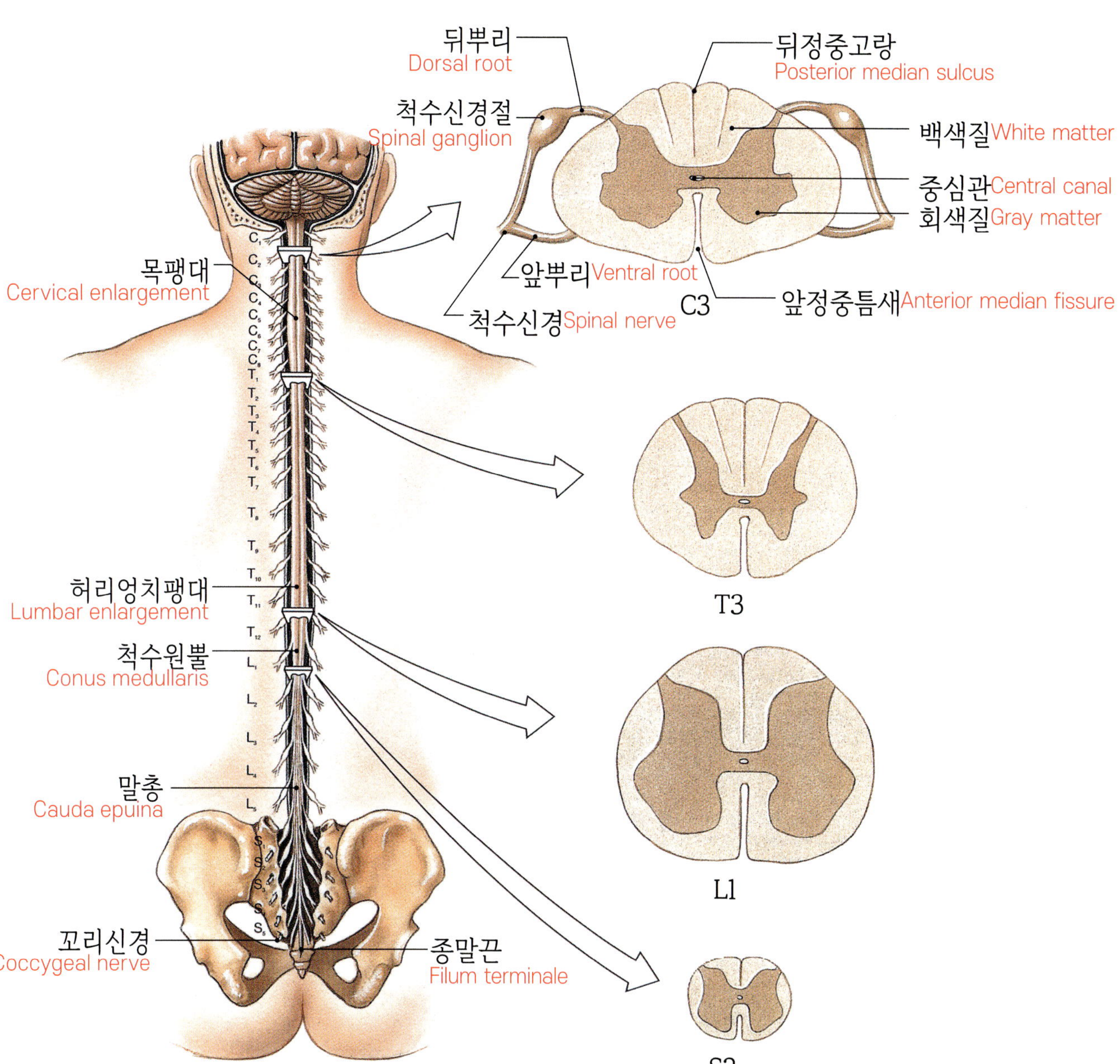

　말초신경은 뇌신경 12쌍과 척수신경 31쌍으로 나뉘고 우리몸의 운동과 감각을 지배한다. 기능적으로 자극부위에 따라 뇌신경 또는 척수신경의 들신경섬유를 거치고 척수를 지나서 뇌에 이르며, 반대로 뇌에서 판단하여 척수를 지나서 다시 뇌신경 또는 척수신경을 통하여 효과기effector에 이른다.

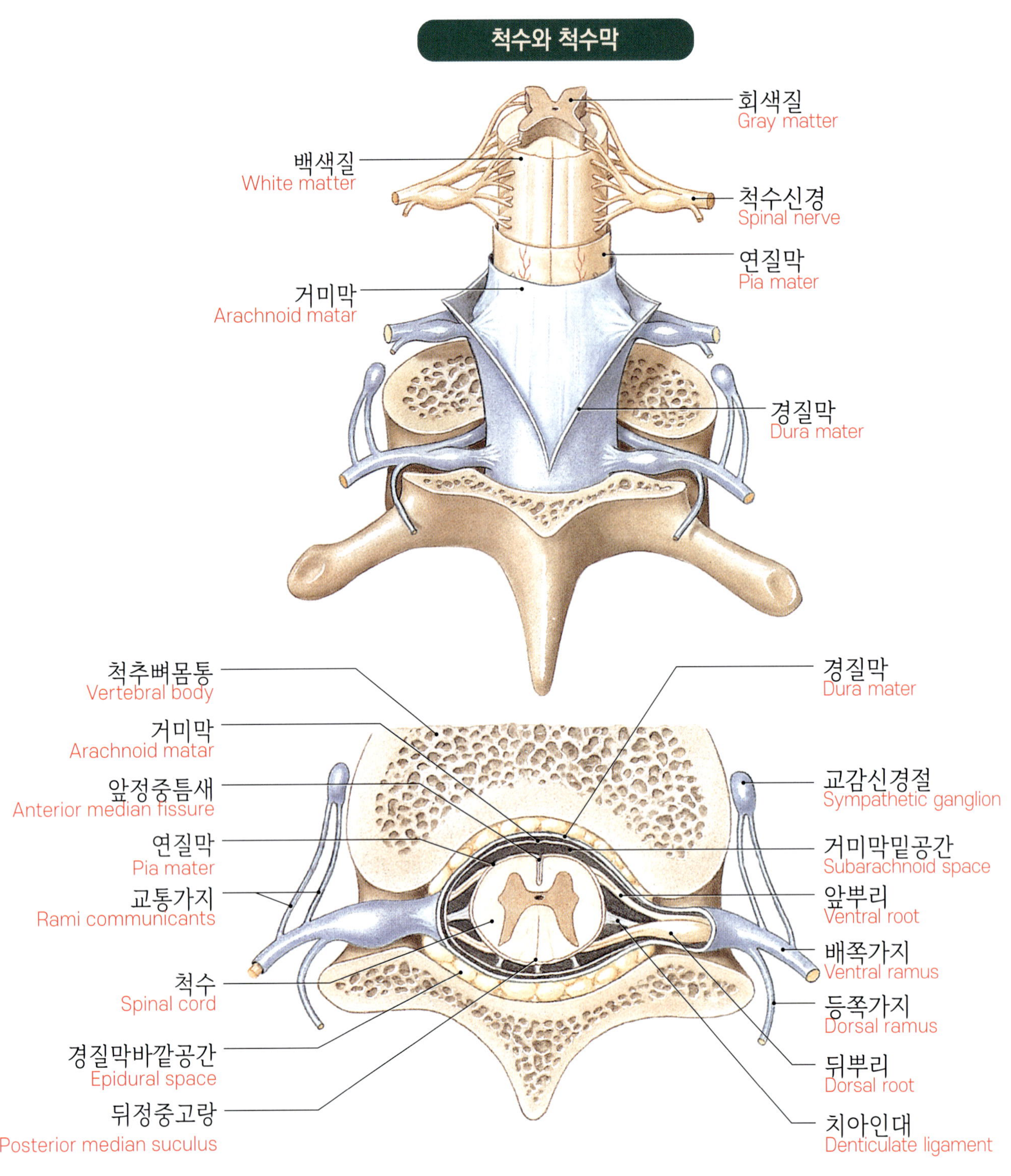

중추신경인 뇌와 척수는 뇌척수막에 싸여있다.

뇌척수막은 경질막dura mater, 거미막arachnoid mater와 연질막pia mater로 구성되어있으며, 거미막밑공간 subarachnoidal space에는 뇌척수액cerebrospinal fluid이 있다.

신경조직을 구성하는 것은 신경세포nerve cell와 신경세포를 지지하고 보호하는 신경아교세포neuroglial cell로 구성된다.

신경세포는 신경계통에서 기능적 단위로 감각신경세포와 운동신경세포로 구분된다. 신경아교세포는 신경세포에 영양분을 공급하고 신경세포의 대사산물을 처리하는 기능도 하며, 신경세포들 사이의 전달자극차단 및 적절한 전기화학적 환경을 제공하지만 정보를 전달하는 데는 관여하지 못한다. 신경아교세포는 중추신경을 구성하는 희소돌기아교세포, 뇌실막세포, 미세아교세포와 별아교세포로 구성되고, 말초신경을 구성하는 슈반세포와 위성세포로 구성되어 있다.

뉴런의 구조

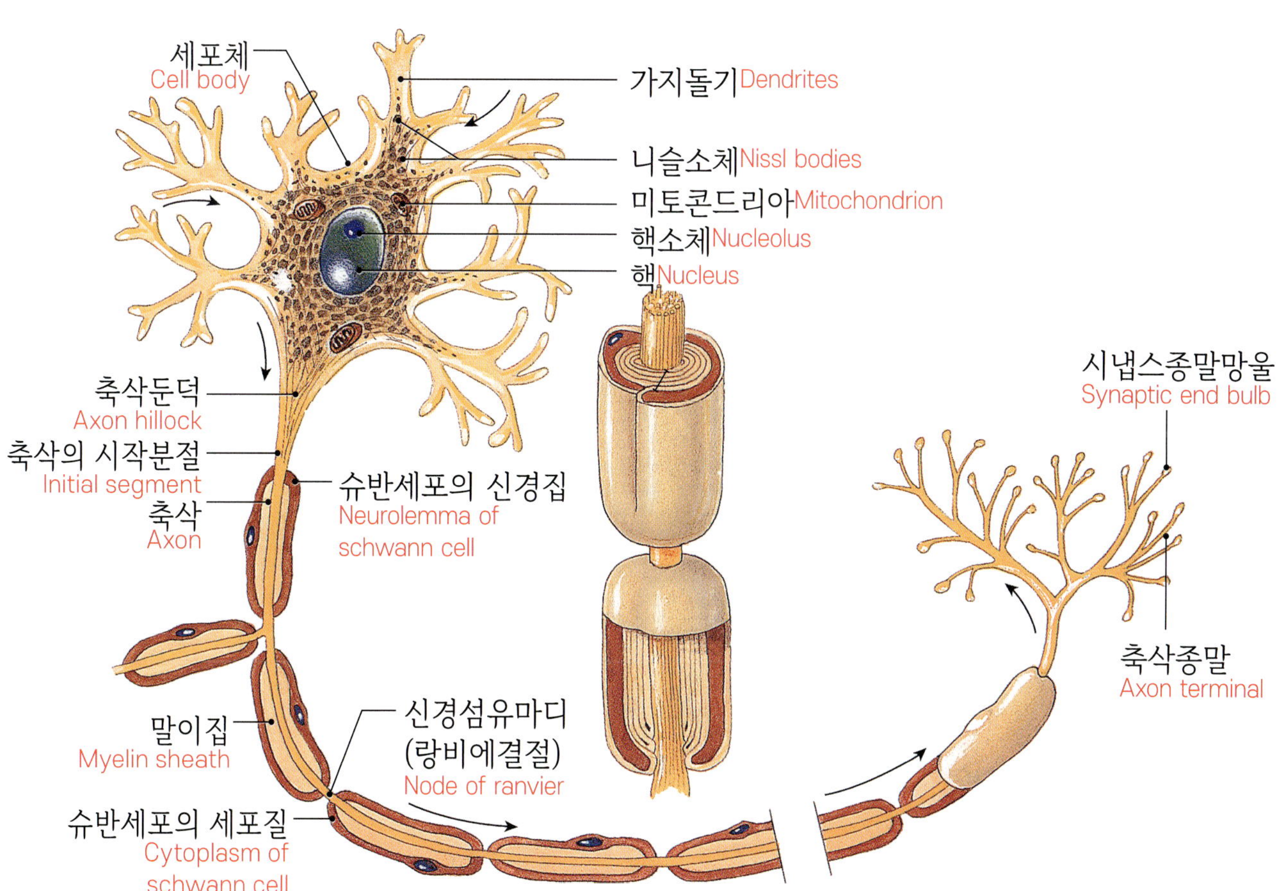

중추신경계통CNS : central nervous system은 뇌와 척수로 이루어져 있다. 뇌는 아래부터 숨뇌, 다리뇌pons, 소뇌, 중간뇌, 사이뇌, 대뇌로 되어 있다.

대뇌는 가쪽에서 보면 크게 이마엽frontal lobe, 마루엽parietal lobe, 뒤통수엽 occipital lobe와 관자엽temporal lobe로 나뉘며, 부위별로 기능이 나뉜다. 이마엽에서 중심앞이랑precentral gyrus를 일차운동영역primary motor area라하고, 마루엽에서 중심뒤이랑postcentral gyrus을 일차몸감각영역primary somatosensory area라고 한다. 뒤통수엽과 관자엽에는 시각겉질과 청각겉질을 포함하고 있다.

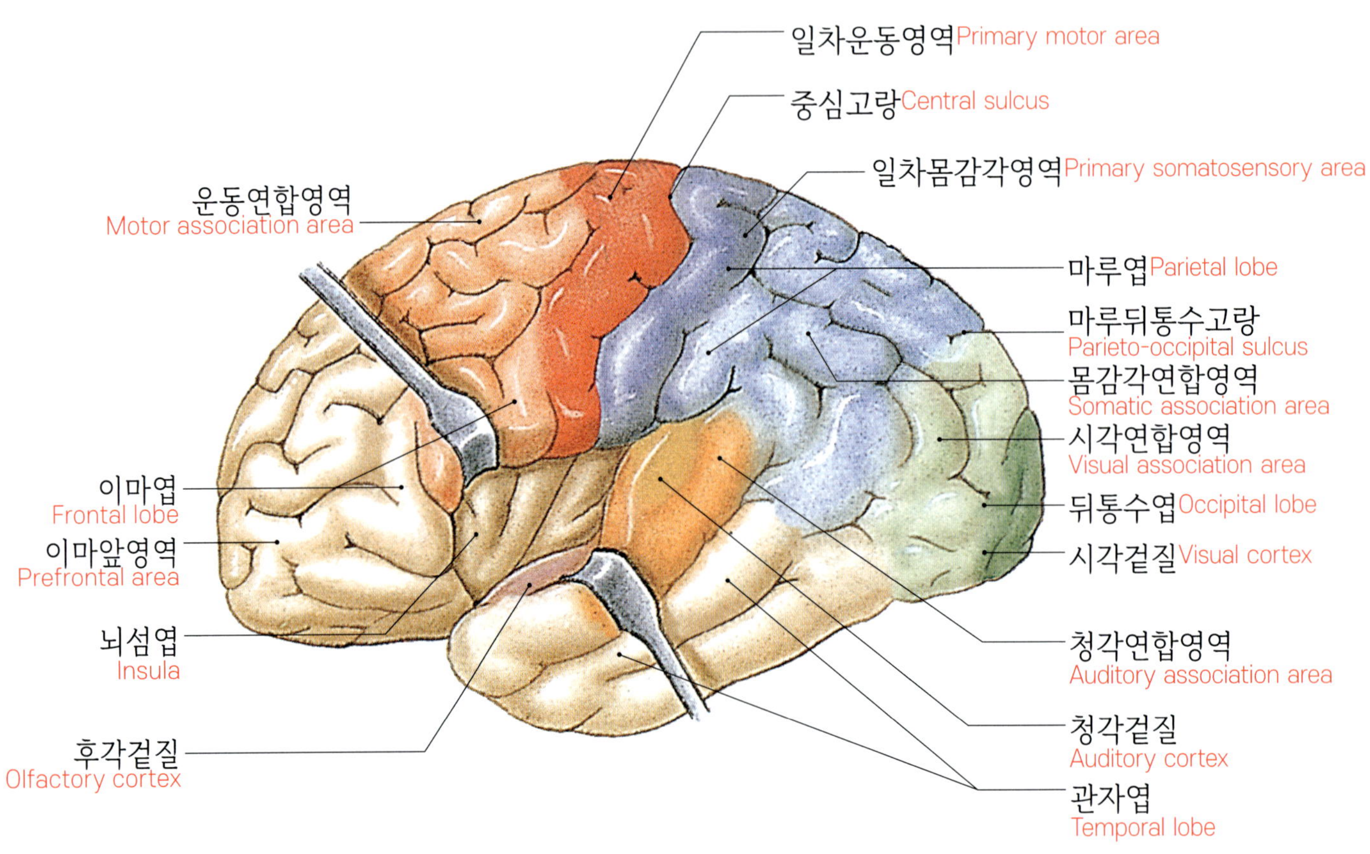

뇌의 이랑과 고랑

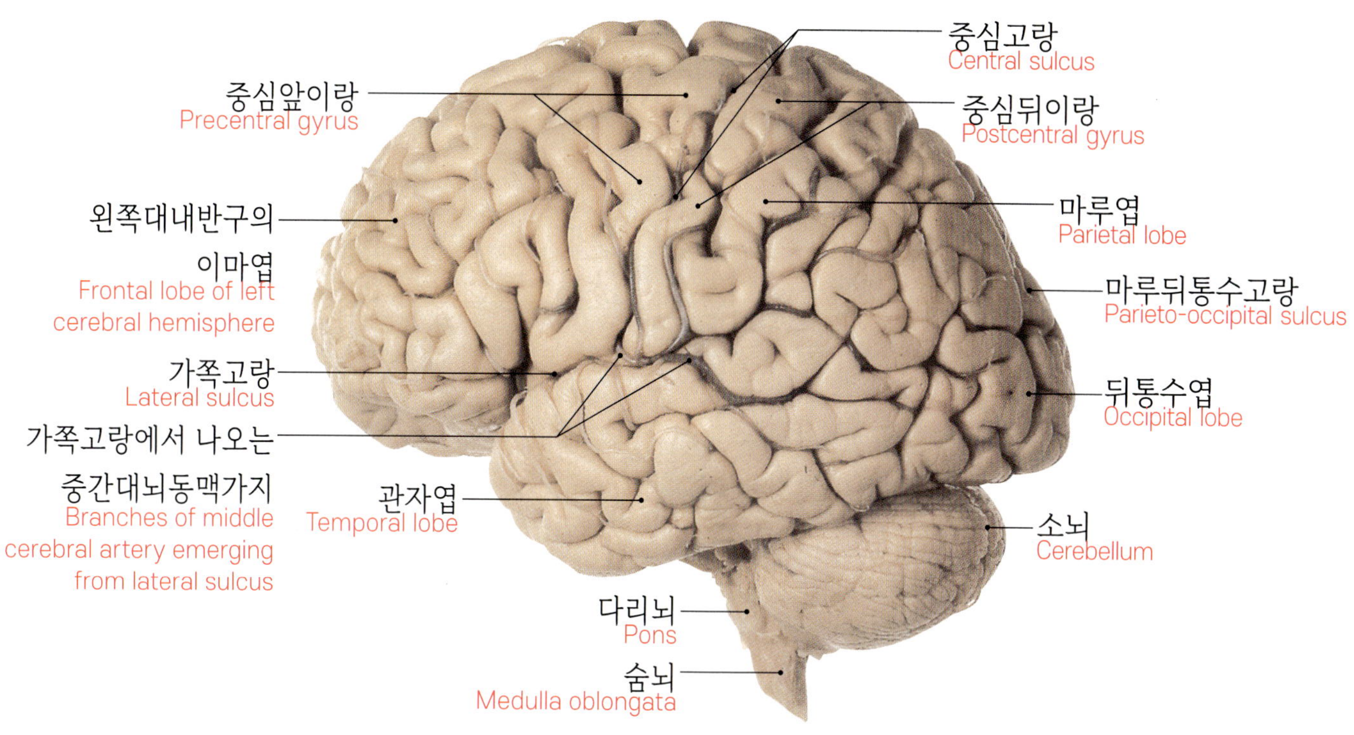

뇌표면에 많이 있는 고랑을 뇌고랑sulcus, 뇌구이라고 하고, 고랑과 고랑 사이에 끼어 있는 부분은 부풀어 올라 이랑처럼 보이므로 뇌이랑gyrus, convolution, 뇌회이라고 한다. 뇌고랑 중 임상적으로 특히 중요한 것은 중심고랑central sulcus과 가쪽고랑lateral sulcus이다. 중심고랑의 앞쪽 뇌이랑인 중심앞이랑precentral gyrus에는 운동신경의 중추가 있고, 중심고랑의 뒤쪽 뇌이랑인 중심뒤이랑postcentral gyrus에는 감각신경의 중추가 있다. 가쪽고랑은 실비우스고랑sylvian fissure으로, 관자엽temporal lobe과 섬이랑insular gyrus 사이의 고랑이다.

소뇌

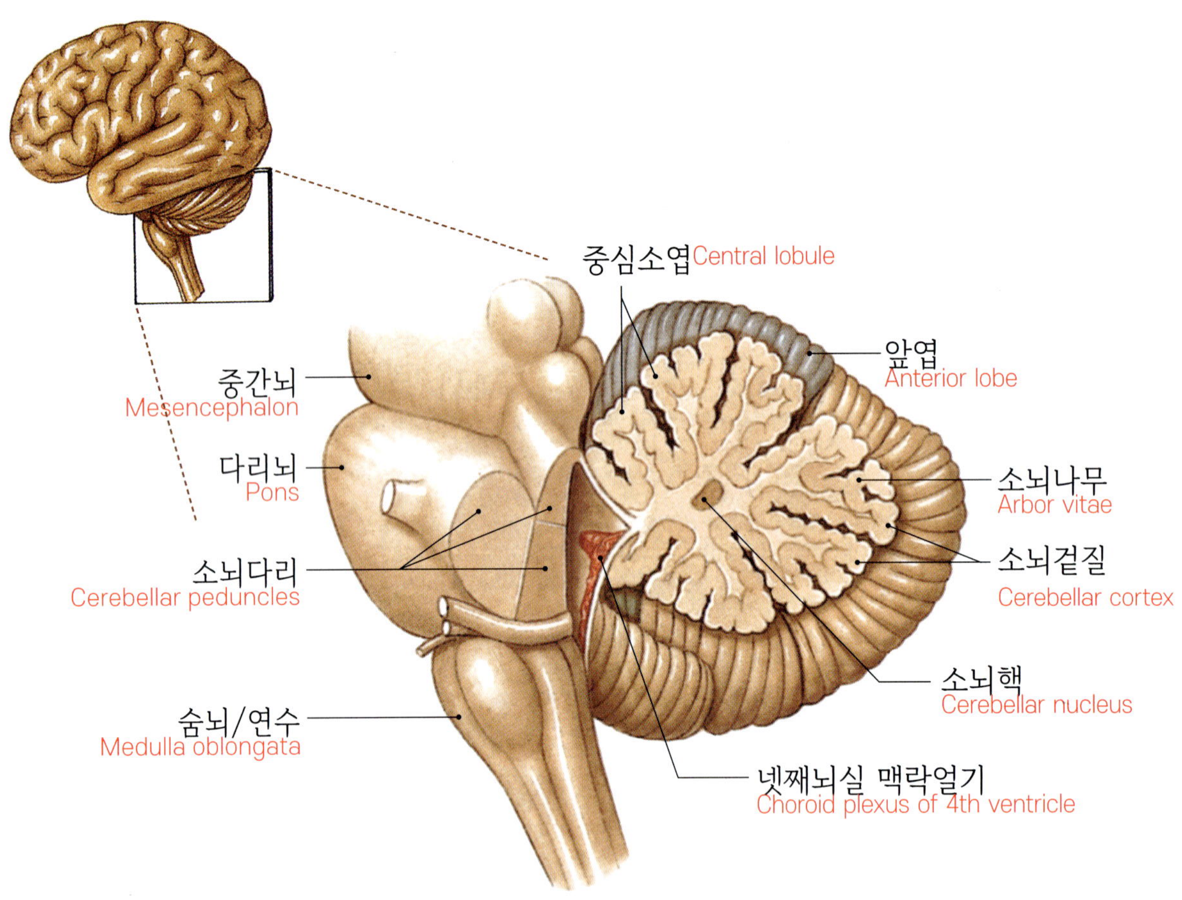

소뇌는 운동을 적절하고 신속하게 조절하고, 매끄러운 협동운동이 될 수 있도록 조절하고, 근육의 긴장을 적당하게 유지하여 자세유지를 담당한다. 소뇌의 한가운데 부분은 소뇌벌레cerebellar vermis라 하고 가슴과 배등의 몸통영역을 담당하고, 그밖의 부분은 소뇌반구cerebellar hemisphere라 하며 팔다리운동을 담당한다.

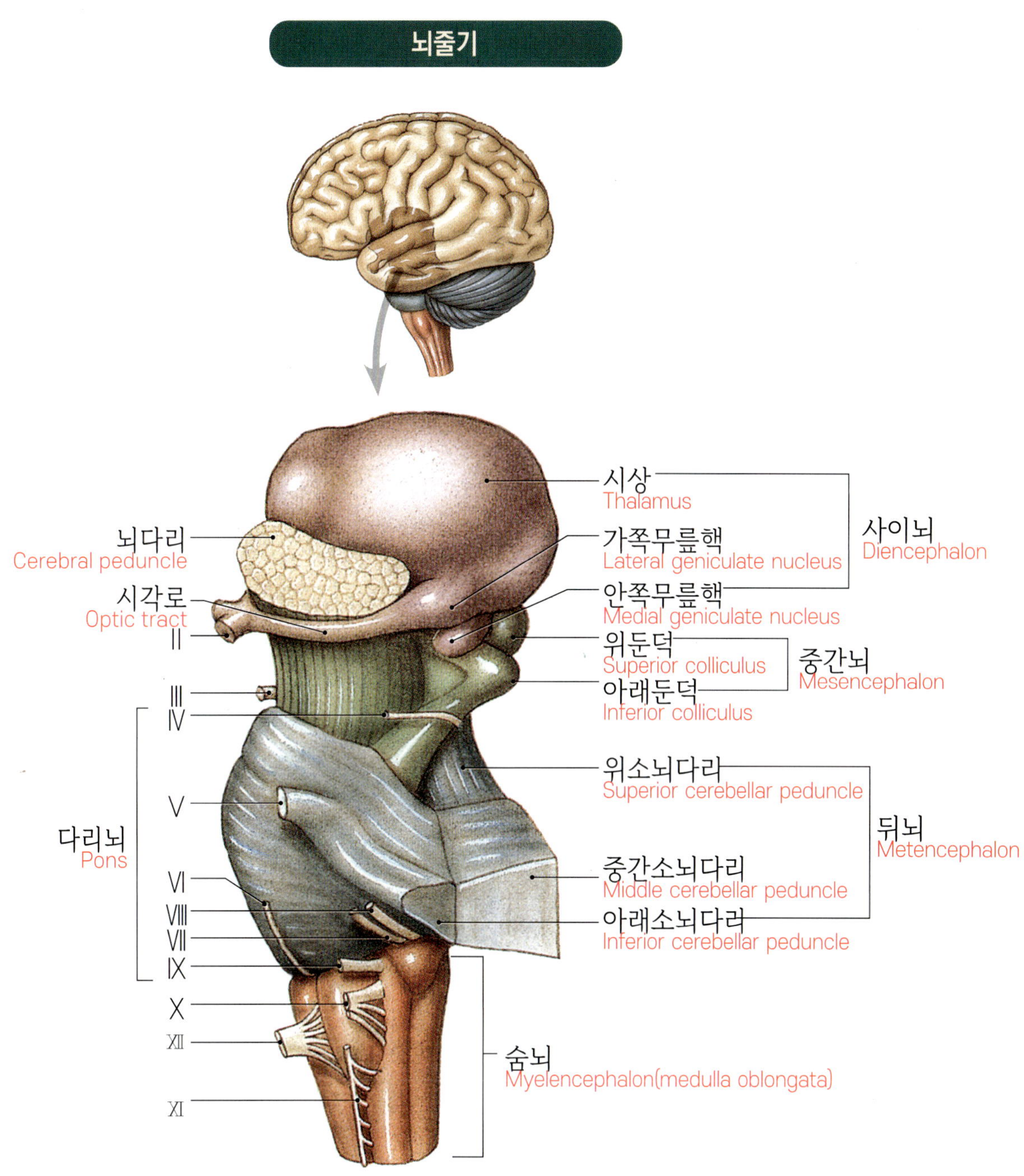

뇌줄기는 위에서부터 사이뇌, 중간뇌, 다리뇌, 숨뇌로 이루어져있다. 뇌줄기에는 뇌신경의 이차뉴런이 있을 뿐만 아니라 운동과 감각정보의 전달경로로서 대뇌와 말초신경까지 연결통로의 역할을 한다. 한편 뇌줄기에는 순환, 호흡, 배설등의 생명유지를 담당하는 자율신경계통의 정보가 중계되고 있다.

척수신경

척수의 단면

감각 및 운동로의 위치

　　뇌의 아랫부분의 연속이 척수이며 중추신경의 일부로서 다음의 기능을 한다. 첫째, 감각수용기의 자극은 뇌로 정보를 전달한다. 둘째, 뇌로 들어온 정보는 분석과 판단을 거친 뒤에 최종 명령을 효과기관으로 전달한다. 셋째, 척수반사중추 spinal reflex center가 척수에 위치하면서 근육긴장도나 반사를 일으켜 몸을 보호한다. 척수는 회색질에 있는 신경세포체로부터 신경섬유가 앞쪽에서 다발을 이루어 앞뿌리anterior root라고 하며, 감각정보는 뒤뿌리posterior root에서 척수로 들어가지만 감각신경의 신경세포체는 뒤뿌리의 척수로 들어가면서 합쳐져 신경절을 형성하고 있다. 이부위를 뒤뿌리신경절dorsal root ganglion이라고 한다.

말초신경계통 (peripheral nervous system)

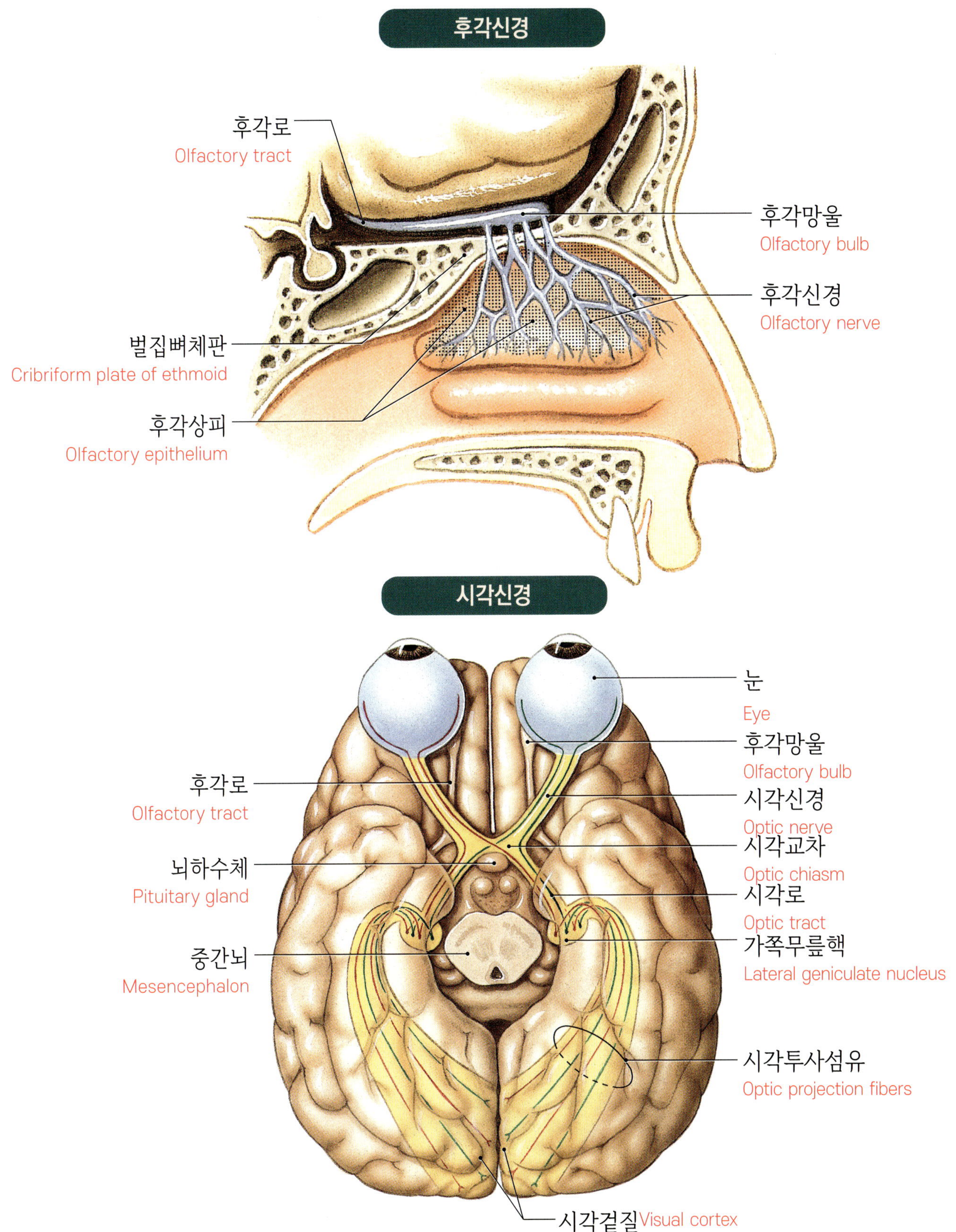

눈돌림신경, 도르래신경, 갓돌림신경

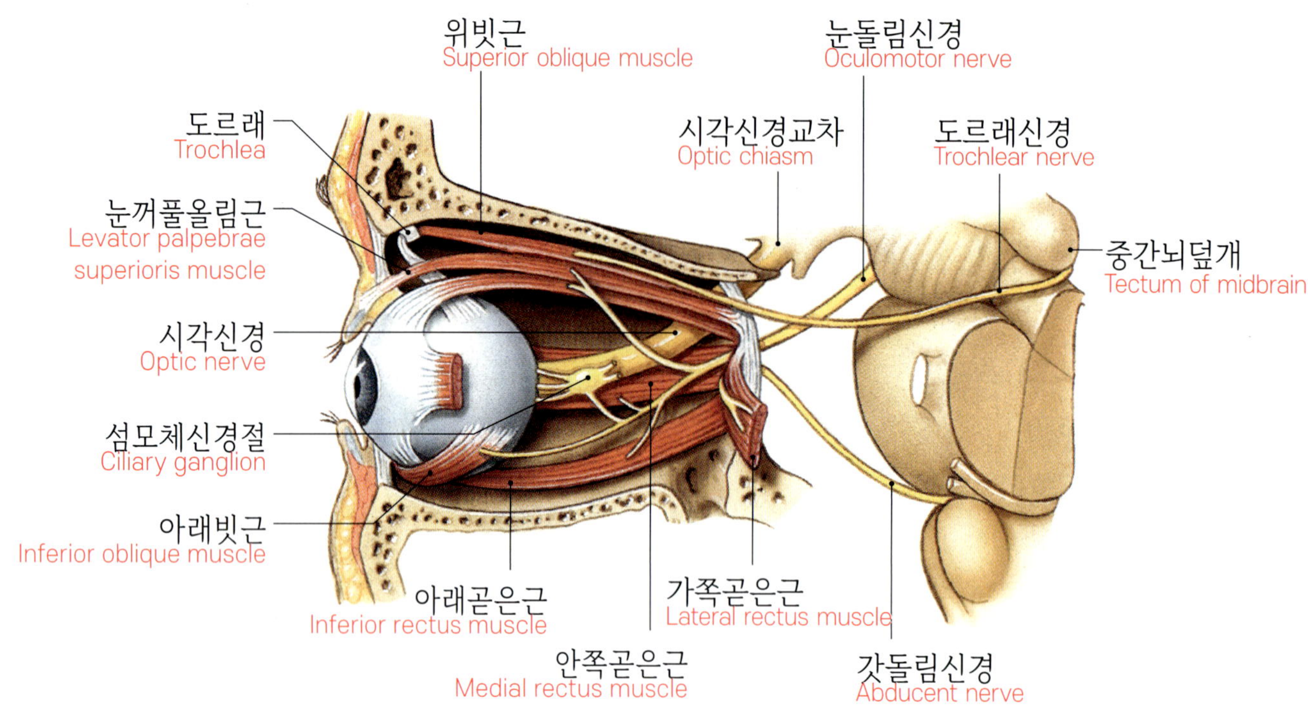

삼차신경

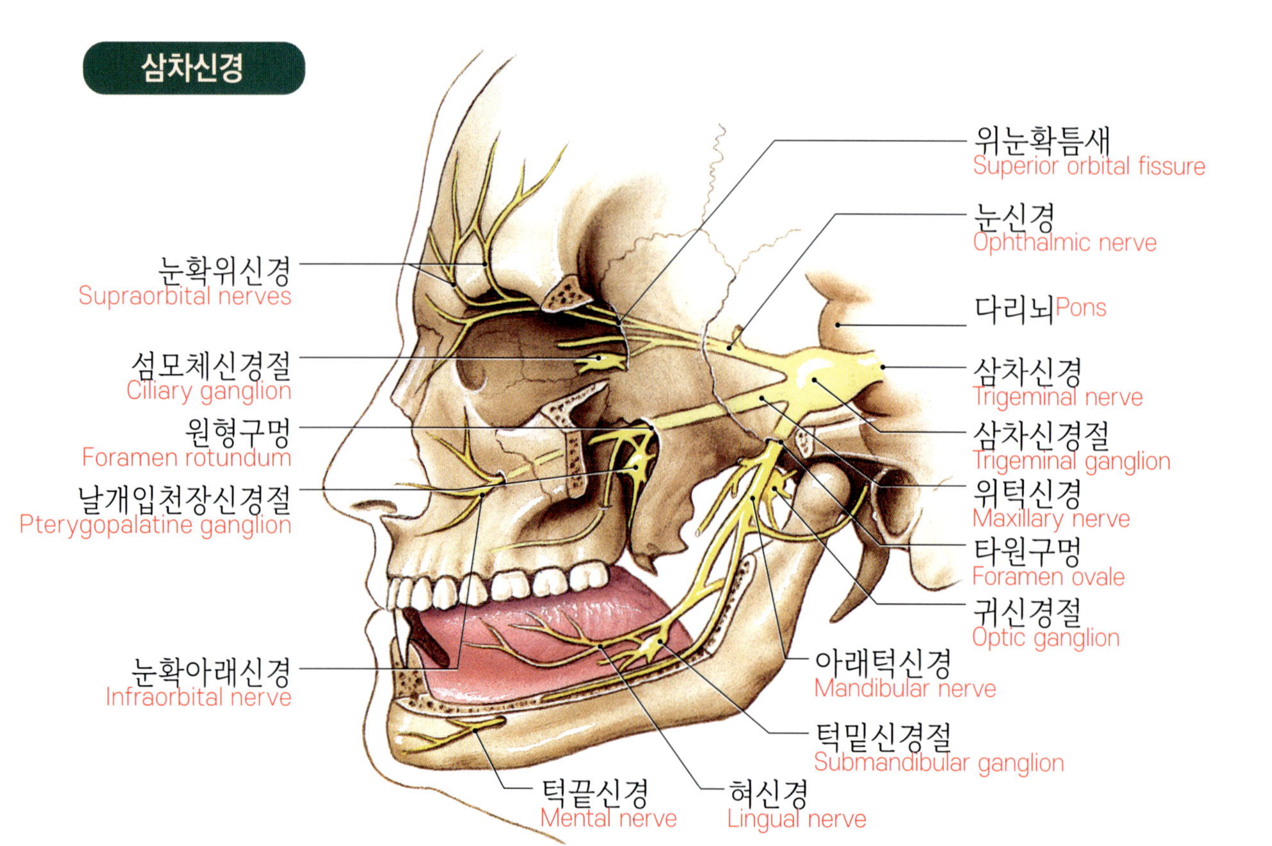

얼굴신경

무릎신경절
Geniculate ganglion
큰바위신경
Greater petrosal nerve
얼굴신경
Facial nerve
날개입천장신경절
Pterygopalatine ganglion
관자가지
Temporal branch
광대가지
Zygomatic branches
뒤귓바퀴가지
Posterior auricular branch
붓꼭지구멍
Stylomastoid foramen
고실끈신경
Chorda tympani nerve
삼차신경 아래턱분지의 혀가지
Lingual branch of mandibular division of trigeminal nerve
턱밑신경절
Submandibular ganglion
목가지
Cervical branch
아래턱가지
Mandibular branch
볼가지
Buccal branch

속귀신경

반고리관
Semicircular canals
안뜰신경
Vestibular nerve
속귀길Internal acoustic canal
얼굴신경Facial nerve
속귀신경Vestibulocochlear nerve
고실
Tympanic cavity
고막
Tympanic membrane
망치뼈
Malleus
모루뼈
Incus
등자뼈
Stapes
귀관
Auditory tube
달팽이
Cochlea
달팽이신경
Cochlear nerve

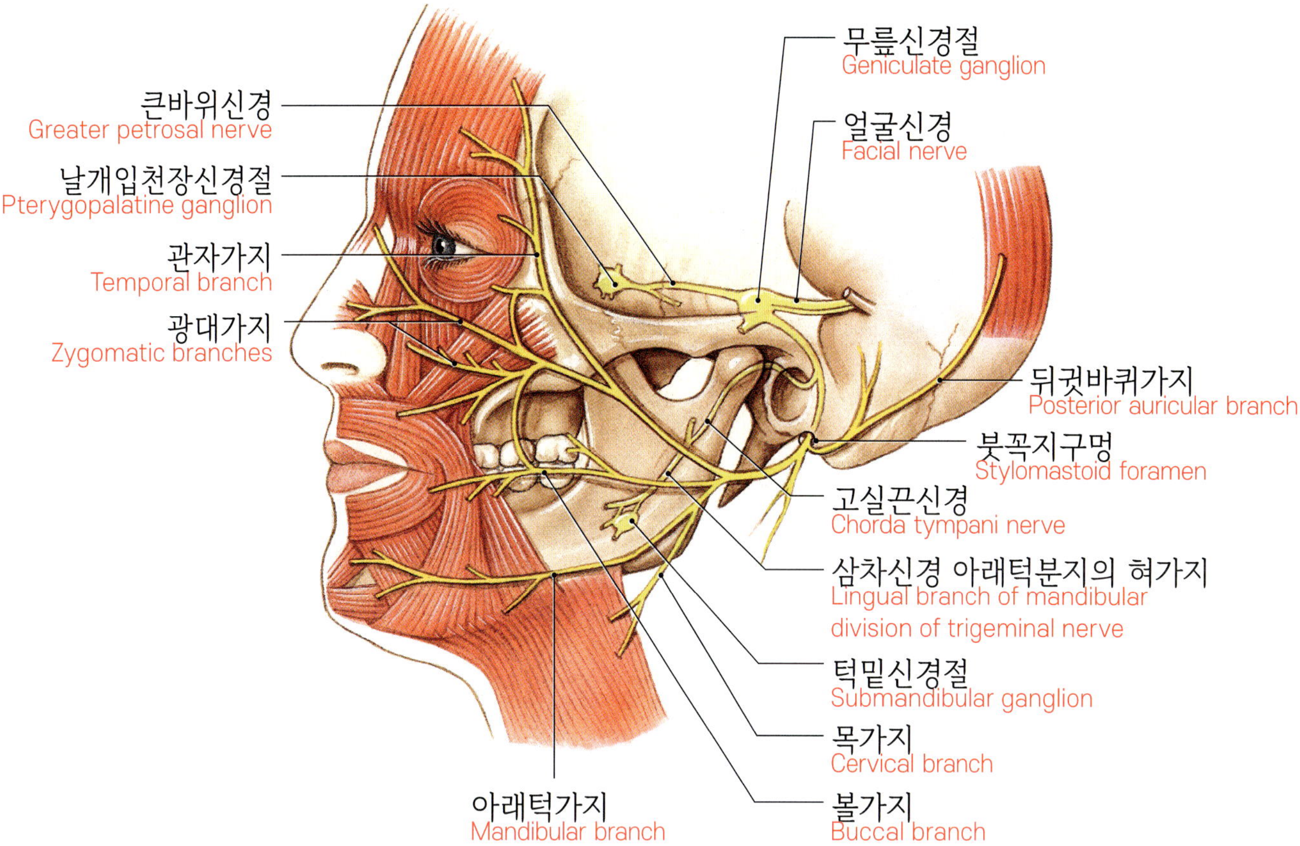

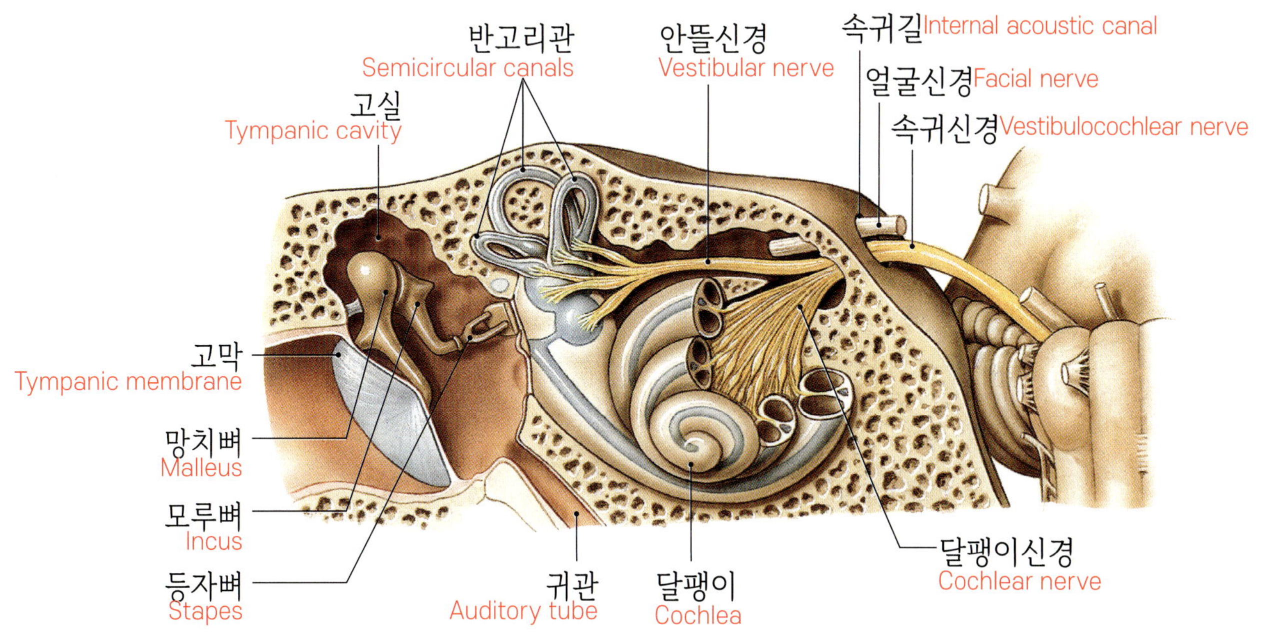

혀인두신경

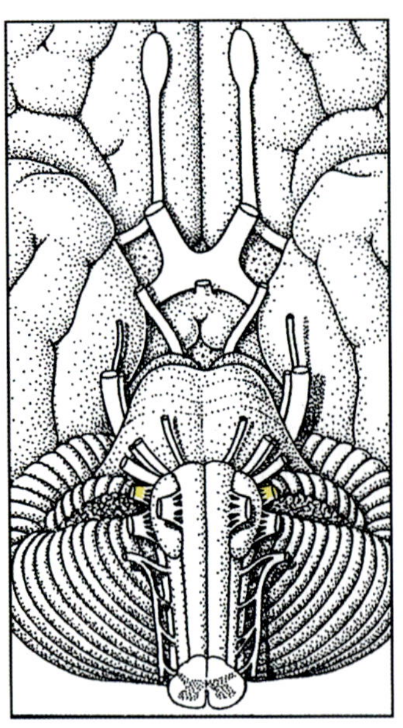

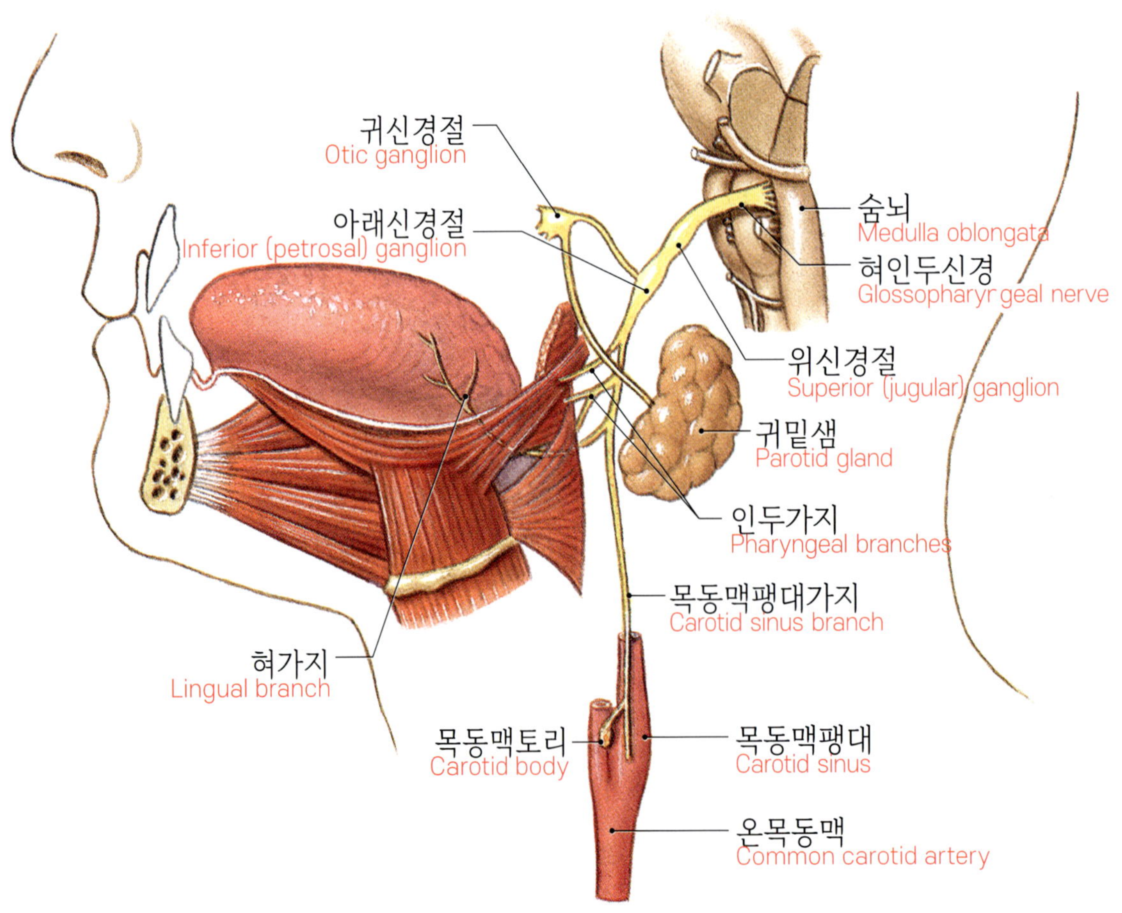
귀신경절
Otic ganglion
아래신경절
Inferior (petrosal) ganglion
숨뇌
Medulla oblongata
혀인두신경
Glossopharyr geal nerve
위신경절
Superior (jugular) ganglion
귀밑샘
Parotid gland
인두가지
Pharyngeal branches
목동맥팽대가지
Carotid sinus branch
혀가지
Lingual branch
목동맥토리
Carotid body
목동맥팽대
Carotid sinus
온목동맥
Common carotid artery

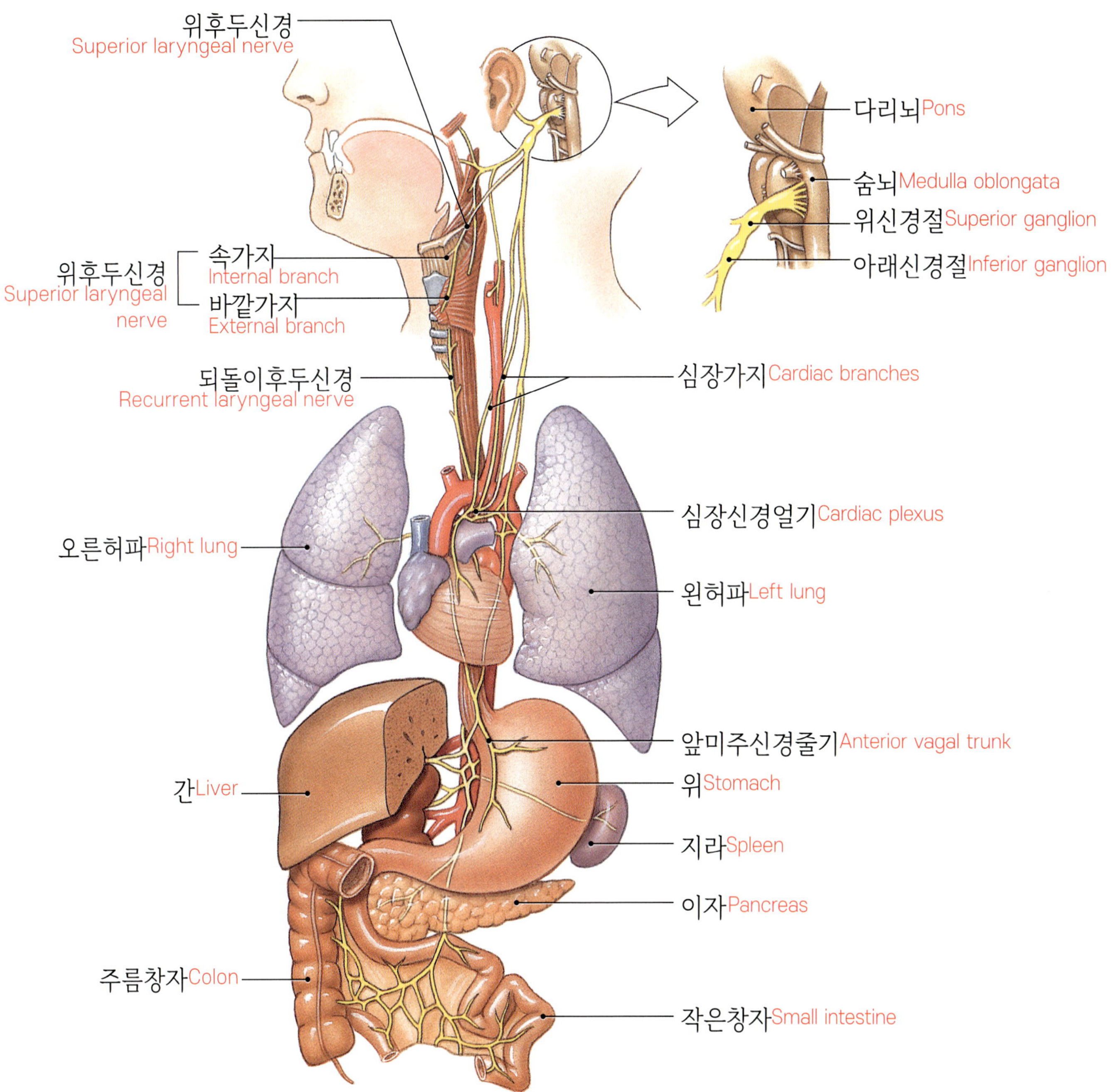

미주신경
위후두신경 Superior laryngeal nerve
다리뇌 Pons
숨뇌 Medulla oblongata
위신경절 Superior ganglion
아래신경절 Inferior ganglion
위후두신경 Superior laryngeal nerve
속가지 Internal branch
바깥가지 External branch
되돌이후두신경 Recurrent laryngeal nerve
심장가지 Cardiac branches
심장신경얼기 Cardiac plexus
오른허파 Right lung
왼허파 Left lung
앞미주신경줄기 Anterior vagal trunk
간 Liver
위 Stomach
지라 Spleen
이자 Pancreas
주름창자 Colon
작은창자 Small intestine

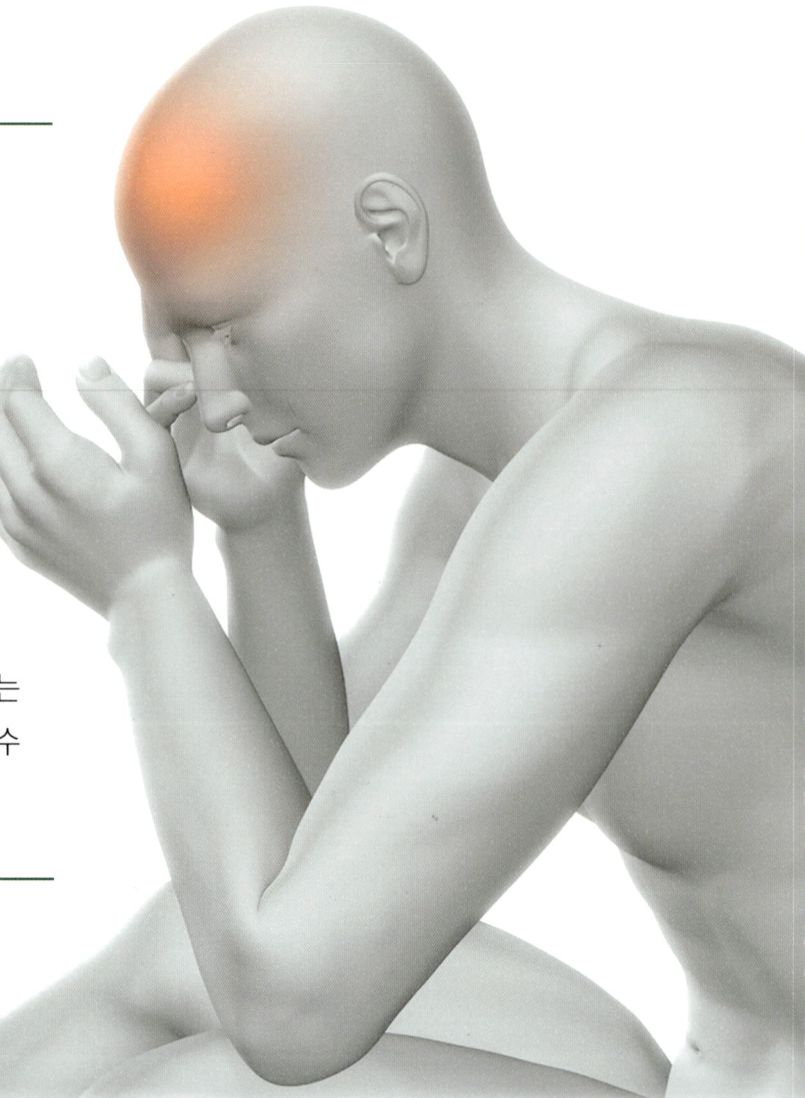

몸을 지탱하고, 신체의 움직임에 축이 되는 것은
뼈이며, 이 뼈의 움직임이 일어나게 하는 것이
바로 근육의 작용입니다.
근육을 움직이게 하는 것은 신경이고, 근육을
포함한 몸의 모든 조직이 살 수 있는 것은 지
속적으로 혈액공급이 가능하기 때문입니다.
이러한 혈액공급은 정맥과 동맥의 역할입니다.
통증은 이 모든 것들이 비정상 상태에 들어섰을
때 발생합니다.
그러므로 뼈대근육을 중심으로 한 해부학을 공부하는
것은 통증의 이해와 치료를 위한 전단계라고 할 수
있습니다.

정가 25,000원

ISBN 979-11-7168-060-3